MARTIN HÄRTER · BERNDT TAUSCH
Herausgeber

Qualitätszirkel erfolgreich gestalten

Springer-Verlag Berlin Heidelberg GmbH

Martin Härter · Berndt Tausch
Herausgeber

Qualitätszirkel erfolgreich gestalten

Ein Arbeitsbuch für hausärztliche Qualitätszirkel

In Zusammenarbeit mit der
Kassenärztlichen Vereinigung Südbaden

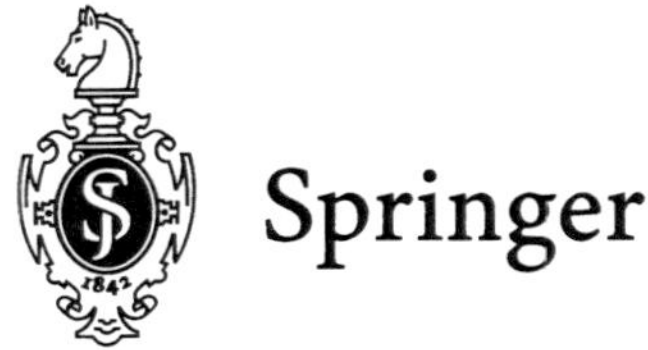
Springer

Herausgeber:

Dr. med. Dr. phil. MARTIN HÄRTER, Dipl.-Psych.
Dipl.-Psych. BERNDT TAUSCH
Forschungsgruppe Qualitätssicherung
Abteilung Psychiatrie und Psychotherapie mit Poliklinik
der Universitätsklinik für Psychiatrie und Psychosomatik
Albert-Ludwigs-Universität Freiburg
Hauptstraße 5
D-79104 Freiburg

Einbandabbildung aus: Rolf D. Hirsch, Balintgruppe und Supervision in der Altenarbeit. Ernst Reinhardt Verlag, München Basel 1993, nach S. 240

Mit 27 Abbildungen

ISBN 978-3-642-48982-2

Die Deutsche Bibliothek - CIP-Einheitsaufnahme
Qualitätszirkel erfolgreich gestalten: ein Arbeitsbuch für hausärztliche Qualitätszirkel / Hrsg.: Martin Härter ; Berndt Tausch.

ISBN 978-3-642-48982-2 ISBN 978-3-642-72054-3 (eBook)
DOI 10.1007/978-3-642-72054-3

Ursprünglich erschienen bei Springer-Verlag Berlin Heidelberg New York 1998
Softcover reprint of the hardcover 1st edition 1998

Illustrationen: Günther Hippmann, Nürnberg
Einbandgestaltung: Erich Kirchner, Heidelberg
Satz: Mitterweger Werksatz GmbH, Plankstadt

SPIN: 10650378 25/3134 - 5 4 3 2 1 0 – Gedruckt auf säurefreiem Papier

Geleitwort

Sehr geehrte Leserin, sehr geehrter Leser,

ärztliche Qualitätssicherung hat sich in den letzten Jahren zu einem wesentlichen Bestandteil in der medizinischen Versorgung entwickelt. Die KV Südbaden hat bereits im Januar 1993 auf Initiative von Dr. Peter Schwoerer beschlossen, im Rahmen eines Modellprojekts hausärztliche Qualitätszirkel einzurichten und wissenschaftlich begleiten zu lassen. Ärztliche Qualitätssicherung unter diesen Vorgaben war zu jenem Zeitpunkt – zumindest in Deutschland – ein gänzlich neues Aufgabenfeld. Inzwischen sind Qualitätszirkel als innerärztliches Qualitätssicherungsinstrument in der vertragsärztlichen Versorgung fest etabliert, ja, nicht mehr wegzudenken. Die KV Südbaden freut sich, mit ihrem Modellprojekt „Qualitätszirkel in der hausärztlichen Versorgung" und den daraus gewonnenen Erfahrungen und Erkenntnissen die Etablierung von Qualitätszirkeln in Deutschland wesentlich beeinflußt zu haben.

Das vorliegende Buch stellt die Quintessenz der südbadischen Erfahrungen mit hausärztlichen Qualitätszirkeln dar und ist das praktische Ergebnis einer intensiven Zusammenarbeit zwischen der Forschungsgruppe Qualitätssicherung der Universitätsklinik für Psychiatrie und Psychosomatik Freiburg, dem Lehrbereich Allgemeinmedizin der Universitätsklinik Freiburg und der KV Südbaden. Dies alles wäre wiederum nicht möglich gewesen ohne die „Pionierarbeit" vieler motivierter und aufgeschlossener Vertragsärztinnen und Vertragsärzte, bei denen ich mich an dieser Stelle nochmals recht herzlich bedanke!

Dieses Buch ist also kein theoretisches Lehrbuch im üblichen Sinn, sondern ein durch Ärztinnen und Ärzte praxiserprobter Erfahrungsbericht im Umgang mit Qualitätszirkeln. Es ist unser Anliegen, daß durch die Weitergabe von Erfahrungen mit dem immer noch neuen und erstmals evaluierten Qualitätssicherungsinstrument „Qualitätszirkel" auch andere Kolleginnen und Kollegen profitieren sollen.

Ich wünsche mir, daß die von den südbadischen Vertragsärzten erprobten und im wahrsten Sinne des Wortes „durchgearbeiteten" Moderatormanuale auch in anderen KV-Bereichen einen praktischen Anstoß zur erfolgreichen Qualitätszirkelarbeit darstellen.

Freiburg,
im März 1998

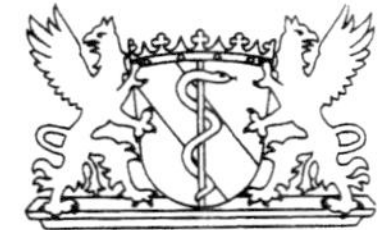

Dr. med. Gerhard Dieter
(Vorstandsvorsitzender)

Kassenärztliche Vereinigung Südbaden

Vorwort der Herausgeber

Das vorliegende Arbeitsbuch *Qualitätszirkel erfolgreich gestalten* ist der Versuch, unsere facettenreichen, praktischen und wissenschaftlichen Erfahrungen mit der Gestaltung und Begleitung hausärztlicher Qualitätszirkel zusammenzutragen. Anfang 1993 wurde auf Initiative des damaligen Vorsitzenden der Kassenärztlichen Vereinigung Südbaden, Dr. Peter Schwoerer, ein Modellprojekt zu Qualitätszirkeln in der hausärztlichen Versorgung gestartet, das in enger, interdisziplinärer Kooperation mit der Abteilung für Psychiatrie und Psychotherapie und dem Lehrbereich Allgemeinmedizin der Universitätsklinik Freiburg durchgeführt wurde. Die in Südbaden gegründeten Qualitätszirkel wurden von 1994 bis 1996 wissenschaftlich begleitet: Untersucht wurden ein innovatives Konzept der gezielten Unterstützung von Qualitätszirkelmoderatoren mit didaktischen Arbeitsmaterialien und die praktische Umsetzung der entwickelten Qualitätszirkelkonzeption. Die gewonnenen Erfahrungen und Ergebnisse sind in diesem Buch zusammengefaßt.

Hauptziel des Buches ist es, Ärzten, die sich schon in Qualitätszirkeln engagieren oder es zukünftig tun wollen, Konzepte und didaktische Arbeitsmaterialien zur Verfügung zu stellen. Thematisch decken die verschiedenen Materialien die wichtigsten Arbeitsfelder der hausärztlichen Medizin ab. Die beschriebene Arbeitsweise und die Inhalte der Moderatormanuale können aber auch für andere fach- sowie berufsgruppenübergreifende Qualitätszirkelinitiativen handlungsleitend sein. Die Materialien können von der kleingruppenorientierten Fort- und Weiterbildung in der Allgemeinmedizin bis hin zum universitären Studentenunterricht kreativ eingesetzt werden. Allerdings kann das Arbeitsbuch praktische Erfahrungen in einem Qualitätszirkel oder einen Ausbildungskurs für Qualitätszirkelmoderatoren nicht ersetzen.

Das Buch wäre ohne die Unterstützung vieler engagierter Mitarbeiter und Förderer in dieser Form nicht entstanden. Zuerst möchten wir uns daher für die gute Zusammenarbeit mit allen an diesem Projekt beteiligten Personen bedanken. Unser Dank geht an Herrn Dr. Dieter, Herrn Dr. Geldmacher und Herrn Michel, die das Modellprojekt und die Erstellung des Buches seitens der KV Südbaden gefördert haben. Prof. Berger danken wir für die kontinuierliche Unterstützung und Beratung unserer Forschungsgruppe an der Abteilung Psychiatrie und Psychotherapie.

Besonders herzlich möchten wir uns bei allen beteiligten Autoren und Qualitätszirkelmoderatoren und -teilnehmern bedanken, die bereit waren, sich mit uns auf die kontinuierliche Diskussion zur Verbesserung der Materialien anhand der in den Qualitätszirkeln gewonnenen Erfahrungen einzulassen.

Ein herzliches Dankeschön gebührt auch allen Mitarbeiterinnen und Mitarbeitern unserer Forschungsgruppe, insbesondere Frau Dipl.-Psych. Renate Schieweck, die die sehr aufwendige Gestaltung der Materialien und der Texte professionell ausführte.

Besonderer Dank geht an die Firma NOVARTIS, die die Realisierung des Arbeitsbuches großzügig und unvoreingenommen unterstützt hat. Ein persönliches Dankeschön gilt dort Herrn Weis, Herrn Hebert, Herrn Müller und Herrn Schilling, die uns in jeder Entwicklungsphase des Buches zielstrebig begleitet haben. Schließlich möchten wir uns bei Frau Benko, Herrn Dr. Thiekötter und Herrn Stoll vom Springer-Verlag für die gute Zusammenarbeit bedanken.

Wir wünschen uns, daß die Teilnehmer und Moderatoren in Deutschland, in der Schweiz und in Österreich, mit großem Gewinn, fachlich auf hohem Niveau und weiterhin mit Spaß und Freude ihre gemeinsame Arbeit in Qualitätszirkeln fortsetzen.

Freiburg,
im März 1998

MARTIN HÄRTER und BERNDT TAUSCH

Inhaltsverzeichnis

Autorenverzeichnis

Prof. Dr. med. MATHIAS BERGER
Abteilung Psychiatrie und Psychotherapie mit Poliklinik
der Universitätsklinik für Psychiatrie und Psychosomatik
Albert-Ludwigs-Universität Freiburg
Hauptstraße 5, D-79104 Freiburg

Prof. Dr. med. Dr. h.c. MICHAEL BERGER
Klinik für Stoffwechselkrankheiten und Ernährung
Heinrich-Heine-Universität Düsseldorf
Moorenstraße 5, D-40225 Düsseldorf

Prof. Dr. med. GERD BÖNNER
Lazariterhof
Herbert-Hellmann-Allee 38, D-79189 Bad Krozingen

Dr. med. MARTIN BOHUS
Abteilung Psychiatrie und Psychotherapie mit Poliklinik
der Universitätsklinik für Psychiatrie und Psychosomatik
Albert-Ludwigs-Universität Freiburg
Hauptstraße 5, D-79104 Freiburg

PD Dr. rer. nat. Dr. med. DIETRICH VON CALKER
Abteilung Psychiatrie und Psychotherapie mit Poliklinik
der Universitätsklinik für Psychiatrie und Psychosomatik
Albert-Ludwigs-Universität Freiburg
Hauptstraße 5, D-79104 Freiburg

Dr. med. GERHARD DIETER
Kassenärztliche Vereinigung Südbaden
Sundgauallee 27, D-79114 Freiburg

Dr. med. JAN GELDMACHER
Facharzt für Innere Medizin
Martin-Luther-Straße 2, D-79312 Emmendingen

Dipl.-Psych. MECHTILD GROSS-HARDT
Forschungsgruppe Qualitätssicherung
Abteilung Psychiatrie und Psychotherapie mit Poliklinik
der Universitätsklinik für Psychiatrie und Psychosomatik
Albert-Ludwigs-Universität Freiburg
Hauptstraße 5, D-79104 Freiburg

Prof. Dr. med. GUNTER HAAG, Dipl.-Psych.
Elztal-Klinik
Pfauenstraße 6, D-79215 Elzach-Oberprechtal

Dr. med. Dr. phil. MARTIN HÄRTER, Dipl.-Psych.
Forschungsgruppe Qualitätssicherung
Abteilung Psychiatrie und Psychotherapie mit Poliklinik
der Universitätsklinik für Psychiatrie und Psychosomatik
Albert-Ludwigs-Universität Freiburg
Hauptstraße 5, D-79104 Freiburg

Dr. med. PETER HARNASCH
Herz-Zentrum Bad Krozingen
Südring 15, D-79189 Bad Krozingen

Dr. med. GERHARD F. HAUF
Herz-Zentrum Bad Krozingen
Südring 15, D-79189 Bad Krozingen

PD Dr. med. FRITZ HOHAGEN
Abteilung Psychiatrie und Psychotherapie mit Poliklinik
der Universitätsklinik für Psychiatrie und Psychosomatik
Albert-Ludwigs-Universität Freiburg
Hauptstraße 5, D-79104 Freiburg

Dipl.-Psych. ANDREAS KENK
Forschungsgruppe Qualitätssicherung
Abteilung Psychiatrie und Psychotherapie mit Poliklinik
der Universitätsklinik für Psychiatrie und Psychosomatik
Albert-Ludwigs-Universität Freiburg
Hauptstraße 5, D-79104 Freiburg

Dr. HUBERT KIMMIG
Neurologische Universitätsklinik, Neurozentrum
Albert-Ludwigs-Universität Freiburg
Breisacher Straße 64, D-79106 Freiburg

Prof. Dr. THOMAS MERGNER
Neurologische Universitätsklinik, Neurozentrum
Albert-Ludwigs-Universität Freiburg
Breisacher Straße 64, D-79106 Freiburg

Dr. med. WILHELM NIEBLING
Lehrbeauftragter für Allgemeinmedizin der Universität Freiburg
Scheuerlenstraße 2, D-79822 Titisee-Neustadt

Dr. med. JENS W.F. RASENACK
Universitätsklinik, Abteilung Innere Medizin II
Albert-Ludwigs-Universität Freiburg
Hugstetter Straße 55, D-79106 Freiburg

Dr. med. BERTOLD RITTER
Facharzt für Innere Medizin
Martin-Luther-Straße 2, D-79312 Emmendingen

Dr. phil. ELISABETH SCHRAMM, Dipl.-Psych.
Abteilung Psychiatrie und Psychotherapie mit Poliklinik
der Universitätsklinik für Psychiatrie und Psychosomatik
Albert-Ludwigs-Universität Freiburg
Hauptstraße 5, D-79104 Freiburg

Dipl.-Psych. BERNDT TAUSCH
Forschungsgruppe Qualitätssicherung
Abteilung Psychiatrie und Psychotherapie mit Poliklinik
der Universitätsklinik für Psychiatrie und Psychosomatik
Albert-Ludwigs-Universität Freiburg
Hauptstraße 5, D-79104 Freiburg

Dr. med. ROLAND VAUTH, Dipl.-Psych.
Abteilung Psychiatrie und Psychotherapie mit Poliklinik
der Universitätsklinik für Psychiatrie und Psychosomatik
Albert-Ludwigs-Universität Freiburg
Hauptstraße 5, D-79104 Freiburg

PD Dr. med. GERHARD WÜRTEMBERGER
Karlstraße 81a, D-79104 Freiburg

Theoretischer Teil

THEORETISCHER TEIL

1 Einführung in das Arbeitsbuch

Martin Härter, Berndt Tausch

1.1 Qualitätszirkel in der hausärztlichen Medizin

Qualitätssicherung und Qualitätsmanagement sind in den letzten Jahren zu einem spannenden, aber auch kritisch diskutierten neuen Aufgabenfeld in der ärztlichen Versorgung geworden. Die kontroversen Diskussionen bewegen sich – pointiert formuliert – zwischen den Polen Freiheit und Kontrolle (Haug und Stieglitz 1995; Berger und Vauth 1997): Auf der einen Seite steht die eigenverantwortliche Selbstbestimmung von Leitlinien und Standards sowie deren Sicherung durch die Ärzteschaft und kooperierende Berufsgruppen im Gesundheitswesen. Auf der anderen Seite sind „verordnete" Kontrollsysteme von seiten des Gesetzgebers und der Kostenträger sowie das Eindringen kommerzieller Prüfungsfirmen zur Zertifizierung von Krankenhäusern und Praxen ohne Beteiligung der Ärzteschaft zu befürchten.

Qualitätssicherung ist seit 1989 vom Gesetzgeber und seit 1993 durch Empfehlungen der Kassenärztlichen Bundesvereinigung festgeschrieben. In der ambulanten Versorgung werden Qualitätszirkel als Maßnahme des Qualitätsmanagements favorisiert. Allgemeine Ziele qualitätssichernder Maßnahmen in der hausärztlichen Medizin sind die Verbesserung des diagnostischen und therapeutischen Handelns, die Zufriedenheit der Patienten, die Verbesserung von Organisationsabläufen, aber auch von strukturellen Gegebenheiten in und außerhalb der Praxis. Im Vordergrund steht dabei die Entwicklung adäquater Lösungsstrategien für bestehende Problemfelder und deren Umsetzung in den Praxisalltag. Seit einigen Jahren wird postuliert, daß der beste Weg für Qualitätsverbesserungen in der ambulanten Versorgung die aktive Mitarbeit in einem Qualitätszirkel ist (Selbmann 1990; von Ferber 1990). Begründungen für die Favorisierung von Qualitätszirkeln im hausärztlichen Versorgungssektor ergeben sich aus den für diesen Bereich typischen Aufgaben und Bedingungen (vgl. Tab. 1.1).

In hausärztlichen Praxisfeldern sind Ärzte mit den somatischen, psychischen und sozialen Aspekten des Krankseins sowie mit umfassenden Betreuungsaufgaben für ihre Patienten konfrontiert. Unter Berücksichtigung dieser Mehrdimensionalität ist die Erstellung einfacher und verbindlicher Handlungsleitlinien und Standards kaum möglich. Zusätzlich ist in den letzten Jahren deutlich geworden, daß traditionelle Fortbildungsveranstaltungen selten zu meßbaren Veränderungen im täglichen Routinehandeln geführt haben. Notwendig ist also eine spezifisch hausärztliche Fortbildungsform, um die Erstellung von eigenen, praxisrelevanten Handlungsleitlinien im kollegialem Austausch zu ermöglichen (Gerlach und Bahrs 1994). Daher wurde im hausärztlichen Bereich, auch durch Rezeption positiver europäischer Erfahrungen aus den Niederlanden und Großbritannien, frühzeitig der Schwerpunkt auf die Arbeit in Qualitätszirkeln gelegt. Für die Qualitätszirkelarbeit sind prinzipiell zwei methodisch unterschiedliche Strategien möglich, die die hausärztliche Kompetenz verbessern können (Fischer 1995):

1. Diskussion und Übernahme von externen klinisch-wissenschaftlichen Leitlinien und Standards, die Entscheidungshilfen für das Vorgehen bei definierten, in die Praxis übertragbaren Fragestellungen geben. Qualitätszirkel können hier die Funktion *„einer sich selbst fortbildenden Kleingruppe"* übernehmen. Sie analysieren beispielsweise, *warum* Leitlinien bzw. Standards nicht im erforderlichen Umfang eingehalten werden konnten.
2. Das tägliche Routinehandeln wird systematisch beschrieben, analysiert und im Konsens so präzisiert, daß fachspezifische, übertragbare Leitlinien aus dem Qualitätszirkel selbst entstehen. Hier hat sich ein systematisches Vorgehen bewährt, das die kontinuierliche Evaluation der Zirkelarbeit durch die Teilnehmer selbst beinhaltet (vgl. Kap. 2, 4 in diesem Buch).

Internationale Beiträge konnten zeigen, daß Qualitätszirkel eine geeignete Methode sind, um ärztliche Handlungsleitlinien zu erarbeiten *und* umzusetzen (Fardy und Jeffs 1994; Grimshaw und Russell 1993a b). Entscheidende Faktoren für tatsächliche Veränderungen im Routinehandeln waren sowohl die konsequente Beteiligung der Zirkelteilnehmer an der Problemlösung als auch das gemeinsame Verabreden von Maßnahmen zur Umsetzung in die Praxis (Russell et al. 1992a b). Qualitätszirkel stellen daher eine große Chance dar, ärztliches Denken *und* Handeln unter Nutzung der Erfahrung anderer Kollegen zum Wohle der betreuten Patienten *und* des Arztes kontinuierlich zu verbessern.

In Deutschland sind in den letzten Jahren zahlreiche, von den Kassenärztlichen Vereinigungen und den Landesärztekammern sowie von wissenschaftlichen Institutionen unterstützte Initiativen entstanden mit dem Ziel, Qualitätszirkel in der ambulanten haus- und fachärztlichen Versorgung zu etablieren (Übersichten: Bahrs et al. 1994; Härter und Berger 1997; Tausch und Härter 1996). Schätzungen zufolge sollen in Deutschland gegenwärtig im ambulanten Sektor mehr als 1500 ärztliche Qualitätszirkel arbeiten (Gerlach und Beyer 1996; Scheibe et al. 1997).

Sehr kritisch ist zu bewerten, daß die inhaltliche und methodische Gestaltung der Qualitätszirkel sowie ihre Ergebnisse mangels wissenschaftlicher Begleitung bisher

Tabelle 1.1. Aufgaben und Bedingungen hausärztlicher Medizin (modifiziert nach Fischer 1995)

1. Komplexe Gesundheitsstörungen sind häufig, wobei neben somatischen auch psychologische und soziale Komponenten eine wichtige Rolle einnehmen.
2. Die Betreuung mehrerer Generationen erfordert familienmedizinische Ansätze und Kooperationen mit anderen sozialen Berufen.
3. Die Betreuung chronisch kranker Patienten und multimorbider älterer Patienten steht im Vordergrund.
4. Hausärzte übernehmen weitgehend den ambulanten ärztlichen Notfalldienst.
5. Hausärzte weisen unterschiedliche Qualifikationen durch unterschiedliche Weiterbildungsvoraussetzungen und fortlaufende Änderungen der Weiterbildungsordnung auf.
6. Die ambulante Medizin wird durch ökonomische Zwänge (Ressourcenverknappung) derzeit stark beeinflußt.
7. Im internationalen Vergleich ist die Datenlage bzgl. der wissenschaftlichen Aufarbeitung des primärärztlichen Sektors relativ schlecht.
8. Differenzierte Qualitätskriterien fehlen weitgehend, Ziele zur Verbesserung der Versorgung müssen noch definiert werden.

kaum evaluiert sind. Hier sollten in den nächsten Jahren gemeinsame Bemühungen von Qualitätszirkeln, öffentlichen und wissenschaftlichen Institutionen erfolgen, um diese Situation zu verändern.

1.2 Etablierung hausärztlicher Qualitätszirkel in Südbaden

Im Bereich der KV Südbaden wurde im November 1992 auf Initiative des damaligen Vorstandsvorsitzenden Dr. Peter Schwoerer eine interdisziplinäre Arbeitsgruppe gegründet, die in enger Zusammenarbeit mit der Forschungsgruppe Qualitätssicherung der Abteilung für Psychiatrie und Psychotherapie und dem Lehrbereich Allgemeinmedizin der Universitätsklinik Freiburg eine Konzeption für den Aufbau von themenzentriert arbeitenden, hausärztlichen Qualitätszirkeln entwickeln sollte. Seitens der KV Südbaden gehörten diesem Koordinierungskreis Dr. Gerhard Dieter und Dr. Jan Geldmacher an, seitens der Forschungsgruppe Qualitätssicherung der Abteilung für Psychiatrie und Psychotherapie beteiligten sich Dr. Martin Härter, Dipl. Psych. Berndt Tausch und Prof. Mathias Berger. Der Lehrbereich Allgemeinmedizin war durch Dr. Wilhelm Niebling vertreten. Mit Trainingsseminaren für interessierte Hausärzte, die einen Qualitätszirkel in ihrer Region gründen wollten, begann die Initiierungsphase des Modellprojektes. Frühzeitig wurde bei der Konzeptionsentwicklung der Qualitätszirkel die Idee geboren, die zukünftigen Moderatoren durch schriftliche Moderatormanuale bei der Vorbereitung und Durchführung der Qualitätszirkel zu unterstützen. Parallel wurde entschieden, die Etablierung und konzeptionelle Durchführung sowie die Effekte der Qualitätszirkel im Bereich der KV Südbaden von 1994 bis 1996 wissenschaftlich zu begleiten (Härter et al. 1994; Tausch und Härter 1996).

1.3 Zum Arbeitsbuch

In den vergangenen vier Jahren wurden elf Moderatormanuale für die wichtigsten Versorgungsbereiche der hausärztlichen Medizin erarbeitet. Durch die konkreten Erfahrungen der Qualitätszirkel mit diesen Materialien und die wissenschaftliche Auswertung ihrer Ergebnisse wurden Teile der Manuale sowohl in ihrer didaktischen Struktur als auch inhaltlich im vergangenen Jahr grundlegend überarbeitet. In dieser Phase begann die Planung, die entwickelte Konzeption für die Gestaltung hausärztlicher Qualitätszirkel und die daraus entstandenen Moderatormanuale in Form eines Arbeitsbuches zu veröffentlichen. Das Arbeitsbuch umfaßt zwei didaktisch unterschiedliche Teile:

Im theoretischen Teil werden in insgesamt acht Kapiteln Konzepte und Grundlagen des Qualitätmanagements und der Qualitätszirkelarbeit, die spezifische Konzeption, das Ausbildungsprogramm für Qualitätszirkelmoderatoren und die praktische Anwendung, wie sie in Südbaden erprobt und evaluiert wurde, vorgestellt. In der Materialiensammlung sind elf Moderatormanuale enthalten, welche für die Gruppenarbeit in Qualitätszirkeln vorgesehen sind. Es ist unser Anliegen, daß die zahlreichen Qualitätszirkelinitiativen in Deutschland durch das vorliegende Material „neuen

Schub" für ihre gemeinsame Arbeit erfahren. Wir freuen uns, wenn es uns gelingt, mit Teilnehmern und Moderatoren ärztlicher Qualitätszirkel und den sie unterstützenden Institutionen in intensiven Austausch über ihre Erfahrungen mit unserem Arbeitsbuch zu treten (s. a. Fragebogen am Ende der Materialiensammlung).

1.4 Zum Umgang mit dem Arbeitsbuch

Das Buch ist so aufgebaut, daß Sie als Leser von Kapitel zu Kapitel intensiver und detaillierter mit Theorie und Praxis hausärztlicher Qualitätszirkel vertraut werden. Im nachfolgenden 2. Kapitel werden theoretische und gesetzliche Grundlagen medizinischer Qualitätssicherung erläutert. Es werden Konzepte von Qualitätssicherung und Qualitätsmanagement vorgestellt. Im 3. Kapitel wird ausführlich die spezifische Konzeption der Qualitätszirkel in Südbaden beschrieben und insbesondere die Funktion der Moderatormanuale besprochen. Das 4. Kapitel führt in die konkrete Qualitätszirkelarbeit ein und beschreibt die einzelnen Schritte im Kreislauf der Qualitätsverbesserung. Es werden praktische Hinweise zum didaktischen Vorgehen, zu verschiedenen Arbeitsmethoden und Lösungsstrategien im Zirkel gegeben. Das 5. Kapitel beinhaltet Vorschläge, wie ärztliches Handeln konkret dokumentiert und für den Qualitätszirkel nutzbar gemacht werden kann. Im 6. Kapitel wird das von unserer Arbeitsgruppe entwickelte Ausbildungsprogramm für Moderatoren dargestellt. Schwerpunkt des 7. Kapitels ist die Präsentation der wichtigsten Evaluationsergebnisse der zweijährigen Modellphase der hausärztlichen Qualitätszirkel in Südbaden. Im 8. Kapitel zieht ein erfahrener Moderator nach vier Jahren Bilanz und beschreibt seine Ziel- und Wunschvorstellungen für die Zukunft.

Die Materialiensammlung enthält elf Moderatormanuale zu verschiedenen störungsspezifischen Themen, welche die Grundlage für die praktische Arbeit im Qualitätszirkel darstellen. Alle Manuale enthalten ausführliches Material zur Epidemiologie und volkswirtschaftlichen Bedeutung der Erkrankungen, konkrete Patientenbeispiele, Leitgedanken zu Diagnostik und Behandlung sowie Empfehlungen zu nicht-pharmakologischen Interventionsstrategien (Erläuterungen hierzu in Kap. 3). Die Manuale sind in Form und Inhalt selbsterklärend. Das Material kann entweder an die Teilnehmer ausgegeben oder als Overhead-Folie hergestellt werden. Für den Moderator sind die Folien durch erläuternde Abschnitte und Kommentare ergänzt. Wir gehen davon aus, daß die Moderatormanuale nach Lektüre der Kapitel 3, 4, 5 von ausgebildeten Moderatoren in ihren Zirkeln eingesetzt werden können. Unsere Erfahrungen mit der Ausbildung von Moderatoren und die Rückmeldung der Qualitätszirkel haben uns aber auch gezeigt, daß es hilfreich und unumgänglich ist, die didaktische Struktur, die Inhalte und den gezielten Einsatz der Materialien in einem speziellen Trainingsseminar kennenzulernen. Diese Seminare werden regelmäßig und nach Anfrage von unserer Arbeitsgruppe angeboten.

Noch ein kurzer Hinweis: Mit den in diesem Arbeitsbuch verwandten Personen- und Berufsbezeichnungen sind, auch wenn sie nur in einer Form auftreten, gleichwertig beide Geschlechter gemeint.

2 Qualitätsmanagement in der Medizin

Martin Härter, Berndt Tausch, Mathias Berger

2.1 Einleitung

Qualitätssicherung und Qualitätsmanagement sind in den letzten Jahren international zu Schlagworten im Gesundheitswesen und der Gesundheitspolitik geworden. Mit diesen Begriffen werden einerseits große Hoffnungen verbunden, da Maßnahmen des Qualitätsmanagements helfen, daß ärztliche Versorgungsprozesse besser beschrieben, kritisch reflektiert und verbessert werden können. Andererseits werden immer wieder Befürchtungen artikuliert, daß damit Politikern und Kostenträgern nur neue Möglichkeiten stärkerer Kontrolle ärztlichen Handelns an die Hand gegeben werden. Seit Anfang der 70er Jahre werden Konzepte von Qualitätsmanagement und -sicherung auch in Deutschland als eine der wichtigsten gesundheitspolitischen Herausforderungen der Zukunft propagiert. Ausschlaggebend hierfür sind im wesentlichen drei Gründe (vgl. Schwartz 1981; Westphal et al. 1991):

Medizinisch-wissenschaftliche Gründe

Viele Geräte, Untersuchungs- und Behandlungsmethoden waren früher mit intolerablen Meßungenauigkeiten behaftet. Neue Meßmethoden und Verfahren erlauben jetzt präzisere und zuverlässigere Tests. Auf diese Weise entstanden als eine der ersten bundesweiten Qualitätssicherungsmaßnahmen Richtlinien für das klinisch-chemische Labor. Ein weiterer Begründungszusammenhang ergibt sich aus der fortschreitenden Spezialisierung des ärztlichen Berufes und den daraus resultierenden zunehmenden Erwartungen an eine verbesserte Qualifikation.

Ökonomische Rahmenbedingungen

Durch ökonomische Begrenzungen aufgrund gesetzlicher Vorgaben zur Kostendämpfung ist in Zukunft die Frage einer maximalen Qualität der ärztlichen Versorgung bei sparsam zu verwendenden oder vorgegebenen Mitteln ein unumgängliches Thema. Die Versorgung nach dem neuesten Stand klinischer Forschung ist an die Grenzen ihrer Finanzierbarkeit gestoßen.

Gesellschaftliche Wertvorstellungen

Ziele und Methoden der Medizin werden nicht mehr ungefragt hingenommen, sondern es werden zunehmend Belege für Qualität und Wirksamkeit medizinischer Maßnahmen gefordert. Damit verändern sich auch die Patientenerwartungen (ein Indiz hierfür ist die steigende Zahl von Kunstfehlerprozessen).

Vor dem Einstieg in die konkrete Arbeit im Qualitätszirkel ist es notwendig, den theoretischen Bezugsrahmen, Zielsetzungen und Chancen zu kennen, die mit der Umsetzung von Qualitätsmanagementkonzepten in der hausärztlichen Versorgung verbunden sind. Das folgende, in das Arbeitsbuch einführende Kapitel stellt daher zunächst die Entwicklung von Konzepten des Qualitätsmanagements in der Industrie und den späteren Transfer im medizinischen Bereich vor. Darüber hinaus werden wichtige Definitionen und die inhaltliche Differenzierung notwendiger Begriffe des Qualitätsmanagements und der Qualitätszirkelarbeit erläutert.

2.2 Die industrielle Tradition

In der Industrie wurde der Qualitätsbegriff (lat. *qualitas* = Eigenschaft/Beschaffenheit bzw. Güte) bereits in der zweiten Hälfte des 19. Jahrhunderts eingeführt (vgl. Adams und Rademacher 1994; Berger und Vauth 1997). Um nur Waren mit hoher Güte auf den Markt zu bringen, wurde eine genaue Prüfung des Produktes am Ende des Produktionsprozesses durchgeführt (sog. *End-of-the-pipe-Prüfung*). In den USA wurde dieser Prüfprozeß schließlich auf einen kontinuierlichen Kontrollprozeß während des gesamten Produktionsverlaufs ausgedehnt. Außerdem mußten Zulieferfirmen über ein kontinuierliches Qualitätssicherungssystem als Voraussetzung weiterer Warenabnahme verfügen. Am Ende dieser Entwicklung stand schließlich die Schaffung der Position eines Qualitätsbeauftragten (*Quality manager*) in amerikanischen Firmen. Einen weiteren, entscheidenden Impuls erhielt die Entwicklung des Qualitätsmanagements durch den Aufbau „integrierter Qualitätssicherungssysteme“ in den 50er und 60er Jahren durch die japanische Industrie. Der Kerngedanke hierbei war, daß optimale Qualitätssicherung nicht allein durch externe Kontrolle, sondern vielmehr durch Beteiligung der entsprechenden Mitarbeiter an einer fortwährenden Qualitätsverbesserung im Rahmen von Qualitätszirkeln erreicht werden kann. In den letzten Jahren mündete diese Entwicklung im Prinzip des *Total Quality Management* (TQM). Grundmerkmale dieses Prinzips sind eine starke Kundenorientierung, der Null-Fehler-Ansatz (Abkehr von zulässigen Toleranzbereichen) und die Kommunikation zwischen allen Hierarchieebenen (vgl. Spörkel et al. 1997). Durch die Einrichtung von Qualitätszirkeln, die regelmäßig zusammentreffen und problemorientiert arbeiten, bietet sich den beteiligten Mitarbeitern die Möglichkeit, Vorschläge zur Verbesserung des Produktionsprozesses zu entwickeln und umzusetzen und damit ein höheres Maß an Identifikation mit der Tätigkeit und dem Unternehmen (*Corporate identity*) sowie eine höhere Arbeitszufriedenheit aufzubauen. Dies verdeutlicht, daß sich Qualitätsmanagement zunehmend von der bloßen Prüfung eines Endproduktes hin zu einem das gesamte Unternehmen bestimmenden Bewußtsein entwickelt hat.

2.3 Entwicklung in der Medizin

Qualitätssicherung war immer ein wichtiger Bereich in der Medizin und wird schon in der Antike beschrieben. Vorschriften zur Einhaltung von Standards in der Versorgung gibt es im Kodex Hammurabi, auf altägyptischen Papyri und bei Aristoteles (Ruprecht

1993). Anekdotische Überlieferungen verweisen darauf, daß die ersten Ansätze aus dem alten China stammen (Szecsenyi und Gerlach 1995; Kazandjian 1996). Dort mußten Ärzte angezündete Laternen vor ihr Haus hängen, wenn Patienten verstorben waren. An der Anzahl der brennenden Laternen ließ sich dann die Güte der Versorgung ablesen. Auch aus dem alten Ägypten stammen Überlieferungen (Reerink 1990). Dort wurden Ärzte, die Könige mit gutem Erfolg operiert hatten, wie ein Gott verehrt. In neuerer Zeit hatte der Tübinger Reformmediziner Wunderlich (1851) empfohlen – beinahe in moderner Qualitätssicherungsterminologie:

> daß jeder Arzt Buch führen sollte über Erfolge und Nichterfolge ... und es die Pflicht jeden Arztes ist, fortwährend mit ängstlicher Sorgfalt zu prüfen, ob die von ihm angewandten Methoden die erwarteten Erfolge bringen.

Systematische Qualitätssicherung, wie wir sie heute verstehen, hat in der europäischen Medizin, insbesondere aber in den USA, eine jahrzehntelange Tradition. In den USA haben qualitätssichernde Maßnahmen vor allem im stationären Bereich eine fast 80jährige Geschichte. So wurde z. B. aus einer Initiative des amerikanischen Chirurgenverbandes (American College of Surgeons) ein Anerkennungsverfahren (Zertifizierung) für Krankenhäuser entwickelt, das von einer nationalen Einrichtung, der *Joint Commission on Accreditation of Health Care Organizations (JCAHO)*, durchgeführt wird (JCAHO 1985). Schon in den 50er Jahren war diese Zertifizierung Voraussetzung für die Teilnahme an den staatlichen Versorgungssystemen. Aufgrund des Kostendrucks im öffentlichen Gesundheitssystem und des mangelnden Erfolgs krankenhausinterner Arbeitsgruppen wurden ab 1972 sog. *Professional Standard Review Organizations (PSROs)* eingerichtet, um erstmals eine externe Qualitätsüberprüfung durchzuführen. Primäres Ziel war eine Kontrolle staatlicher Ausgaben für die medizinische Versorgung und die Qualitätssicherung ärztlichen Handelns (Selbmann und Überla 1982). Obwohl diese Bemühungen letztlich zu keiner entscheidenden Kostendämpfung im Krankenhausbereich führten, erlebten die Ärzte diese Maßnahme als wichtige Unterstützung bei der Etablierung einer adäquaten Versorgungsqualität und als Schutz gegen eine Welle von Haftpflichtprozessen.

Im Jahre 1982 verlagerte sich der Schwerpunkt noch mehr zugunsten der Kostenreduzierung, als sich durch eine neue Steuergesetzgebung die Finanzierungsart der PSROs änderte. Zur Überprüfung der Güte diagnostischer Zuweisungen und angewandter therapeutischer Maßnahmen wurden sog. *Utilization and Quality Control Peer Review Organizations (PROs)* gegründet (American Hospital Association 1984, Fauman 1989). Diese privatwirtschaftlich arbeitenden Organisationen hatten ebenfalls die Aufgabe, Qualitätsmängel der Leistungsanbieter aufzudecken. In ihrer konzeptionellen Ausrichtung waren diese den Ideen einer Qualitätsüberprüfung und -sicherung durch die Ärzte, wie sie seit den 70er und 80er Jahren v. a. in Großbritannien und den Niederlanden entwickelt worden waren, aber schon sehr fern. Hier waren im ambulanten hausärztlichen Bereich sog. *Peer-Review-Groups* gegründet worden, deren Zielsetzung in der kritischen Bestandsaufnahme und Verbesserung der Qualität ihrer Patientenversorgung sowie einer begleitenden Evaluation bestand (vgl. Grol et al. 1988; Grol 1993a; Russell et al. 1992a b; Wensing und Grol 1994).

Im deutschen Gesundheitswesen wird Qualitätssicherung schon immer praktiziert, häufig allerdings ohne daß die entsprechenden Maßnahmen ausdrücklich mit dem Begriff der Qualitätssicherung belegt waren. Interne, d. h. im System des Krankenhauses oder im ambulanten Bereich eigenständig organisierte Qualitätssicherung, verfügt über eine lange Tradition:

Fort- und Weiterbildung der verschiedenen Berufsgruppen, Stationskonferenzen, Chefarztvisiten, Obduktionskonferenzen, Krankenblattführung und die Abfassung ausführlicher Arztbriefe etc. stellen ein umfangreiches System der Qualitätssicherung dar. Dagegen spielte die sog. externe Qualitätssicherung in der deutschen Medizin bisher nur eine untergeordnete Rolle. Dies hat sich in den letzten Jahren deutlich verändert. An vielen Orten wurden Modellprojekte initiiert, die sich um eine Qualitätssicherung zur Verbesserung der medizinischen Leistung bemühen (Pietsch-Breitfeld und Selbmann 1992; Selbmann et al. 1994). So wurden z. B. in der Deutschen Perinatologie ausgewählte Qualitätsindikatoren kontinuierlich dokumentiert und im Vergleich zu anderen Krankenhäusern zurückgemeldet. Auf diesem Wege der freiwilligen Teilnahme an einer externen, anonymisierten Qualitätssicherung gelang es z. B. in der Geburtshilfe, die perinatale Mortalität von 19 auf 6 Promille zu senken (Schneider et al. 1991). Entsprechende externe Qualitätssicherungsprogramme anhand von Tracer-Diagnosen gibt es z. B. auch in der Allgemein- und Herzchirurgie (Prößdorf 1995; Schega 1980; Scheibe 1997). Allerdings gibt es bislang nur wenige Krankenhäuser, die sich organisiertes Qualitätsmanagement zur Aufgabe gemacht haben (Piwernetz et al. 1991; Selbmann et al. 1994). Im ambulanten Bereich sind in den letzten Jahren zudem vielfältige Initiativen entstanden, Qualitätszirkel zur Qualitätssicherung zu etablieren (Bahrs et al. 1994; Härter und Berger 1997, Tausch et al. 1995; Tausch und Härter 1996).

2.4 Gesetzliche Maßnahmen zur Qualitätssicherung

Auf politischer Ebene forderte 1984 die Weltgesundheitsorganisation (WHO) mit ihrem Konzept „Gesundheit 2000", Maßnahmen zur Qualitätssicherung als eine wichtige Voraussetzung für ein funktionierendes Gesundheitswesen zu forcieren. So sollten bis zum Jahr 1990 im Gesundheitsversorgungssystem jedes Mitgliedsstaates effektive Verfahren der Qualitätssicherung in der Patientenversorgung eingeführt werden (vgl. WHO 1992). In Deutschland besteht seit dem *Gesundheitsreformgesetz (1989)* und dem *Gesundheitsstrukturgesetz (1993)* die Verpflichtung, sich an Maßnahmen zur Qualitätssicherung zu beteiligen. Die Maßnahmen sollen sich auf die Qualität der Behandlung, der Versorgungsabläufe und der Behandlungsergebnisse erstrecken. Zentrale Vorgaben für die Qualitätssicherung in der ambulanten Versorgung sind in den §§ 135 und 136 Sozialgesetzbuch V und für die stationäre Versorgung im § 137 SGB V formuliert. Der Deutsche Ärztetag schloß sich an und verpflichtete jeden Arzt zur Teilnahme an den qualitätssichernden Maßnahmen seitens der Ärztekammern. 1992 legte der Deutsche Ärztetag außerdem fest, daß eingehende Erkenntnisse, Erfahrungen und Fertigkeiten in der Qualitätssicherung der ärztlichen Berufsausübung in 35 der mittlerweise 41 Fachgebiete erforderlich sind (vgl. Kolkmann 1995). Mit der Aufnahme der Qualitätssicherung in die Berufs- und Weiterbildungsordnung hat sich die Ärzteschaft die berufsrechtlichen Instrumente zur Durchführung von Qualitätssicherungsmaßnahmen geschaffen. 1993 wurden von der Kassenärztlichen Bundesvereinigung die *Richtlinien der KBV für Verfahren der Qualitätssicherung gemäß* § 135 Abs. 3 SGB V verabschiedet. Der Schwerpunkt wird hier auf die Bildung von *Qualitätszirkeln, Ringversuchen* (z. B. im Laborbereich) und *Qualitätsprüfungen im Einzelfall* gelegt. Ziel dieser Verfahren ist es, die Kooperation in der vertragsärztlichen Versorgung zu verbessern, den fachlichen Wettbewerb zu fördern und eine gute Qualität der Patientenbetreuung zu gewährleisten. 1994 wurden schließlich *Arbeitsgemeinschaften zur Förderung der Qualitätssicherung in der Medizin* konstituiert, die sich paritätisch aus Ärzteschaft, Krankenkassen und Krankenhausträgern zusammensetzen.

Trotz dieser detaillierten Vorgaben sind die gesetzlichen Regelungen zur Qualitätssicherung bisher nur teilweise umgesetzt worden (vgl. Tab. 2.1). Die Ursachen lassen sich im wesentlichen mit fünf Stichworten benennen (Selbmann et al. 1994):

Tabelle 2.1. Umsetzungsprobleme von Qualitätssicherungsmaßnahmen

- Unkritische Übertragung der industriellen Qualitätssicherung und Warenproduktion auf das System der medizinischen Versorgung.
- Unklarheit in der Kostenübernahme für systematische Qualitätssicherung.
- Drohung mit externer Reglementierung durch Regierung und Kostenträger, falls die Medizin weiter untätig bleiben sollte.
- Einengung auf den Aspekt der Kostenreduktion.
- Unzureichende Anerkennung bisheriger Qualitätssicherungsbemühungen.

Entsprechend schließen kritische Beobachter, daß in Deutschland zunehmende Bemühungen um Qualitätssicherung zu erkennen sind, was u. a. mit dem steigenden professionsinternen Interesse, aber auch mit der festen gesetzlichen Verankerung der Qualitätssicherung zusammenhängt. Andererseits finden trotz verstärkter Aktivitäten nur wenige, sehr heterogene Ansätze Eingang in die Routine. Außerdem findet bisher keine Bündelung der verschiedenen Ansätze zur Qualitätssicherung auf der Basis eines Gesamtkonzeptes statt, und Bemühungen um Qualitätssicherung werden selten systematisch evaluiert (vgl. Selbmann et al. 1994). Es ist jedoch deutlich erkennbar, daß in den letzten Jahren die Skepsis innerhalb der Ärzteschaft gegenüber Qualitätsicherung zunehmend in den Hintergrund tritt. Das breite Interesse der Ärzte, ihrer Kammern und der Fachgesellschaften verdeutlicht die Überzeugung, daß Qualitätssicherung die Chance beinhaltet, die eigene Professionalität nicht nur zu verbessern, sondern auf einem gleichbleibend hohen Niveau zu halten und dies auch den Patienten, Politikern und Kostenträgern aufzuzeigen.

2.5 Konzepte des Qualitätsmanagements

2.5.1 Qualität und ihre Dimensionen

Im Vergleich mit qualitätssichernden Maßnahmen in der Industrie ist davon auszugehen, daß Qualität im medizinischen Bereich erheblich komplexer ist. So läßt sich das „Produkt Gesundheit" in seinen wesentlichen Aspekten nicht materiell bestimmen. Nicht nur technisch optimale, medizinische Versorgung, sondern die subjektive Zufriedenheit der Patienten mit der Behandlung sind wesentliche Qualitätsmerkmale. Darüber hinaus läßt sich die unidirektionale Sichtweise in der industriellen Fertigung (die vornehmlich auf die Qualität des Ergebnisses ausgerichtet ist) nicht derart vereinfacht auf die Medizin übertragen, da dem Patienten selbst eine aktive Rolle beim Zustandekommen des Ergebnisses zukommt.

Der Begriff der Qualität wird einerseits *objektiv* verwendet, bezogen also auf meßbare Eigenschaften, z. B. die Reinheit eines chemischen Produktes (Kordy 1992). Andererseits wird unter Qualität *subjektiv* der Wert oder Maßstab verstanden, inwieweit z. B. eine Leistung der eigenen Erwartung genügt (z. B. eine gute Lehrveranstaltung). Van Eimeren (1979) definiert *Qualität in der Gesundheitsversorgung* als *das Erreichte im Verhältnis zum Machbaren, bezogen auf die Menge des Gewünschten.*

Die US Joint Commission on Accreditation of Health Care Organizations versteht unter Qualität:

den unter Anwendung des derzeitigen Wissens vom jeweiligen medizinischen Versorgungssystem erreichten Grad der Wahrscheinlichkeit, für den Patienten erwünschte Therapieresultate zu erzeugen und unerwünschte Behandlungsergebnisse zu vermeiden (vgl. Szecsenyi und Gerlach 1995).

Diese Definition thematisiert v. a. das Behandlungsergebnis und vernachlässigt die Bedeutung des Behandlungsprozesses. Eine stärker am Patienten ausgerichtete Definition versteht unter Qualität *die optimale Versorgung kranker Menschen nach dem jeweils neuesten wissenschaftlichen Erkenntnisstand unter Beachtung der besonderen Eigenarten und Ziele sowie behandlungsbezogenen Vorstellungen der einzelnen Persönlichkeit* (vgl. Maß 1997). Qualität ist also kein Merkmal der ärztlichen Versorgung an sich, sondern wird von verschiedenen Zielgruppen aus unterschiedlichen Perspektiven beurteilt.

Besonders bei der Behandlung von chronisch kranken Patienten oder von Patienten mit psychischen und psychosomatischen Beeinträchtigungen in der hausärztlichen Versorgung ist die Herstellung von Gesundheit und Qualität in wichtigen Aspekten, etwa in der Patientenzufriedenheit oder der Lebensqualität bzw. psychischen Gesundheit, immateriell. Außerdem kommt dem Prozeß der Behandlung gegenüber dem Ergebnis höhere Bedeutung zu. Dies gilt insbesondere, da die Patienten zur Erreichung eines guten Behandlungsergebnisses entscheidend mitarbeiten müssen. Insofern ist es erforderlich, das Zustandekommen eines qualitativ hochwertigen Behandlungsergebnisses als komplexes wechselseitiges Geschehen zu betrachten. Dies erfordert eine spezielle Differenzierung der Qualitätskriterien. Donabedian (1980, 1982) führte zunächst die notwendige Trennung zwischen *technischer* und *interpersoneller Qualität* ein. Erstere umfaßt die Anwendung der medizinischen Technik und ihrer Methoden in der Behandlung eines Patienten. Dazu zählt die angemessene Anwendung diagnostischer und therapeutischer Maßnahmen. Die *interpersonelle* Qualität bezieht sich auf die sozialen und psychologischen Komponenten einer Behandlung, beispielsweise die Arzt-Patienten-Beziehung, bzw. auf die Erwartungen und Empfindungen im Kontakt zwischen Patienten und dem medizinischen Personal. Häufig wird noch eine dritte Qualitätsdimension unterschieden, die sog. *Annehmlichkeiten* (*amenities*), die sich aus der Umgebung der Behandlung ergeben (z. B. Ausstattung der Praxis etc.; vgl. Kaltenbach 1993). Dies wird bzgl. des Krankenhausbereichs auch als *Hotelqualität* bezeichnet.

Bei der Übersetzung der industriellen Qualitätssicherungsterminologie wurde klar, daß Begriffe wie Arbeitsvorbereitungs-, Fertigungs- und Montagequalität nicht auf die Medizin übertragbar waren, so daß der Gesamtbehandlungsprozeß bereits in den 60er Jahren in die heute noch gültigen Komponenten der *Struktur-, Prozeß- und Ergebnisqualität* unterteilt wurde (Donabedian 1966, 1982; vgl. Tabelle 2.1).

Tabelle 2.2. Dimensionen der Qualität (nach Donabedian 1980)

Dimension	Merkmale und Bereiche
Strukturqualität	*Persönliche Elemente:* Ausbildungsstand und fachliche Qualifikation der Mitarbeiter (Aus-, Fort- und Weiterbildung) *Materielle Elemente:* Art und Umfang der materiellen Praxisausstattung (z. B. EDV, Gestaltung der Räume u. ä.) *Organisatorische Elemente:* Praxisorganisation *Systemelemente:* Gesetzliche Grundlagen (EBM, GOÄ u. ä.)
Prozeßqualität	Sachgerechte Durchführung diagnostischer und therapeutischer Maßnahmen; klinische Untersuchungen; Arzt-Patient-Beziehung; Kommunikation mit anderen Ärzten; Kooperation mit anderen Berufsgruppen im Gesundheitssystem u. ä.
Ergebnisqualität	Heilung oder Besserung; Mortalität; Heilungsdauer; Lebensqualität oder therapiebedingte Komplikationen; Gesundheitszustand; subjektive Zufriedenheit der Patienten; Compliance u. ä.

Unter *Strukturqualität* ist die quantitative und qualitative Gesamtheit an gesundheitspolitischen, organisatorischen, finanziellen, baulich-räumlichen, apparativen und personellen Ressourcen zu verstehen, die den gezielten Einsatz medizinischer Maßnahmen ermöglichen. Hierzu gehören u. a. die Rahmenbedingungen der medizinischen Aus-, Fort- und Weiterbildung, die Personalausstattung, der Ausbildungsstand und die fachliche Qualifikation des beschäftigten Personals. Ebenso zählen vorhandene Räumlichkeiten, medizinische Geräte, Organisation der Praxis und Einbindung in das jeweilige Gesundheitssystem dazu. Auch die Erreichbarkeit und die Verfügbarkeit bzw. der Zugang und die Nutzung der Leistungserbringer (Ärzte) durch die Patienten stellen wichtige Elemente der Strukturqualität dar. Schließlich gehört die Genauigkeit und Vollständigkeit von Patientendokumentationen in der Praxis zu diesem Bereich.

Unter *Prozeßqualität* wird die Gesamtheit diagnostischer und therapeutisch-rehabilitativer Maßnahmen hinsichtlich ihrer Kongruenz zwischen expliziten Leitlinien und Standards sowie den konkreten Durchführungsmodalitäten verstanden (Gaebel 1997). Diese Dimension umfaßt alle Maßnahmen, die im Laufe einer Behandlung des Patienten ergriffen oder auch nicht ergriffen werden. Sie sollten sich an den Leitlinien oder Standards des jeweiligen Fachgebietes orientieren. Zur Prozeßqualität zählt auch, welche diagnostischen und therapeutischen Maßnahmen (z. B. klinische Untersuchungen, Arzneimittelverordnungen, Überweisungen, Klinikeinweisungen) erfolgen. Auch die Gestaltung der Beziehung zwischen Patient und Behandler geht hier entscheidend mit ein.

Die *Ergebnisqualität* oder der Outcome einer medizinischen Behandlung stellt die eindeutigste Bezugsbasis für eine Qualitätsbeurteilung dar. Jede Maßnahme muß sich daran messen lassen, ob sie zu einer Ergebnisverbesserung beigetragen hat oder nicht. Ergebnisqualität kann als das Ausmaß an Kongruenz zwischen Behandlungsziel (Soll) und Behandlungsergebnis (Ist) definiert werden. Dies kann auch Bereiche wie subjektive Zufriedenheit mit der Behandlung, die Lebensqualität im Hinblick auf die physische, psychische und soziale Gesundheit oder die Verminderung von Risikoverhalten des Patienten beinhalten (z. B. Gewichtsreduktion, Raucherentwöhnung, verändertes Ernährungs- oder Bewegungsverhalten). Ergebnisqualität spiegelt am ehesten das Zusammenspiel von Struktur- und Prozeßqualität wider. Es wird davon ausgegangen, daß bessere Strukturen zu besseren Prozessen und diese wiederum zu besseren Ergebnissen führen. Allerdings muß selbst unter optimalen Behandlungsbedingungen und lege artis durchgeführter Therapie berücksichtigt werden, daß Ergebnisqualität nicht in linearer Beziehungen zu diesen Eingangsgrößen steht (Gaebel 1997).

2.5.2 Qualitätssicherung und Qualitätsmanagement

Die Begriffe *Qualitätssicherung* und *Qualitätsmanagement* in der stationären und ambulanten Versorgung sind häufig unscharf definiert. Drei Fehlinterpretationen sind besonders häufig:

1. *Die Verwechslung mit Datenerfassung*: „Hauptsache, es werden erst einmal Daten erhoben. Wie damit die Qualität gesichert werden kann, wird später überlegt."
2. *Die Verwechslung mit Forschung*: „Wir sind Forscher, also auch ohne Qualitätssicherung gut" oder „Wir sind für die Versorgung zuständig, für Forschung brauchen wir nicht zu zahlen".
3. *Die Verwechslung mit Kontrolle*: „Die Leistungserbringer sollen Daten liefern, damit die Qualität kontrolliert werden kann. Wie sie damit ihre Qualität sichern, ist ihnen überlassen" (aus Selbmann 1995).

Diese Verwechslungen kommen natürlich nicht zufällig zustande, denn die Erhebung und Aufbereitung von Daten (*Qualitätsmonitoring*) sind zwar eine conditio sine qua non für Qualitätssicherung und -management (vgl. Tabelle 2.3), machen aber nur einen kleinen Teil dessen aus, was man unter Qualitätsmanagement versteht. Qualitätsmanagement umfaßt nach den DIN ISO Normen 8.402 und 9.000 – 9.004 (DIN e.V. 1992; Selbmann 1995) *alle Tätigkeiten, mit denen die Qualitätsphilosophie, die Qualitätsziele und Verantwortungen festgelegt sowie diese durch Qualitätsplanung, Qualitätslenkung (-kontrolle), Qualitätssicherung und -verbesserung verwirklicht werden.*

Aufgrund des bestehenden wissenschaftlichen Erkenntnisstandes, der Ausbildung des Personals und der zur Verfügung stehenden materiellen, insbesondere apparativen Ausstattung, sollte ein Versorgungssystem prinzipiell in der Lage sein, eine seinen Verhältnissen entsprechende, optimale qualitative Leistung zu erbringen. Durch die Erfassung, d. h. das Monitoring der erbrachten Leistung, wird festgestellt, welche Qualität bisher erreicht wurde. Bemißt man *Qualität* am Grad der Übereinstimmung zwischen

Tabelle 2.3. Qualität der medizinischen Versorgung (nach Selbmann 1995)

<table>
<tr><th>Schlecht</th><th>Optimal</th><th>Maximal</th></tr>
<tr><td colspan="2">Erreichbar</td><td>Nicht erreichbar</td></tr>
<tr><td>Nicht erreicht</td><td>Erreicht</td><td rowspan="4">Ressourcen-Reallokation
oder
Medizinische Forschung</td></tr>
<tr><td colspan="2">Qualitätsmonitoring</td></tr>
<tr><td>Qualitätsverbesserung</td><td>Qualitätssicherung</td></tr>
<tr><td colspan="2">Qualitätsmanagement</td></tr>
</table>

dem *Erreichten und dem Erreichbaren*, ist es Ziel des *Qualitätsmangements*, erreichbare *Qualität* tatsächlich zu verwirklichen (Tabelle 2.3). In Bereichen, in denen erreichte Qualität mit der erreichbaren übereinstimmt, wird man sich um eine *Qualitätssicherung* bemühen. Dieser Begriff fokussiert also auf die Aufrechterhaltung optimaler Qualität. Bei Auseinanderklaffen zwischen erreichter und erreichbarer Qualität (Schwachstelle!), geht es darum, Prozesse zur *Qualitätsverbesserung* anzustoßen. Der Gesamtprozeß, der kontinuierlich ablaufen muß, wird als *Qualitätsmanagement* bezeichnet. Schließlich gilt es zur Erreichung einer *maximalen Qualität*, die bisher noch nicht erreicht werden konnte, Ressourcen in medizinische Forschung zu investieren.

Auf dem Wege zu einer Qualitätsverbesserung werden in der Regel mehrere Arbeits- und Teilschritte durchlaufen, die als *Zyklus der Qualitätsverbesserung* bezeichnet werden (vgl. Selbmann 1995) und gleichsam als allgemein gültiger Ablauf jeglicher Maßnahmen des Qualitätsmanagements gelten können (vgl. Abb. 2.1). Sie gehen auf den von Deming (1986) entwickelten *Plan-Do-Check-Act-Zyklus* zurück, wobei unter „Aktion" die Schritte Qualitätssicherung und Problemerkennung unterteilt sind (vgl. Kap. 4). Das mehrmalige Durchlaufen des Zyklusses führt mit jeder Beseitigung von Schwachstellen und Qualitätsmängeln zu einer kontinuierlichen Verbesserung der Qualität (meßbar anhand von Kriterien der Struktur-, Prozeß- und Ergebnisqualität).

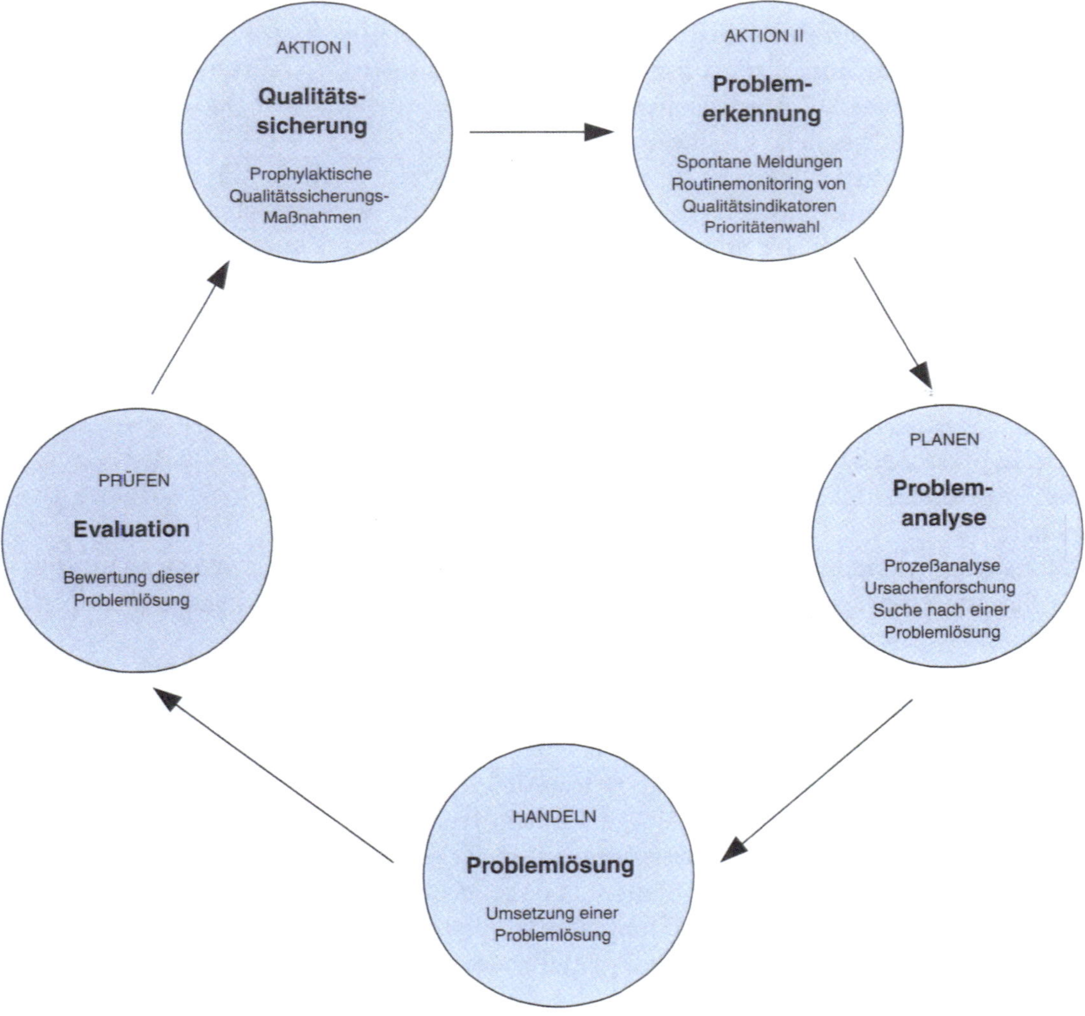

Abb. 2.1. Zyklus der Qualitätsverbesserung (nach Selbmann 1995)

2.5.3 Wichtige Begriffe des Qualitätsmanagements

Die drei beschriebenen Ebenen der Struktur-, Prozeß-, und Ergebnisqualität stellen sinnvolle Ansatzpunkte für Qualitätsbeurteilungen dar. Für alle drei Dimensionen müssen Indikatoren formuliert werden, die gute Qualität anzeigen, und Kriterien definiert werden, mit denen Qualität gemessen werden kann. Für alle drei Ebenen müssen darüber hinaus Maßstäbe formuliert werden, mit denen die Versorgungspraxis verglichen werden kann (zum Beispiel Komplikationsrate unter 5 %), da eine Bewertung von Qualitätsaspekten nur durch einen Vergleich mit solchen Maßstäben oder Soll-Vorstellungen erfolgen kann. Zu den traditionellen Konzepten gehören die Begriffe *Kriterium*, *Standard* und *Indikator* sowie *Leitlinien.*

Kriterien sind definierbare und meßbare Größen, die dazu dienen, die Qualität der Versorgung bzgl. eines bestimmten Themenkomplexes zu beschreiben bzw. zu definieren. Kriterien werden auf der Basis von Expertenwissen (klinische Erfahrung) und dem gegenwärtigen Stand der wissenschaftlichen Erkenntnis festgelegt. Ein quantitativ definiertes Kriterium legt z. B. fest, daß die Episode einer „Major Depression" zunächst mit einer Dosis von 100 - 200 mg eines trizyklischen Antidepressivums behandelt werden sollte. Sie können zudem als *implizit* (z. B. Qualitätsmessung durch Experten aufgrund ihrer klinischen Erfahrung) oder *explizit*, d. h. als klar spezifizierte, schriftliche Kriterien gekennzeichnet werden. Schließlich können Kriterien in *normative* oder *empirisch fundierte* differenziert werden. Normative Kriterien sind z. B. Behandlungsempfehlungen, die auf der Basis von Bewertungen durch klinische Experten vorgenommen wurden. Empirisch abgeleitete Kriterien entstehen hingegen z. B. durch Studien über die aktuelle klinische Praxis.

Standards werden allgemein als die erwartete oder geforderte Güte der Versorgung definiert (z .B. Komplikationsrate unter 10 % oder 95 %ige Übereinstimmung bei der Diagnostik), bei der spezifische Kriterien über die gesamte Zeit eingehalten werden. Sie geben die „Grenze zwischen akzeptabler und nicht mehr akzeptabler Versorgungsgüte" an (Bertolote 1993). In vielen Fällen ist es schwierig, eine vollständige Erfüllung eines Kriteriums zu erreichen, so daß häufig Versorgungsstandards formuliert werden, die unterhalb der 100 %-Marke liegen. Ein Standard existiert dann, wenn z. B. für das Kriterium „Blutdruck" eine Bezugsgröße (z. B. 120 mmHg systolisch, 80 mmHg diastolisch) festgelegt ist, die erfüllt sein muß, um eine akzeptable (= normativer Standard) oder ideale (= optimaler Standard) Qualität der Versorgung zu erreichen.

Indikatoren sind gut definierte, neutrale, aber meßbare Variablen, welche die Herstellung und das Ergebnis einer qualitativ hochwertigen Versorgung anzeigen können.

Leitlinien schließlich sind schriftliche Empfehlungen bzw. Entscheidungshilfen zur Diagnostik und Behandlung sowie zum Umgang mit schwierigen Behandlungssituationen, die auf epidemiologischen und wissenschaftlichen Untersuchungen sowie Expertenwissen (klinische Erfahrung) basieren. Im Optimalfall enthalten sie Handlungsanweisungen zum konkreten Vorgehen bei diagnostischen und therapeutischen Maßnahmen. Leitlinien sind Orientierungshilfen im Sinne von „Handlungskorridoren", von denen in begründeten Fällen auch abgewichen werden kann (Bundesärztekammer und KBV 1996). Sie beschreiben für verschiedene Behandlungsprobleme Lösungswege, wie jeweils eine „qualitativ gute" medizinische Versorgung erreicht werden kann.

Die Regeln, nach denen diagnostische und therapeutische Entscheidungen getroffen werden, lassen sich in *implizite* und *explizite Leitlinien* unterscheiden. Beim Handeln nach *impliziten Leitlinien* steuern Wissen und Erfahrungswerte des Behandlers das Vorgehen. Beim Handeln nach expliziten Leitlinien sind Vorgehensweisen schriftlich fixiert, sind allgemein zugänglich und an einer externen Meßlatte überprüfbar. *Leitlinien* sollten z.B. folgende Fragen beantworten:

- Was sind notwendige diagnostische und therapeutische Maßnahmen?
- Was ist in Einzelfällen nützlich?
- Was ist überflüssig oder obsolet?
- Welche Probleme müssen stationär und welche ambulant behandelt werden?

Die Feststellung von Übereinstimmungen mit bestehenden Leitlinien, die Identifizierung und Begründung von Abweichungen sowie die Modifikation vorhandener Leitlinien gemäß den Bedingungen der ambulanten Praxis sind explizite Ziele systematischen Qualitätsmanagements (vgl. KBV 1993). Außerdem wird die Reduktion unangemessener Variabilität von Behandlungsmethoden, die Verbesserung des Behandlungsergebnisses, eine Kostenersparnis (z. B. durch Vermeidung unnötiger Untersuchungen) und eine Eindämmung von Schadensersatzklagen durch Leitlinien und ihre Anwendung angestrebt. Darüber hinaus müssen sie eine Reihe von klar festgelegten Kriterien erfüllen (vgl. Tabelle 2.4).

Grundsätzlich lassen sich beim Prozeß der Leitlinienentwicklung zwei unterschiedliche Strategien bestimmen:

1. Beim *dezentralen Ansatz* der Leitlinienentwicklung wird auf lokaler, interner Ebene verfügbares Erfahrungswissen aus der alltäglichen Praxis der ärztlichen Teilnehmer, z. B. eines Qualitätszirkels, zusammengetragen und ein arbeitsfähiger Konsens formuliert. Vorteil dieses Ansatzes ist die aktive Beteiligung der Teilnehmer und damit die höhere Wahrscheinlichkeit, die entwickelten Leitlinien in konkretes Routinehandeln umzusetzen (North of England Study 1990). Nachteile sind der hohe Aufwand und hohe Anforderungen an die einzelnen Teilnehmer, da die Leitlinienentwicklung kommunikative, organisatorische und wissenschaftlich-methodische Fertigkeiten voraussetzt.
2. Beim *zentralen Ansatz* der Leitlinienentwicklung auf überregionaler, externer Ebene setzt sich ein Expertengremium zusammen, um auf der Grundlage aktueller Forschungsliteratur und empirischer Befunde Handlungsleitlinien zu erarbeiten. Leitlinien werden dann im Rahmen sog. Konsensus-Konferenzen erstellt und spiegeln den aktuellen Wissensstand („State of the art“) wider. Vorteil dieses Vorgehens ist die solide wissenschaftliche Basis sowie der strukturierte und damit nachvollziehbare Prozeß der Leitlinienentwicklung. Auch der Wissenstransfer von aktuellen Forschungsergebnissen („Evidence-based medicine“) ist bei diesem Vorgehen eher gewährleistet. Der Nachteil liegt in der niedrigeren Akzeptanz bei den Anwendern, da die Leitlinien zunächst unabhängig von einer spezifischen Praxissituation entwickelt wurden.

Tabelle 2.4. Kriterien für Leitlinien (modifiziert nach Müller 1996)

Kriterium	Erläuterung
Validität/Gültigkeit	Wissenschaftliche Erkenntnisse müssen korrekt interpretiert werden, so daß die Befolgung der Leitlinie zur beabsichtigten Verbesserung in Diagnostik und/oder Therapie führt.
Reliabilität/Zuverlässigkeit	Unter vergleichbaren klinischen Rahmenbedingungen sollte jeder Arzt die Leitlinie gleich oder ähnlich anwenden.
Reproduzierbarkeit	Eine weitere unabhängige Expertengruppe sollte zu gleichen Empfehlungen gelangen.
Repräsentative Entwicklung	Alle für die jeweilige Fragestellung notwendigen Schlüsseldisziplinen sollten ihren Beitrag zur Entwicklung der Leitlinie leisten.
Klinische Anwendbarkeit	Die Zielgruppe der Leitlinie ist definiert.
Klinische Flexibilität	Leitlinien nennen Ausnahmefälle und zeigen auf, wie die Bedürfnisse der Patienten in ärztliche Entscheidungen einzubeziehen sind.
Klarheit	Leitlinien benutzen präzise Definitionen, eine eindeutige Sprache und benutzerfreundliche Darstellungsformen.
Genaue Dokumentation	Leitlinien geben die Autoren der Entwicklung an, ebenso die Annahmen und vorgeschlagenen Methoden, und verknüpfen die ausgesprochenen Empfehlungen mit wissenschaftlichen Erkenntnissen (evidenz-basiert).
Planmäßige Überprüfung	Die Leitlinien enthalten Angaben darüber, wann und wie sie überprüft werden.
Überprüfung der Anwendung	Die Leitlinien zeigen Verfahren auf, mit denen die Akzeptanz der Empfehlungen in der Praxis ermittelt werden kann.
Kosten-Nutzen-Verhältnis	Leitlinien sollten zur Verbesserung der medizinischen Versorgung bei akzeptablen Kosten führen.

2.6 Qualitätszirkel

2.6.1 Tradition und Umsetzung in der Medizin

Sowohl im ambulanten als auch stationären Sektor werden *Qualitätszirkel* als kleingruppenorientierte Arbeitsmethode favorisiert, um Qualitätsmanagement in der Praxis zu etablieren und um Strategien zur Qualitätsverbesserung zu erarbeiten und umzusetzen. Der Ursprung des Qualitätszirkelkonzeptes geht bis in das Jahr 1948 zurück. Japan begann damals mit der systematischen Erforschung und Anwendung moderner Qualitätsmanagementmethoden. Im Mittelpunkt stand eine spezifische Führungsphilosophie („*kaizen*"), die ihren Schwerpunkt auf eine kontinuierliche Qualitätsverbesserung legte. Dieser bis heute anhaltende Boom zeigt sich auch daran, daß es kaum ein westliches Industrieland gibt, in dem der Qualitätszirkel-Ansatz nicht erprobt wurde (vgl. Bungard 1992). Der Begriff Qualitätszirkel wird jedoch nicht einheitlich verwendet – es gibt eine Vielzahl unterschiedlicher Bezeichnungen und Akzentuierungen – wie Werkstattzirkel, Problemlösegruppe oder Lernwerkstatt (vgl. Zink und Schick 1984).

Deppe und Ropella (1992) definieren Qualitätszirkel als eine auf Dauer angelegte Kleingruppe, in der sich eine begrenzte Zahl an Mitarbeitern (etwa 5–10) eines Arbeitsbereiches in regelmäßigen Abständen auf freiwilliger Basis trifft. Ziel dieser Zirkel ist es, selbstgewählte Probleme des eigenen Arbeitsbereiches zu analysieren und unter Anleitung eines geschulten Moderators und mit Hilfe spezieller Moderations- und Problemlösetechniken Lösungsvorschläge zu erarbeiten. Schließlich soll die Umsetzung von Verbesserungsvorschlägen initiiert und kontrolliert werden.

Auch im Gesundheitswesen haben Qualitätszirkel in den letzten zwei Jahrzehnten in verschiedenen Bereichen einen wahren Boom erlebt. Im ambulanten Sektor haben niederländische und englische Kollegen eine Vorreiterrolle bei der Etablierung von Qualitätszirkeln innegehabt (Grol et al. 1988; Grol 1994; Russell et al. 1992; Wensing und Grol 1994).

In einer umfangreichen empirischen Studie über die Effekte von Qualitätszirkeln wurde untersucht, ob signifikante Veränderungen im diagnostischen und therapeutischen Handeln durch interkollegiale Zusammenarbeit in Qualitätszirkeln erreicht werden. Kernfaktoren der Veränderung waren die Eigenbeteiligung der Zirkelteilnehmer an der Problemlösung und das gemeinsame Verabreden von Maßnahmen zur Umsetzung in die Praxis (Russell et al. 1992ab). Es wurde gezeigt, daß Qualitätszirkel ein geeignetes Werkzeug darstellen, um ärztliche Handlungsleitlinien zu erarbeiten (Fardy und Jeffs 1994; Grimshaw und Russell 1993ab, 1994; Grol 1993b; Grol et al. 1985).

In Deutschland sind in den letzten Jahren ebenfalls vielfältige, von den kassenärztlichen Vereinigungen und den Landesärztekammern unterstützte Initiativen entstanden, Qualitätszirkel in der ambulanten haus- wie fachärztlichen Versorgung zu etablieren (Bahrs et al. 1994; Härter und Berger 1997; Tausch und Härter 1996). In vielen Krankenhäusern sind – zumeist interdisziplinär zusammengesetzte – Qualitätszirkel bereits fester Bestandteil von Qualitätssicherungsprogrammen. Schätzungen zufolge sollen in Deutschland gegenwärtig im ambulanten Sektor mehr als 1.500 ärztliche Qualitätszirkel arbeiten (Gerlach und Beyer 1996), wobei über die inhaltliche und methodische Gestaltung der Qualitätszirkel kaum empirisch belegte Informationen vorliegen, da systematische Evaluationsansätze bislang noch nicht verwirklicht worden sind (vgl. Kap. 7).

2.6.2 Definition und Ziele von Qualitätszirkeln

Qualitätszirkel dienen der kontinuierlichen Weiterbildung der teilnehmenden Ärzte und sollen die Struktur-, Prozeß- und Ergebnisqualität ärztlichen Handelns konti-

Tabelle 2.5. Ziele von Qualitätszirkeln

- Interkollegialer Erfahrungsaustausch
- Verbesserte Fähigkeit zur Selbstbeurteilung und Selbstreflexion
- Auffrischen und Neuerwerb von Handlungswissen („Jeder lernt von jedem“)
- Orientierung der eigenen Tätigkeit am Stand der empirischen Forschung unter Einbeziehung von regionalen Besonderheiten
- Beschreibung, Bewußtmachung und Reflexion eigener Handlungsleitlinien in der ärztlichen Praxis
- Erarbeitung von für den Qualitätszirkel verbindlichen diagnostischen und therapeutischen Leitlinien
- Verbesserung der Patientenversorgung durch verstärkte Kooperation und Kommunikation mit anderen Berufsgruppen im Versorgungsgeschehen

nuierlich verbessern. Es ist aber nicht primäres Ziel, Neues zu lernen, sondern bereits vorhandenes Wissen adäquat anzuwenden oder belegte Forschungserkenntnisse umzusetzen (vgl. Tab. 2.5). Damit soll der auftretenden Diskrepanz zwischen vorhandenem Wissen und realem ärztlichen Handeln („performance gap") entgegengewirkt werden (vgl. Szecsenyi und Gerlach 1995). Im Gegensatz zu Qualitätszirkeln in der Industrie begegnen sich die Teilnehmer ambulanter ärztlicher Qualitätszirkel auf einer durch Gleichrangigkeit und Freiwilligkeit gekennzeichneten Ebene.

Definition von Qualitätszirkeln

Im Gesundheitswesen versteht man allgemein unter einem *Qualitätszirkel den freiwilligen Zusammenschluß einer Gruppe von Ärzten gleicher oder benachbarter Fachrichtungen bzw. von in der Patientenversorgung beteiligten Berufsgruppen mit dem Ziel, die eigene Arbeit zu analysieren, bezüglich der Qualität zu bewerten und daraus Maßnahmen zur Qualitätsverbesserung zu entwickeln.* Konkret bedeutet dies, daß Teilnehmer im Qualitätszirkel ihre ärztliche Handlungspraxis in kollegialer Diskussion unter der Koordination eines Moderators beschreiben, vergleichen und bewerten.

Je konkreter sich die Arbeit im Zirkel dabei auf Dokumentationen der Alltagspraxis stützen kann, desto intensiver und zielorientierter kann diese Diskussion erfolgen (vgl. Kap. 4, 5). Als Diskussionsbasis sind denkbar und teilweise erprobt: *Videoaufzeichnung* (oder Tonband) von Sprechstundenkontakten; *Dokumentationsbögen* mit Behandlungsprotokollen; *Dokumentenanalyse* (z. B. Karteikarte, Arztbrief, ausgewertete Daten aus der Praxis-EDV); *mündliche Fallvorstellung* etc. Ebenfalls können aggregierte *Krankenkassen-* bzw. *KV-Daten* (z. B. Rezeptauswertungen) genutzt werden.

Qualitätszirkel können potentiell alle Themen des Berufsalltags als Gegenstand der Arbeit aufgreifen. Dies können z. B. sein:

Themenfelder von Qualitätszirkeln

- Diagnostik, Therapie und Betreuung,
- Fragen der Praxisorganisation und -dokumentation,
- Fragen der Kommunikation und des Arzt-Patienten-Verhältnisses,
- Fragen der Kooperation, Fragen der Prävention etc.

Für die Entwicklung von Leitlinien müssen Teilnehmer und Moderatoren der Qualitätszirkel klären, mit Hilfe welcher Methoden die Leitlinienentwicklung vorbereitet werden soll. Es muß im Zirkel diskutiert werden, ob für strukturierte Qualitätszirkelarbeit allgemeine und bereits vorformulierte „A-Priori-Leitlinien" diagnostischer und therapeutischer Strategien ärztlichen Handelns benutzt werden (Abholz et al. 1992; Grol 1992; Härter et al. 1994), oder ob spezifische, regional gültige Leitlinien entwickelt werden sollen (Bahrs et al. 1994; Gerlach und Bahrs 1994). Bei der Entwicklung der Konzeption für hausärztliche Qualitätszirkel in Südbaden wurde versucht, die Vorteile beider Ansätze der Leitlinienentwicklung zusammenzuführen. Die Synthese beider Ansätze wird im folgenden Kapitel 3 vorgestellt.

3 Konzeption der Qualitätszirkel in Südbaden

Martin Härter, Berndt Tausch, Wilhelm Niebling, Gerhard Dieter, Jan Geldmacher, Mathias Berger

3.1 Einleitung

Ende 1992 konstituierte die Kassenärztliche Vereinigung Südbaden eine interdisziplinäre Arbeitsgruppe, die in enger Zusammenarbeit mit der Abteilung für Psychiatrie und Psychotherapie und dem Lehrbereich Allgemeinmedizin der Universitätsklinik Freiburg den Aufbau von themenzentrierten hausärztlichen Qualitätszirkeln vorbereiten sollte. Diese Arbeitsgruppe entwickelte die inhaltliche Konzeption für die hausärztlichen Qualitätszirkel im Bereich der KV Südbaden (Härter et al. 1994; Niebling et al. 1994). Darüber hinaus hatte sie die Funktion eines Lenkungsgremiums. Damit oblagen ihr die Umsetzung der Konzeption, die Ausbildung von Moderatoren (Härter et al. 1996) und die Evaluation der Qualitätszirkel im Rahmen einer zweijährigen Modellphase von 1994 bis 1996 (Tausch und Härter 1996).

Allgemeine Ziele der Qualitätszirkelarbeit waren sowohl die systematische und interkollegiale Reflexion ärztlichen Routinehandelns als auch die Erarbeitung von diagnostischen und therapeutischen Leitlinien. Außerdem wurde angestrebt, durch kontinuierliche Qualitätszirkelarbeit effektive und nachweisbare Verbesserungen in Diagnostik und Behandlung (z. B. Vermeidung von „Überdiagnostik", rationale Pharmakotherapie) und ein verbesserter Umgang mit praxisbezogenen Problemfeldern (z. B. schwierige Patienten, Complianceprobleme) bei den teilnehmenden Hausärzten zu erreichen.

In Ergänzung zum allgemeinen Modell der Qualitätszirkelarbeit (vgl. Bahrs et al. 1994) einigte sich die Arbeitsgruppe darauf, die Moderatoren und Teilnehmer nicht nur durch gezielte organisatorische und infrastrukturelle Maßnahmen (Moderatorentrainings, organisatorische und finanzielle Unterstützung der Zirkelmoderatoren, Leitfaden für Moderatoren, Übernahme von Raummieten etc.), sondern auch durch umfangreiches schriftliches Material zur Vorbereitung und Durchführung der themenzentrierten Qualitätszirkel zu unterstützen. Diese gezielte Anleitung sollte es ermöglichen, daß die Qualitätszirkel in einem überschaubaren und planbaren Zeitrahmen (ca. 2 Jahre) wichtige Themenfelder der hausärztlichen Medizin bearbeiten konnten. Erfahrungen aus anderen Zirkelprojekten ohne systematische inhaltliche Untersützung hatten gezeigt, daß bei gänzlicher Eigenentwicklung und Abstimmung von Leitlinien des ärztlichen Handelns pro Themenbereich 1–2 Jahre nötig waren (vgl. Bahrs et al. 1994). Dieser Zeitrahmen erschien uns für die Teilnehmer und Moderatoren der Qualitätszirkel zu lang. Wichtige Themenbereiche der hausärztlichen Versorgung hätten dann – auch vor dem Hintergrund der notwendigen Diskussion über die Sicherung von Qualität der hausärztlichen Versorgung bei knapper werdenden Ressourcen – unberücksichtigt bleiben müssen. Zur gezielten und thematisch fundierten Anregung der Diskussion in den Qualitätszirkeln wurden daher als innovative Besonderheit der Qualitätszirkelkonzeption Moderatormanuale nach einem einheitlichen didaktischen Konzept entwickelt, mit denen die häufigsten und gesundheits-

Tabelle 3.1. Häufige Anliegen in der hausärztlichen Versorgung und entwickelte Moderatormanuale (EvaS-Studie 1980/81, aus Hamm 1992)

Anliegen in der hausärztlichen Medizin (Rangreihe)	Moderatormanuale
Husten, Kurzatmigkeit	⇒ Chronische Bronchitis
Schwindel	⇒ Schwindel
Rückenbeschwerden	⇒ Rückenschmerzen
Kopfschmerzen	⇒ Kopfschmerzen
Herzschmerzen	⇒ Koronare Herzkrankheit
	⇒ Herzinsuffizienz
Bauch-, Magenschmerzen	⇒ Ulkuskrankheit
Symptome des Halses, Fieber	⇒ Grippaler Infekt (in Vorbereitung)
Beinbeschwerden	
Schulter-, Kniebeschwerden	
Blutdruckmessung	⇒ Hypertonie
Müdigkeit, Erschöpfung	⇒ Depression, Schlafstörungen
	Weitere Themen:
	Diabetes Mellitus Typ II
	Alkoholismus (in Vorbereitung)
	Demenz (in Vorbereitung)

ökonomisch bedeutsamsten Erkrankungen der hausärztlichen Versorgung abgedeckt werden (vgl. Tab. 3.1).

Ausgewählt wurden zudem Themenbereiche, in denen durch die gezielte Arbeit in Qualitätszirkeln ein Wissens- und Kompetenzzuwachs für die hausärztliche Handlungspraxis erwartet werden kann (z. B. Demenz, Alkoholismus). Die interdisziplinäre Arbeitsgruppe legte die didaktische und inhaltliche Struktur der Materialien fest, die Erarbeitung des schriftlichen Materials erfolgte dann in enger Zusammenarbeit mit niedergelassenen Hausärzten und Experten aus Klinik und Praxis.

3.2 Rahmenbedingungen und Ziele der Qualitätszirkel

Qualitätszirkel in der ambulanten hausärztlichen Versorgung bieten den teilnehmenden niedergelassenen Ärzten ein Forum, um in kollegialer Diskussion und unterstützt durch einen geschulten Moderator ihr diagnostisches und therapeutisches Vorgehen bei der Patientenversorgung darzustellen, zu vergleichen und gemeinsam zu bewerten. Je konkreter sich die Arbeit im Zirkel dabei auf systematische Dokumentationen der Alltagspraxis stützt, desto realistischer kann der Vergleich mit anderen Kollegen gelingen. Auf dieser Basis wird es darüber hinaus möglich, die eigene Tätigkeit nach gemeinsam erarbeiteten Qualitätskriterien zu bewerten (vgl. Tab. 3.2).

Die Qualitätszirkel haben eine Gruppengröße von 6–12 Teilnehmern, die sich idealerweise im Abstand von 4–8 Wochen treffen. Dieser kontinuierliche Austausch im festen Teilnehmerkreis ist Voraussetzung dafür, daß es tatsächlich zur interkollegialen Reflexion des hausärztlichen Routinehandelns kommt. Erst eine stabile Gruppenzusammensetzung ermöglicht eine offene Gesprächsatmosphäre.

Ziel der Qualitätszirkelarbeit ist – neben den in Kapitel 2 dargestellten allgemeinen Zielen von Qualitätszirkeln – die Erarbeitung von zirkelinternen, d. h. an die re-

Tabelle 3.2. Grundelemente der Qualitätszirkel in Südbaden

- Freiwillige Teilnahme
- Kontinuierliche Zirkeltreffen im 4–8wöchigen Abstand (mindestens 6 × im Jahr)
- Fester Kreis von 6–12 Teilnehmern
- Koordination durch geschulten Moderator
- Eigene Expertenschaft der Teilnehmer
- Kollegialer, praxisorientierter Erfahrungsaustausch als Basis der Gruppenarbeit
- Selbstgewählte Themen
- Systematisch dokumentiertes Routinehandeln
- Themenzentrierte Unterstützung durch Moderatormanuale
- Dokumentation und Evaluation der Arbeitsergebnisse im Qualitätszirkel
- Integriertes Ausbildungs- und Supervisionsprogramm für die Moderatoren

gionalen *und* ökonomischen Bedingungen adaptierten Leitlinien, die von den Ärzten auch tatsächlich umgesetzt werden können.

▶ *Freiwillige Teilnahme.* Der Erfolg der Qualitätszirkel hängt von der freiwilligen Mitarbeit der Teilnehmer ab. Daher sollten nur hausärztliche Kollegen teilnehmen, die für sich die Möglichkeit sehen, durch Qualitätszirkelarbeit ihre Versorgung zu verbessern. Qualitätszirkel in der hausärztlichen Versorgung dienen der kontinuierlichen und freiwilligen Weiterqualifizierung durch einen auf den Erfahrungen der Teilnehmer aufbauenden Lernprozeß.

▶ *Kontinuität.* Erst eine regelmäßige Teilnahme läßt einen effektiven Qualitätszirkel entstehen und trägt zur Realisierung des Prinzips „Jeder lernt von jedem“ bei. Da sich Handlungsroutinen nicht ad hoc verändern und es bestimmte Zeit benötigt, bis arbeitsfähige Zirkel entstehen, sollten hausärztliche Qualitätszirkel ihre Zusammenarbeit auf mindestens zwei Jahre ausrichten. Um einen kontinuierlichen Wissenszuwachs zu ermöglichen, sollten sich die Teilnehmer mindestens 6–8mal pro Jahr zur gemeinsamen Arbeit treffen.

▶ *Fester Kreis.* Erfahrungen haben gezeigt, daß mit zunehmender Gruppengröße die Möglichkeiten zur aktiven Einbeziehung aller Teilnehmer stark abnehmen. Der Teilnehmerkreis eines Qualitätszirkels sollte idealerweise 6–12 Teilnehmer umfasssen (mindestens 4–6 Personen).

▶ *Eigene Expertenschaft.* Der kollegiale Erfahrungsaustausch bildet die Basis der Gruppenarbeit, externe Referenten sind nur in Abstimmung mit den Teilnehmern, z. B. zur Vertiefung spezifischer Themen, sinnvoll. Die Teilnehmer sind durch ihre langjährige Erfahrung selbst Experten für Schwachstellen und für die Erarbeitung von Verbesserungsmöglichkeiten in der hausärztlichen Versorgung.

▶ *Koordination durch einen Moderator.* Die Qualitätszirkel werden von einem Moderator koordiniert, der in spezifischen Trainingsseminaren geschult wurde. Er hat verschiedene Aufgaben (Organisation des Zirkels, Gestaltung der Treffen, Protokollierung etc.), die auch von anderen Zirkelteilnehmern mitübernommen werden können (vgl. Abschnitt 3.3).

- *Selbstgewählte Themen.* Das Themenspektrum eines Qualitätszirkels kann so verschieden sein wie die Probleme des Praxisalltages. Es können sowohl primär medizinische Fragen, aber auch psychsoziale Aspekte oder komplexe Behandlungsverläufe chronisch Kranker besprochen werden. Ferner können Fragen der Praxisorganisation oder schwierige Arzt-Patienten-Beziehungen diskutiert werden.

- *Dokumentiertes Routinehandeln.* Entscheidend ist, daß Fragen und Patientenbeispiele aus der eigenen Praxis in den Qualitätszirkel einfließen. Die fallbezogene Diskussion dokumentierter Patientenbeispiele, die Analyse systematischer Dokumentationen in der hausärztlichen Praxis und die kritische Reflexion sowie Verbesserung diagnostischer und therapeutischer Vorgehensweisen sind Hauptmerkmale der Qualitätszirkelarbeit (vgl. Kap. 5).

- *Moderatormanuale.* Für die wichtigsten Themenbereiche der hausärztlichen Versorgung stehen Moderatormanuale zur Verfügung. Leitgedanken zur rationalen Abfolge von diagnostischen und therapeutischen Maßnahmen ermöglichen Vergleichsprozesse mit dem eigenen Vorgehen und erleichtern die Entwicklung von Leitlinien für die hausärztliche Versorgung.

- *Dokumentation und Evaluation.* Die Evaluation der Qualitätszirkelarbeit dient der Zusammenfasssung der geleisteten Arbeit und ermöglicht sowohl eine zirkelinterne als auch externe Rückmeldung über die Zirkelarbeit. Die Evaluation der ärztlichen Tätigkeit bzw. ausgewählter Aspekte des Versorgungsgeschehens dient der Erfolgskontrolle der vom Zirkel beschlossenen und umgesetzten Maßnahmen zur Verbesserung des Routinehandelns (vgl. Kap. 7).

- *Ausbildungsprogramm für Moderatoren.* Ein geschulter Moderator gewährleistet eine zielgerichtete und effektive Qualitätszirkelarbeit. In aufeinander abgestimmten Trainingsseminaren werden den Moderatoren die notwendigen Kenntnisse und Fertigkeiten zur Durchführung und Evaluation themenzentrierter Qualitätszirkel vermittelt (vgl. Kap. 6).

3.3 Moderation der Qualitätszirkel

Bei der Strukturierung der inhaltlichen Diskussion und Steuerung der Arbeitsprozesse im Qualitätszirkel kommt dem Moderator eine zentrale Funktion zu. Moderation bedeutet, die Teilnehmer eines Qualitätszirkels „durch Fragen zu führen" (Koch 1992; Härter et al. 1996). Die Zirkelteilnehmer sind durch ihre langjährige Erfahrung Experten der hausärztlichen Versorgung und Träger von Ideen zur Verbesserung des ärztlichen Handelns in der Praxis. Dieses Potential zur effektiven Gestaltung des Qualitätszirkels und zur Erarbeitung von Leitlinien zu nutzen, ist Hauptziel der Moderation. Hier sollte dem Moderator die Balance zwischen den einzelnen Persönlichkeiten bzw. Interessen der Zirkelteilnehmer und den Interessen der Gruppe sowie dem zu bearbeitenden Thema gelingen (Weiß-Plumeyer 1994). Im Unterschied zum traditionellen Gruppenleiter hat der Moderator nicht die Aufgabe, inhaltliche Entscheidungen zu treffen, sondern der Gruppe Hilfestellung für die eigene Problemfindung und -lösung

Tabelle 3.3. Aufgaben des Moderators im Qualitätszirkel

1. *Organisatorisch*
   Einladung und Motivierung zur Teilnahme am Qualitätszirkel in Abstimmung mit den Teilnehmern: Termin-, Ort- und Zeitfestlegung für Zirkel; Sicherstellung guter Arbeitsbedingungen; Einhaltung des Zeitplans.
2. *Didaktisch*
   Erarbeitung der Zielsetzung des Qualitätszirkels; Förderung der erfahrungsbezogenen Diskussion; Einbringen neuer Informationen; Förderung der Selbstreflexion; Bewußtmachen möglicher „Betriebsblindheit"; Strukturierung der Wortmeldungen; Zusammenfassung von Ergebnissen.
3. *Gruppenstrukturierend*
   Gemeinsame Vorstellung der Teilnehmer; Klärung der Erwartungen; Herstellung einer kooperativen Arbeitsatmosphäre; Identifizierung und Bewältigung von Störungen der Gruppenarbeit.
4. *Methodisch*
   Unterstützung bei der gezielten Evaluation der Qualitätszirkelarbeit; Unterstützung bei der Dokumentation des Alltagshandelns; Unterstützung bei der Entwicklung systematischer Dokumentationen für die Routineversorgung; Unterstützung bei der Auswertung von Daten und deren Interpretation, die als Grundlage für die Diskussion im Qualitätszirkel dienen.

zu geben (Katalysator). Er ist primär für die Strukturierung und für den didaktischen Ablauf, weniger für die inhaltliche Gestaltung eines Qualitätszirkels zuständig. Er hat die Aufgabe, alle Teilnehmer aktiv in die Zirkelarbeit einzubeziehen und Lösungen für gemeinsame Fragen und Problemstellungen zu erzielen, die von allen Teilnehmern akzeptiert werden. Außerdem sollte er den Beginn der Gruppenarbeit initiieren und immer wieder den Blick auf das gemeinsam bestimmte Ziel der Qualitätszirkelarbeit richten. Im einzelnen hat er folgende Aufgaben, die in Abstimmung auch von Gruppenmitgliedern übernommen werden können (vgl. Tab. 3.3).

Um eine kontinuierliche, zielgerichtete und effektive Arbeit in Qualitätszirkeln zu erreichen, werden die Moderatoren für die Durchführung und Evaluation von Qualitätszirkeln systematisch vorbereitet. In speziellen Trainingsseminaren werden notwendige kommunikative, didaktische und methodische Kompetenzen vermittelt. Die Moderatoren werden trainiert, verschiedene Methoden zur Beschreibung des Routinehandelns (z. B. Dokumentationsbögen, Karteikartenanalyse) und der am einzelnen Patientenbeispiel orientierten Arbeit (z. B. Tonband, Video; vgl. Bahrs et al. 1996) erfolgreich einzusetzen (vgl. Kap. 6).

3.4 Ziele der Moderatormanuale

Als Einstieg in den interkollegialen Erfahrungsaustausch, zur Erkennung von Problembereichen und als Basis zur Erarbeitung verbesserter Handlungsleitlinien der Patientenversorgung werden den Moderatoren für die wichtigsten Themen der hausärztlichen Versorgung Manuale zur Verfügung gestellt. Diese Moderatormanuale enthalten Leitgedanken zu systematischen und empirisch überprüften Strategien in Diagnostik und Therapie sowie zur rationalen Pharmakotherapie. Anhand dieser jeweils störungsspezifischen, diagnostischen und therapeutischen Empfehlungen ist es

Tabelle 3.4. Aufbau der Moderatormanuale

- Epidemiologie und volkswirtschaftliche Bedeutung der Erkrankungen
- Typische Routinefälle
- Leitgedanken zur kriterienorientierten Abstufung diagnostischer Maßnahmen
- Leitgedanken zur flexiblen Abstufung empirisch begründeter therapeutischer Maßnahmen
- Leitgedanken zur rationalen Pharmakotherapie
- Verhaltensmedizinisch-psychosomatische Behandlungsaspekte und nicht-pharmakologische therapeutische Optionen (sog. „Grünes Rezept")
- Schwierige Patienten in der hausärztlichen Praxis
- Service-Box mit Literaturtips für Hausarzt und Patienten (Selbsthilfebücher, Ratgeber)

möglich, die eigene ärztliche Tätigkeit mit einem möglichen und im Qualitätszirkel kritisch zu diskutierenden „Maßstab" zu vergleichen. Im wesentlichen erfüllen die Materialien drei Funktionen:

1. Sie erleichtern den Moderatoren die thematische Vorbereitung von Zirkeltreffen und geben ihnen eine Strukturierungshilfe für den Ablauf und die konkrete Durchführung themenzentrierter Qualitätszirkel.
2. Sie ermöglichen den Teilnehmern und Moderatoren, diagnostische und therapeutische Problemfelder im Praxisalltags besser zu erkennen und Lösungsansätze zu entwickeln.
3. Sie stellen eine systematische Grundlage dar und enthalten konkrete Vorschläge, auf deren Basis die Qualitätszirkel Leitlinien für die hausärztliche Versorgung entwickeln können.

Die Moderatormanuale umfassen jeweils 20–40 Seiten. Sie enthalten spezifische Informationen zu Ätiologie, Diagnostik und Differentialdiagnostik sowie zu therapeutischen Maßnahmen, wobei die meisten Seiten als Arbeits- oder Präsentationsmaterial (z. B. Fotokopien für die Teilnehmer bzw. Overheadfolien) benützt werden können. Die didaktische und inhaltliche Struktur der verschiedenen Manuale ist jeweils gleich (vgl. Tab. 3.4).

Zu Beginn werden aktuelle epidemiologische und volkswirtschaftliche Ergebnisse zur Verfügung gestellt, die ökonomisch bedeutsame Versorgungsprobleme aufzeigen (z. B. Kosten für unwirksame Medikamente bei spezifischen Störungsbildern). Anschließend läßt sich mit Hilfe von 2–4 skizzierten „typischen Routinefällen" ein gezielter Reflexionsprozeß über prinzipielle diagnostische und therapeutische Strategien anregen. Die Patientenbeispiele sind didaktisch und inhaltlich so konzipiert, daß Vergleichsprozesse mit dem tatsächlichen praktischen Vorgehen der Teilnehmern angestoßen werden können. Zudem werden Lösungsansätze bei den einzelnen Patientenbeispielen vorgestellt, die im Qualitätszirkel als „Ideallösungen" kritisch diskutiert werden sollen. Sinnvollerweise werden mehrere Fallbeispiele diskutiert, so daß diagnostische und therapeutische Lösungen in unterschiedlichen Problemkontexten entwickelt werden. Der Moderator kann diesen Diskussionsprozeß durch die Leitgedanken zur rational begründeten Abfolge und Auswahl der diagnostischen und therapeutischen Strategien ergänzen und modifizieren. Die Informationen aus den Manualen können bisher vom Qualitätszirkel unberücksichtigte und/oder weniger präzisierte Aspekte diagnostischer und therapeutischer Schemata beinhalten. Bezüglich therapeutischer Strategien werden dabei sowohl pharmakologische als auch gesundheitsfördernde Strategien vorgestellt, die eine Verbesserung praxisbezogener Problemfelder anstreben (z. B. schwierige Patienten, Stärkung der Compliance etc.). Der adäquate Einsatz dieser Materialien erfordert eine genaue Kenntnis des didaktischen Aufbaus und der Ziele der Moderatormanuale. So ist es entscheidend, in welcher Phase des Diskussionsprozesses der Moderator gezielt Informationen einbringt, welche er hervorhebt und wie er diese in die Fragestellung der Teilnehmer integriert. Die Nutzung der Materialien erfolgt dabei auf der Basis von drei Prinzipien bzw. Moderationstechniken, die den Erfahrungsstand der Teilnehmer berücksichtigen:

1. Durch Präsentation *bekannter Informationen* (eingeführte therapeutische Vorgehensweisen, z. B. die Eradikationstherapie bei Helicobacter pylori) werden die Teilnehmer hinsichtlich der Angemessenheit ihres bisherigen Vorgehens positiv bestätigt *(Prinzip der Bestätigung)*.
2. Durch das Einbringen von *kontrastierenden Informationen* (z. B. Unwirksamkeit der meisten Antivertiginosa) werden Widersprüche im bisherigen Routinehandeln angesprochen und zur Diskussion gestellt *(Prinzip der Kontroverse)*.
3. Durch Vorstellung *neuer Informationen* (z. B. Entwicklungen und Einsatzmöglichkeiten neuer Antidepressiva) werden die Teilnehmer aufgefordert, bestehendes Wissen sinnvoll zu ergänzen und umzusetzen *(Prinzip der Vertiefung)*.

Der Moderator sollte den weiterführenden Diskussionsprozeß möglichst mit offen formulierten Fragen provozieren und damit die Teilnehmer stimulieren, über ihr bisher angewandtes Routinehandeln nachzudenken. Typische Fragen zeigt Tabelle 3.5:

Tabelle 3.5. Die verschiedenen Fragetechniken

Fragetechnik	Ziel im Diskussionsprozeß
Wenn das bisher Diskutierte stimmt, was müssen wir dann in der Routine verändern?	⇒ Bildung neuer Hypothesen und Möglichkeiten der Veränderung des Routinehandelns
Ist das die einzige Möglichkeit oder haben wir Alternativen zu diesem Vorgehen?	⇒ Erarbeitung von Alternativhypothesen/ alternativen Vorgehensweisen
Ist es denn grundsätzlich richtig, daß ...?	⇒ Differenzierung unzulässiger Verallgemeinerungen
Stimmt es denn, daß ...? Sollten wir nicht noch einmal die Möglichkeiten vergleichen?	⇒ Überprüfung der Hypothesen
Welche Argumente sprechen dafür/ dagegen?	

Jedes Manual enthält außerdem wichtige Leitgedanken zu verhaltensmedizinischen Aspekten und nicht-pharmakologischen Therapiestrategien („Grünes Rezept"). Das „Grüne Rezept" beinhalt konkrete Hinweise, durch welche Beratungsstrategien den Patienten positive Beeinflussungsmöglichkeiten des Gesundheitszustandes (z. B. durch gezielte Verhaltensänderungen) vermittelt werden können und wie z. B. das Verschreiben unwirksamer Medikamente oder Heilmittel vermieden werden kann. Schließlich beinhalten die Manuale eine Service-Box mit Literaturempfehlungen für den Arzt zur Vertiefung des Themas und Hinweise für sinnvolle schriftliche Ratgeber, die den Patienten empfohlen werden können.

Sowohl der gezielte Einsatz der Moderatormanuale als auch spezifische Fragetechniken sollen bestehendes Vorwissen bestätigen oder korrigieren sowie Reflexionsprozesse fördern. Damit werden erst die Voraussetzungen für mögliche Qualitätsverbesserungen durch eine Perspektivenänderung im Praxisalltag geschaffen.

3.5 Strukturierung der Qualitätszirkelsitzungen

Als Orientierungshilfe für die zeitliche und inhaltliche Strukturierung der themenzentrierten Qualitätszirkel, die mit Moderatormanualen arbeiten, wird ein didaktischer Ablauf vorgeschlagen, der sich in acht Arbeitsphasen unterteilen läßt (vgl. Tab. 3.6).

1. Zu Beginn jeder Sitzung wird die zeitliche und inhaltliche Struktur der Sitzung (Dauer und Thema des Abends) durch den Moderator erläutert und mit den Teilnehmern abgestimmt. Außerdem werden offene Fragen aus der letzten Sitzung beantwortet.

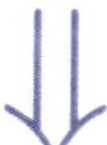

2. Anschließend wird für die aktuelle Sitzung eine präzise Zielbestimmung erarbeitet. Bewährt hat sich, die Zielsetzung bereits in der vorangegangenen Sitzung zu klären, so daß aktuell nur noch eine Feinabstimmung erfolgen muß.

Tabelle 3.6. Ablauf eines Qualitätszirkels mit Moderatormanualen

1.	Organisatorische Belange, Klärung des Themas
2.	Präzise Zielfestlegung für die Zirkelsitzung
3.	Fallbezogene Gruppendiskussion unter Nutzung von Patientenbeispielen aus dem Teilnehmerkreis, aus den Moderatormanualen und andere Datenquellen
4.	Ergänzung der Ergebnisse der Gruppendiskussion durch Leitgedanken zu Diagnostik und Therapie aus dem Manual
5.	Rationale Pharmakotherapie und Alternativen zu pharmakotherapeutischen Maßnahmen („Grünes Rezept")
6.	Umgang mit schwierigen Behandlungssituationen/Patienten, bezogen auf das jeweilige Thema
7.	Zusammenfassung der Ergebnisse, Verabredung von Veränderungen in der Routineversorgung
8.	Dokumentation und Evaluation der Zirkelsitzung, Planung des nächsten Treffens

3. Nach der Darstellung der jeweiligen epidemiologischen und volkswirtschaftlichen Informationen beginnt die themenzentrierte Arbeit. Hierbei kann der Moderator die Teilnehmer fragen, ob sie aktuelle Routinefälle aus ihrer Praxis vorstellen möchten. Alternativ werden Patientenbeispiele aus dem Manual genutzt. Weiterhin können andere Datenquellen (Auswertungen spezifischer Dokumentationsbögen, Videobänder etc.) genutzt werden.

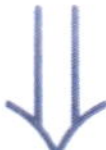

4. Anschließend werden in einer offenen Diskussion unterschiedliche Möglichkeiten des diagnostischen und therapeutischen Vorgehens erarbeitet und diskutiert. Mittels der Technik des Brainstorming (vgl. Kap. 4) werden alle Vorschläge zu den präsentierten Patientenbeispielen zunächst unkommentiert gesammelt. Im nächsten Schritt werden die Diskussionsergebnisse mit den Leitgedanken und ergänzenden Informationen zu Diagnostik und Therapie aus den Manualen verglichen. Bisher unberücksichtigte oder kritische Aspekte werden identifiziert und präzisiert. Die Teilnehmer sollen hierzu die eigenen Entscheidungsprozesse beim diagnostischen und therapeutischen Vorgehen artikulieren. Die zumeist implizit ablaufenden Prozesse werden so den anderen Zirkelteilnehmern transparent. Durch diese „Bewußtmachung" werden sie auch der eigenen Qualitätsbewertung zugänglich. Aus möglicherweise diskrepanten Vorgehensweisen wird dann durch Integration der Diskussionsergebnisse und der Leitgedanken ein Gruppenkonsens formuliert.

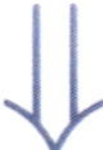

5. Im Hinblick auf rationale pharmakotherapeutische Strategien sollen die Teilnehmer ihre Erfahrungen und Strategien der medikamentösen Behandlung darlegen und Vor- und Nachteile diskutieren. Zum Vergleich und zur Vertiefung werden wiederum die Informationen aus dem Moderatormanual genutzt. Insbesondere Alternativen zu pharmakologischen Behandlungsansätzen wie die Förderung von Selbsthilfe und Gesundheitsverhalten („Grünes Rezept") fließen hier ein.

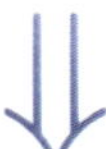

6. Ferner kann sich der Qualitätszirkel mit spezifischen Problemfeldern wie der Diagnostik, der Therapie und dem Umgang mit „schwierigen Patienten" befassen (z. B. therapieresistente depressive Symptomatik, Compliance, Komorbidität). Hier können sowohl von den Teilnehmern protokollierte Problemfälle aus der Praxis oder die vorbereiteten Patientenbeispiele aus den Manualen sinnvoll genutzt werden.

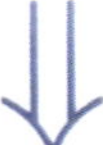

7. Nach Beendigung der thematischen Arbeit werden die Ergebnisse der Zirkelsitzung vom Moderator zusammengefaßt. Außerdem sollen konkrete Vereinbarungen über mögliche Veränderungen des Routinehandelns verabredet und schrift-

lich (z. B. im Protokoll) festgehalten werden. Durch die Verabredung von Umstellungen in der Versorgungspraxis können die Teilnehmer in den Wochen bis zum nächsten Zirkeltreffen erste Erfahrungen sammeln und – falls bereits erarbeitet – mittels einer Dokumentation evaluieren.

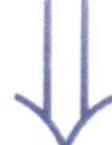

8. Zum Abschluß der Qualitätszirkelarbeit wird der nächste Termin verabredet und das Thema festgelegt. Am Ende der Sitzung erfolgt schließlich die Protokollierung der Arbeitsergebnisse (Qualitätszirkeldokumentation) und die Evaluation des Treffens (vgl. Kap. 7).

Die beschriebenen Arbeitsphasen 1, 2 und 8 gelten für jedes Treffen, da sie einen festen Rahmen für die Strukturierung der Gruppenarbeit im Qualitätszirkel darstellen. Die Phasen 3 – 7 benötigen abhängig von der Themenwahl erfahrungsgemäß mehrere Sitzungen, um die verschiedenen Aspekte ausführlich zu diskutieren und tatsächliche Veränderungen des Routinehandelns zu verabreden. Daher ist der Zeitrahmen zur Bearbeitung der Themen, für die Moderatormanuale zur Verfügung stehen, grundsätzlich offen gehalten. Die Qualitätszirkel entscheiden selbständig, wie lange sie an einem der vorbereiteten Themen arbeiten wollen und ob zusätzliche Themenschwerpunkte gesetzt werden sollen.

4 Arbeitsweise hausärztlicher Qualitätszirkel

Berndt Tausch, Martin Härter

4.1 Gründung eines Qualitätszirkels

Zur erfolgreichen Durchführung von Qualitätszirkeln ist eine genaue Kenntnis der verschiedenen Entwicklungsphasen eines Qualitätszirkels notwendig.

In der Gründungsphase muß zunächst geklärt werden, aus welchen Personen sich der Zirkel zusammensetzt und wie die gemeinsame Arbeits- und Vorgehensweise gestaltet werden soll. Dies erfordert eine exakte und verbindliche Zielfestlegung und zwar nicht nur pauschal, sondern konkret für jede Sitzung. Der Moderator sollte die Initiative ergreifen, andere Kollegen anzusprechen und zu überzeugen, in einem Qualitätszirkel mitzuwirken.

Erfolgreiche Qualitätszirkelarbeit hängt von der konstruktiven Mitarbeit der einzelnen Teilnehmer ab. Daher sollten nur Kollegen teilnehmen, die Qualitätszirkel als Instrument zur gezielten Qualitätsverbesserung ärztlichen Handelns akzeptieren. Sinnvoll ist, daß die Moderatoren im Vorfeld an einem Moderatorentraining teilgenommen haben und dementsprechend über Kenntnisse der Moderation und der konzeptionellen Grundlagen von Qualitätszirkelarbeit verfügen (vgl. Kap. 6). Noch nicht ausgebildete Moderatoren sollten sich über Trainingsseminare in ihrer Region informieren, die in Zusammenarbeit mit der Kassenärztlichen Vereinigung, Ärztekammer und wissenschaftlichen Instituten angeboten werden.

Der effektivste Weg, Kollegen zu motivieren, gemeinsam einen Zirkel zu gründen, ist die persönliche Ansprache durch eine telefonische oder schriftliche Einladung. Auch eine bereits bestehende Gruppe (z. B. Stammtisch oder Balintgruppe) kann als Qualitätszirkel neu gestaltet werden. Eine schriftliche Einladung (siehe nächste Seite) könnte folgendermaßen aussehen:

Einladungsschreiben

Sehr geehrte(r) Kollege/in,

Wahrscheinlich haben auch Sie im Zusammenhang mit der Qualitätssicherungsdiskussion von Qualitätszirkeln gehört. In Qualitätszirkeln beschreiben und vergleichen Ärzte in kollegialer Diskussion unter der Leitung eines Moderators ihre ärztliche Handlungspraxis.

Ich möchte nun in unserer Region ... einen Qualitätszirkel gründen. Bis jetzt haben mich ... Kollegen angesprochen, die bereit sind mitzumachen. Nun möchte ich auch Sie herzlich zu unserem ersten Qualitätszirkeltreffen einladen.

Ziel des Treffens ist es, daß wir uns näher kennenlernen, Ziele und Vorstellungen gemeinsamer Qualitätszirkelarbeit klären sowie das organisatorische und inhaltliche Vorgehen besprechen und festlegen. Außerdem schlage ich vor, daß Sie Themenvorschläge mitbringen, die Sie gerne im Qualitätszirkel besprechen bzw. bearbeiten wollen. Unser erstes Treffen wird am ..., um ... Uhr in ... stattfinden. Ich würde mich freuen, Sie an diesem Abend begrüßen zu können. In jedem Fall bitte ich um Nachricht, auch wenn Sie nicht teilnehmen können.

Ich freue mich auf ein konstruktives und interessantes erstes Treffen und verbleibe mit freundlichen Grüßen,

4.1.1 Das erste Zirkeltreffen (Kennenlernen)

Ziel des ersten Treffens ist es, den Grundstein zum Aufbau einer vertrauensvollen Atmosphäre für die gemeinsame Gruppenarbeit zu legen. Schon zu Beginn bewährt sich, daß der Moderator strukturiert vorgeht um zu ermöglichen, daß sich die Teilnehmer während des ersten Treffens besser kennenlernen. Mögliche Barrieren für eine konstruktive Zusammenarbeit können hier schon angesprochen und abgebaut werden. Weiterhin ist es wichtig, sich über Ziele und Erwartungen der Teilnehmer an die gemeinsame Zirkelarbeit klar zu werden. Die Struktur des ersten Qualitätszirkeltreffens könnte folgendermaßen aussehen:

Schritt 1: Begrüßung durch den Moderator

Der Moderator informiert die eingeladenen Teilnehmer über Ziel und Ablauf des Abends und stellt sich als Person vor. Hier ist es für die Teilnehmer besonders wichtig zu erfahren, welche persönlichen Gründe ihn bewegt haben, einen Qualitätszirkel zu gründen und die Moderatorenrolle zu übernehmen.

Schritt 2: Vorstellungsrunde

Nachdem sich der Moderator vorgestellt hat, sollten die Teilnehmer ausführlich Gelegenheit haben, sich selbst persönlich vorzustellen. Leitfragen für die Vorstellung sind:

- Persönlicher Hintergrund und Charakteristika der Praxis, in welcher der Teilnehmer tätig ist.
- Welchen Bezug haben die Teilnehmer zur Qualitätszirkelarbeit (persönliche Vorerfahrungen)?
- Welche Motive bewegen sie, an einem Qualitätszirkel teilzunehmen?

Diese Vorstellungsrunde kann auch in Form eines Paarinterviews durchgeführt werden: Jeweils zwei Kollegen interviewen sich gegenseitig, und jeder stellt seinen Gesprächspartner anschließend im Zirkel vor. Vorteil dieses Vorgehens ist, daß gleich zu Beginn eine neue Form der gemeinsamen Gruppenarbeit erprobt wird.

Schritt 3: Einführung in Qualitätsmanagement und Qualitätszirkelarbeit

In der Regel bringen die Teilnehmer unterschiedliche Kenntnisse und Vorstellungen über Qualitätsmanagement in der Praxis und Qualitätszirkelarbeit mit. Eine Einführung in die wichtigsten Begriffe und Zielsetzungen von Qualitätsmanagement und Zirkelarbeit trägt dazu bei, daß ein gemeinsamer Kenntnisstand hergestellt wird. Dadurch kann die gemeinsame Zielfestlegung erleichtert werden. Es ist sinnvoll, die gesetzlichen Rahmenbedingungen von Qualitätsmanagement, Qualitätszirkeln und die allgemeinen Zielsetzungen von Qualitätszirkelarbeit in der hausärztlichen Versorgung vorzustellen und zu diskutieren (vgl. Kap. 2 u. 3).

Schritt 4: Rückmeldung zum Verlauf der Sitzung

Am Ende jedes Treffens sollten alle Teilnehmer Gelegenheit bekommen, sich über den formellen und inhaltlichen Verlauf der Zirkelsitzung zu äußern. Dieser Arbeitsschritt läßt sich gut mittels der Technik des Blitzlichts durchführen. Blitzlicht meint eine Momentaufnahme dessen, was aktuell an Standpunkten, Empfindungen oder Wünschen unter den Teilnehmern besteht. Der Moderator bittet die Gruppe, zu einer ausgewählten Frage kurz Stellung zu nehmen.

Ein Blitzlicht sollte so angelegt werden, daß es konstruktiv, in die Zukunft gerichtet und möglichst positiv formuliert wird. Wichtig ist, daß die Beiträge der einzelnen Teilnehmer weder vom Moderator noch von den Teilnehmern selbst kommentiert werden (vgl. Seifert 1997).

Günstige Zeitpunkte und Fragen bei der Verwendung der Blitzlichttechnik

- Einstieg: Was ist vom letzten Treffen noch offen geblieben?
- Zwischenbilanz: Wie zufrieden ist die Gruppe mit dem bisherigen Verlauf?
- Abschluß: Wie zufrieden ist die Gruppe mit dem Erreichten? Was wollen wir beim nächsten Mal wieder so beibehalten, was anders machen?

4.1.2 Das zweite Zirkeltreffen (Klärung der Rahmenbedingungen)

Qualitätszirkel entwickeln sich von Beginn an als Interaktion zwischen den Gruppenteilnehmern und dem Moderator (vgl. Langmaack und Braune Krickau 1995). Es ist sehr wichtig, daß klare Rahmenbedingungen für die Qualitätszirkelarbeit geschaffen werden. Es müssen Regeln für die Gruppenarbeit gemeinsam festgelegt und erste Vereinbarungen über die Aufgaben und Vorgehensweisen getroffen werden (Protokollierung, Ort, Frequenz und Dauer der Treffen). Es ist notwendig, die Regelbildung bewußt zu gestalten und gemeinsam mit der Gruppe zu vereinbaren. Dies verhindert, daß Regeln entstehen, die wenig hilfreich sind. Sinn der Regelbildung im Qualitätszirkel ist, den Teilnehmern und Moderatoren Verhaltenssicherheit zu geben. So wird durch feste Terminvereinbarungen, Pünktlichkeit der Teilnehmer, Vollzähligkeit der Gruppe und die Erstellung eines Zeit- und Arbeitsplans ein verbindlicher Rahmen für die kontinuierliche Teilnahme gesetzt. Es gibt eine Reihe bewährter Regeln, auf die ein Moderator zurückgreifen kann. Die wichtigsten werden hier vorgestellt und kurz erläutert (vgl. Seifert 1995):

Tabelle 4.1. Kommunikationsregeln im Qualitätszirkel

- Störungen haben Vorrang
- Jeder ist für den Zirkelerfolg zuständig
- „Ich“ statt „man“-Aussagen
- Interesse und Akzeptanz gegenüber den anderen Teilnehmern
- Kurze Redebeiträge
- Vertraulichkeit der Gespräche

Bei Störungen wie Vorbehalten von Teilnehmern zum Ablauf oder Uneinigkeit über das weitere Vorgehen ist eine inhaltliche Weiterarbeit nicht sinnvoll. Mit der Gruppe sollte daher schon vorab vereinbart sein, daß Störungen immer angesprochen werden (z. B. mit Hilfe eines Blitzlichts). Die Verantwortung für den Erfolg der Gruppenarbeit wird häufig an den Moderator delegiert. Er sollte deshalb in der Orientierungsphase klären, daß jeder Teilnehmer zur Themenbearbeitung und Erarbeitung von Ergebnissen beiträgt. Nur das Engagement aller Gruppenmitglieder garantiert den Qualitätszirkelerfolg (Comelli 1985).

Der Moderator sollte darauf achten, daß die Teilnehmer möglichst authentisch in ihren Äußerungen sind und sich wirklich so verhalten, wie es ihrem momentanen Empfinden entspricht. Jeder Teilnehmer sollte bestimmen können, wann er sich zu einem Thema äußert. Der Moderator sollte auch darauf achten, daß die Teilnehmer sich mit Interpretationen zurückhalten und möglichst nur ihre persönlichen Eindrücke und Empfindungen ausdrücken. Die Kommunikation in der Gruppe wird dadurch klarer, der Umgang miteinander ehrlicher. Die Teilnehmer begegnen einander mit Respekt und Akzeptanz. Dies beinhaltet auch die Bereitschaft, den anderen mit seiner subjektiven Sicht zu respektieren. Moderator und Teilnehmer sollten akzeptieren, wenn ein Teilnehmer sich zu einem Thema oder einer Frage nicht äußern möchte. Der Moderator sollte auch darauf achten, wie etwas gesagt wird. Der Stil des partnerschaftlichen Miteinanders sollte immer gewahrt bleiben. Um jedem Teilnehmer die Gelegenheit zur Artikulation seiner Einschätzungen und Meinungen zu geben, ist es wichtig, daß sich alle Teilnehmer an diese Vereinbarung halten. Diese Regel ist auch ein probates Mittel, um Vielredner zu bremsen und alle Teilnehmer zu Wort kommen zu lasssen. Die Vertraulichkeit der Gespräche ist Voraussetzung für die Offenheit der Diskussionen.

4.2 Arbeitsphasen im Qualitätszirkel

Zur effektiven und erfolgreichen Durchführung von Qualitätszirkeln ist eine genaue Kenntnis der einzelnen Phasen im Arbeitsprozeß eines Zirkels notwendig. Grundlage der Arbeit ist ein Prozeß, der als Kreislauf der Qualitätsverbesserung bezeichnet wird (Abb. 4.1, vgl. Kap. 2). Dieser Prozeß stellt die fundamentale Basis aller Maßnahmen zum Qualitätsmanagement dar und betont die Notwendigkeit eines kontinuierlichen, immer wieder durch Phasen der Evaluation gekennzeichneten Vorgehens. Die Arbeit im Qualitätszirkel ist nach diesem Modell ein fortlaufender Prozeß, der mit der Beobachtung und Reflexion des ärztlichen Routinehandelns beginnt. Zunächst wird ein Thema oder Problemfeld zur Bearbeitung ausgewählt. Danach wird die aktuelle Versorgung im ausgewählten Problemfeld beobachtet und durch eine detaillierte Dokumentation erfaßt (Ist-Zustand). Zu diesem Problemfeld werden meßbare Qualitätsmerkmale formuliert und ein erwünschter Soll-Zustand definiert. Durch die Erarbeitung von potentiellen Lösungsstrategien soll die Lücke in Richtung des erwünschten Zustandes bzw. der definierten Zielvorstellung geschlossen werden. Dies geschieht, indem die praktikabelste Lösungsmöglichkeit und ihre konkrete Umsetzung in die Praxis ausgewählt wird. Am Ende des Kreislaufs steht die Überprüfung und Evaluation der durchgeführten Maßnahme. Die Messung der Effektivität, d. h. die Überprüfung, ob angestrebte Veränderungen erreicht worden sind, beschließt den Kreislauf. Danach beginnt die Suche nach weiteren verbesserungswürdigen Bereichen. Dies markiert den Wiedereinstieg in einen neuen Zyklus.

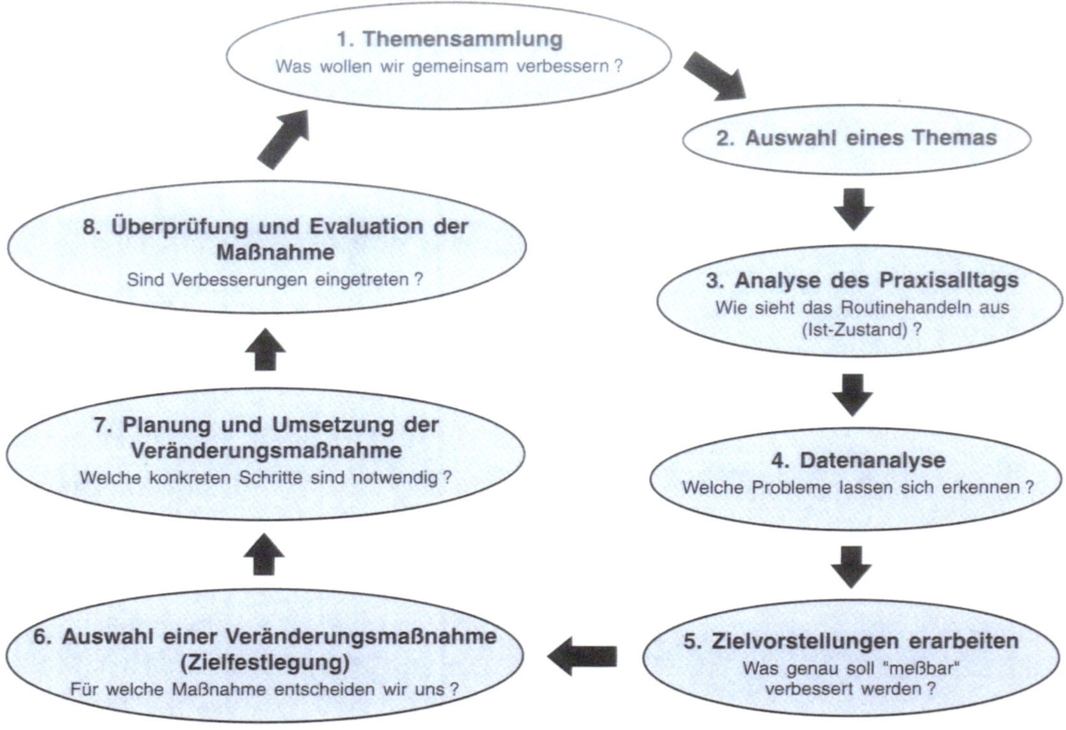

Abb. 4.1 Kreislauf der Qualitätsverbesserung

4.2.1 Themensammlung

Die Themensammlung und -auswahl des Problemfeldes ist ein wesentlicher Teil der inhaltlichen Arbeit eines Qualitätszirkels. Jeder Teilnehmer bringt in der Regel eine Vielzahl von Interessen ein, so daß grundsätzlich zahlreiche Themenbereiche in Frage kommen. Zunächst sollten die Teilnehmer eines Qualitätszirkels eine Themenliste erstellen, die sie innerhalb eines bestimmten Zeitrahmens (z. B. ein Jahr) bearbeiten wollen. Diese Planung ist sowohl für die Vorbereitung der einzelnen Qualitätszirkelsitzungen als auch für die Kontinuität der Zirkelarbeit von zentraler Bedeutung. Damit alle Teilnehmer bei der Themensammlung und anschließenden Themenauswahl mitarbeiten, sollten Vereinbarungen durch einfache Mehrheitsentscheidung vermieden werden. Die Themensammlung sollte zunächst sehr offen gestaltet werden, um später ein effektives Arbeitsergebnis zu gewährleisten. Die Themenstellung kann sich auf sehr verschiedene Problemfelder, wie z. B. Diagnosestellung bei Schwindel, eine bestimmte Behandlungs- und Untersuchungsmethode, Aspekte der Arzt-Patient-Beziehung, Indikationsstellungen zur Klinikeinweisung oder Fragen der psychosomatischen Grundversorgung (vgl. Kap. 5) beziehen. Um die Zirkelteilnehmer zu motivieren, möglichst viele Themenvorschläge zu sammeln, können verschiedene Moderationstechniken eingesetzt werden.

Als Einstieg dient folgende Leitfrage: *Welche Themen aus der eigenen Praxis wollen die Teilnehmer im Qualitätszirkel bearbeiten?* Diese kann im Qualitätszirkel mit folgenden Techniken bearbeitet werden:

Kartenabfrage mittels Metaplan-Technik

Jeder Teilnehmer schreibt die ihn interessierenden Themen nach Stichpunkten auf Karteikarten. Es sollte für jeden Beitrag eine Karte beschriftet werden. Der Moderator sollte für diese Aufgabe eine konkrete Zeit vorgeben. Die Themenvorschläge werden vom Moderator an der Pinwand gesammelt.

Zurufabfrage (Brainstorming)

Diese kreative Methode hat zum Ziel, möglichst viele Ideen der Teilnehmer zu sammeln, indem der Moderator diese Themenvorschläge für alle sichtbar mitschreibt. Ziel ist, so viele Ideen wie möglich zu entwickeln. In dieser Phase sollen Bewertung oder Kritik vermieden und auf die Zeit nach dem Brainstorming verschoben werden.

▶ *Beispiel:* Die Zirkelteilnehmer sammeln zunächst folgende, allgemeine Themen, die sie im Qualitätszirkel bearbeiten wollen: Chronische Bronchitis, Diabetes mellitus, Osteoporose, Grippeschutzimpfung, Verordnung von Heil- und Hilfsmitteln, Fettstoffwechselstörungen, Wartezeiten der Patienten in der Praxis.

4.2.2 Themenwahl

Als Kriterien für die Themenauswahl sollte der Moderator unbedingt folgende Punkte der Zirkelgruppe vorstellen, bevor es an die praktische Durchführung geht (vgl. Bahrs et al. 1994):

Tabelle 4.2. Kriterien für die Themenauswahl

1. Relevanz für die tägliche Arbeit in der Praxis
2. Häufigkeit des Problems und epidemiologische Bedeutung
3. Bisher unbefriedigende Problemlösung
4. Rückgriff auf wissenschaftliche Erkenntnisse möglich
5. Praktische Umsetzung? Sind erreichbare Ziele definierbar
6. Abgrenzbarkeit
7. Wirtschaftliche Bedeutung

Die Beurteilungskriterien können je nach Zirkelzusammensetzung unterschiedlich akzentuiert sein. Nach Abschluß der Themensammlung kann der Moderator mit gezielten Fragen das Themenspektrum eingrenzen und nach Themenschwerpunkten ordnen:

- Was genau sind unsere Themen ?
- Können wir die Themen noch präzisieren ?
- Gibt es Themenüberschneidungen?
- Lassen sich Themenbereiche zusammenfassen ?

Um aus den unkommentierten Ideen einen Gruppenkonsens zu erzielen, eignen sich verschiedene Techniken zur Strukturierung und Auswahl. Dies erleichtert die Entscheidungsfindung und Schwerpunktsetzung für die weitere Zirkelarbeit.

Punktbewertung

Zunächst werden die Karten nach thematischen Schwerpunkten sortiert, mit einer Themenüberschrift versehen und numeriert. Anschließend fordert der Moderator die Teilnehmer auf, diese Themen mit einer Punktebewertung zu gewichten.

Regel: Die Anzahl der zur Verfügung stehenden Punkte entspricht der Anzahl der Themenalternativen, dividiert durch zwei, wobei gegebenenfalls abgerundet wird. Jeder Teilnehmer kann maximal 2 Punkte pro Alternative vergeben, für die er sich entschieden hat.

$$\text{Anzahl der Punkte (abgerundet)} = \frac{\text{Themenalternativen}}{2}$$

▶ *Beispiel:* Stehen die 7 oben aufgeführten Themen zur Auswahl, so hat jeder Teilnehmer 3 Punkte zur Verfügung. Soll die Punktevergabe in Einzelarbeit durchgeführt werden, damit sich die Teilnehmer nicht an Meinungsführern orientieren können, werden die Punkte vor dem Ankleben auf der Pinwand mit der Nummer der favorisierten Alternative beschriftet.

Bewertungsmatrix

Die gesammelten Themen werden nach vorher festgelegten Kriterien wie z. B. Dringlichkeit, mögliche Kosteneinsparungen und Relevanz bewertet (vgl. Tab. 4.2). Jeder Teilnehmer hat die Möglichkeit, anhand einer Punkteskala (1 = überhaupt nicht bis 5 = sehr) die Themen zu gewichten. Anschließend werden die einzelnen Bewertungen aufaddiert und die Themen in eine Rangfolge gebracht.

Mehrheitsentscheidung durch Handheben

Diese Form der Entscheidungsfindung eignet sich insbesondere in kleinen Gruppen, oder wenn nur zwei Themen zur Auswahl stehen (im Sinne einer pro/contra-Entscheidung).

▶ *Beispiel*: Der Zirkel einigt sich auf das Thema *Grippeschutzimpfung*. Ausschlaggebend für diese Entscheidung war das Bewertungskriterium „Dringlichkeit" (saisonal bedingt).

4.2.3 Analyse des Praxisalltags

In dieser Arbeitsphase muß sich der Qualitätszirkel darauf verständigen, geeignete Datenquellen zur Abbildung der Praxisrealität (Ist-Zustand) bzgl. des gewählten Themas einzusetzen. Die Analyse der eigenen Tätigkeit sollte auf der Basis objektiver, quantitativer oder qualitativer Dokumentationen erfolgen, da ohne Dokumentation keine Bewertung von realen Veränderungen im Routinehandeln abgebildet werden können.

Die Benutzung von Dokumentationssystemen hilft zur Überprüfung der eigenen Tätigkeit und wird zur Evaluation der Qualitätszirkelarbeit eingesetzt (vgl. Kap. 5). Außerdem werden in dieser Form auch Vergleiche zwischen den Zirkelteilnehmern möglich. Dabei ist zu prüfen, ob für die Analyse der Praxis schon Dokumentationsmaterial vorhanden ist, oder ob neue Daten erhoben werden müssen. Für die Erhebung kommen sowohl *quantitative* wie auch *qualitative* Datenquellen in Betracht.

Tabelle 4.3. Datenquellen im Qualitätszirkel

Quantitative Datenquellen
• Karteikartenanalyse der angelegten Patientendokumentationen
• EDV-Daten aus der Praxis (z. B. Verordnungsstatistiken)
• Dokumentationsbogen von Patientenkontakten
• Dokumentationsbogen für Klinikeinweisungen oder Überweisungen (Arztbriefe)
• Patientenfragebogen zur Behandlungszufriedenheit
• Befragung der Mitarbeiter
• Kassendaten
Qualitative Datenquellen
• Mündliche Fallberichte durch den Arzt/Patientenbeispiele aus der Praxis
• Videoaufzeichnung von Patientenkontakten
• Audioaufzeichnung von Patientenkontakten

Die Wahl der Datenquellen und der anschließenden methodischen Aufbereitung im Zirkel hängt dabei vom Erkenntnisinteresse des Qualitätszirkels (Fragestellung), den technischen und organisatorischen Ressourcen sowie der Sachkompetenz des Moderators bzw. der Zirkelteilnehmer zur Entwicklung und Auswertung einer Dokumentationsform ab.

▶ *Beispiel Grippeschutzimpfung:* Anhand der Karteikartenanalyse kann festgestellt werden, welche Patienten in einem definierten Zeitraum (z.B. letztes Quartal) geimpft worden sind (Ist-Zustand).

4.2.4 Datenanalyse

Nachdem die Daten erhoben wurden, erfolgt nun die Auseinandersetzung mit dem eigenen Handeln im Hinblick auf die Themenstellung. Jetzt geht es darum, auf empirischer Basis das Routinehandeln zu analysieren und Problembereiche im Sinne einer „Schwachstellenanalyse" aufzudecken.
Leitfrage: *Welche Problembereiche lassen sich aus den erhobenen Daten identifizieren?*

▶ *Beispiel Grippeschutzimpfung:* Überprüfung der vorhandenen Patientendokumentationen anhand eines Risikofaktorenprofils als Indikationsstellung für eine Grippeschutzimpfung (z. B. Herz- und Kreislauf-Erkrankung, Diabetes mellitus, Asthma bronchiale oder Patienten, die durch die berufliche Tätigkeit einer erhöhten Infektionsgefahr ausgesetzt sind).

Abb 4.2 Paretodiagramm

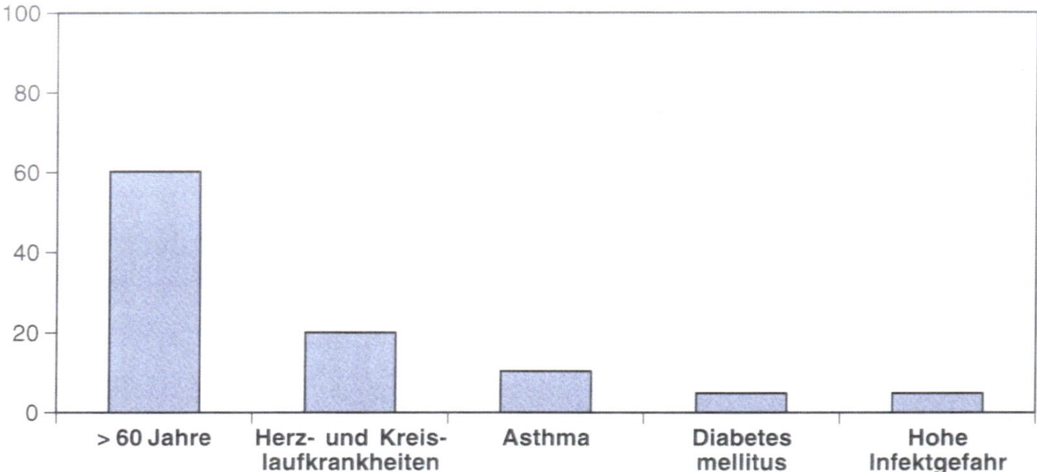

Das Paretodiagramm

Zur weiteren Problemstrukturierung und als Methode zur systematischen Analyse und Darstellung eines Problems eignet sich das Paretodiagramm (vgl. Seifert 1995). Problembereiche werden damit beispielsweise nach Häufigkeiten geordnet. Dies gibt dem Zirkel die Möglichkeit, sich auf Wesentliches zu konzentrieren.

► *Beispiel Grippeschutzimpfung:* In einem Koordinatenkreuz werden auf der x-Achse die einzelnen Risikofaktoren (> 60 Jahre, Diabetes mellitus etc.) und auf der y-Achse die Häufigkeit, mit der ein Patient mit diesen Faktoren bisher eine Impfung erhalten hat, eingetragen. Durch diese Analyse läßt sich schnell erkennen, daß z. B. 60 % der Patienten, die älter als 60 Jahre alt sind, geimpft wurden, aber nur 10 % der Diabetiker (vgl. Abb. 4.2).

4.2.5 Zielvorstellungen erarbeiten

Hat der Zirkel die Feinanalyse der erhobenen Daten abgeschlossen, folgt jetzt die Definition gemeinsamer Zielvorstellungen. Die präzise Erarbeitung der Zielsetzung ist besonders wichtig, da globale Zielsetzungen den Problemlöseprozeß gefährden. Je klarer die Zielfestlegung, desto einfacher ist anschließend die Evaluation. Der Moderator kann in dieser Phase durch gezielte Fragen die Zirkelteilnehmer zur Sammlung möglichst vieler Lösungsideen anregen:
Leitfrage: *Was genau soll verbessert werden?*

- Was soll erreicht werden ?
- Kollidieren die Lösungsvorschläge mit Verordnungen, Richtlinien, Gesetzen etc.?
- Sind unsere Lösungen aus der Sicht von Beteiligten (Personal, Patienten, Kollegen etc.) praktikabel ?

Zur Visualisierung der Ideen kann der Moderator wie bei der Themensammlung auf die Technik des Brainstorming zurückgreifen (Kartenabfrage und Zurufabfrage).

▶ *Beispiel Grippeschutzimpfung:* Ziel sollte sein, daß mindestens 90 % der Patienten mit dem vom Zirkel definierten Risikofaktorenprofil eine Grippeschutzimpfung erhalten. Wenn sich bei der Feinanalyse herausgestellt hat, daß z. B. bestimmte Risikofaktoren häufiger zum Impfen führen, so kann der Zirkel seine Maßnahme darauf abstimmen (z. B. Fokus der Maßnahme auf einen bestimmten Risikofaktor).

4.2.6 Auswahl einer Veränderungsmaßnahme (Zielfestlegung)

Für die Auswahl einer Maßnahme müssen zunächst das Vorgehen in der Praxis und die Bewertungskriterien festgelegt werden (z. B. Nutzen, Umsetzbarkeit, Kosten, Zeitaufwand etc.). Zur Zielfestlegung kann der Moderator folgende Fragen stellen:

- Für welche Maßnahme entscheiden wir uns?
- Wer kann/soll bei der Realisierung mitwirken (Mitarbeiter, Kollegen, Patienten etc.)?
- Wie wollen wir den Erfolg überprüfen?
- Woran erkennen wir, daß wir das Ziel erreicht haben?
- Ist unsere Lösung aus der Sicht anderer Beteiligten (Personal, Patienten, Kollegen, andere Berufsgruppen im Gesundheitsbereich) realistisch und praktikabel?

Für die abschließende Zielfestlegung eignen sich folgende Techniken:

Paarvergleich

Welche der beiden Ideen ist für die Praxis geeigneter?
Der Moderator führt einen systematischen Vergleich von Lösungsvorschlägen mittels einer Bewertungsmatrix durch. Es werden jeweils 2 Vorschläge miteinander verglichen und die favorisierte Alternative wird dann in die Matrix übertragen. Anschließend wird die Anzahl der bevorzugten Alternativen ausgezählt und in eine Rangfolge gebracht (vgl. Seifert 1995).

Pro-Contra-Methode

Der Moderator erstellt eine Liste mit 2 Spalten – jeweils eine für die Pro-Argumente (was spricht dafür?) und eine für die Contra-Argumente (was spricht dagegen?) auf dem Flip-Chart. Anschließend trägt der Moderator die Argumente stichwortartig in die Spalte ein. Aufgrund der aufgelisteten Argumente kann abschließend eine Beurteilung erfolgen (z. B. nach Häufigkeit der Pro-Nennungen).

Punktebewertung (vgl. Themenauswahl, S. 37)

▶ *Beispiel Grippeschutzimpfung:* Mögliche Maßnahmen: Kennzeichnung aller Patienten mit Risikofaktoren in der Patientendokumentation. Direktes Ansprechen beim Arzt-Patientenkontakt. Anschreiben aller Patienten, die dem Risikoprofil entsprechen und Einbestellen dieser Patienten. Dokumentation aller Einweisungen wegen schwerer Infekte.

4.2.7 Planung und Umsetzung der Veränderungsmaßnahme

In der nächsten Arbeitsphase versuchen die Teilnehmer des Qualitätszirkels, die erarbeitete Maßnahme in der eigenen Praxis umzusetzen. Bewährt hat sich ein Vorgehen, in dem über einen definierten Zeitraum (bis zum nächsten oder übernächsten Zirkeltreffen oder während eines Quartals) die vereinbarte Maßnahme in der Praxis eingesetzt wird. Hierzu sollte der Moderator folgende Fragen klären:

- Welchen Zeitrahmen nehmen wir uns vor?
- Welche konkreten Schritte sind für die Umsetzung notwendig?
- Welche Veränderungen der eigenen Arbeitsweise oder im Praxisablauf sind notwendig?
- Wer soll bei der Realisierung mitwirken (Praxispersonal, Kollegen, Patienten, wissenschaftliches Institut)?
- Wer koordiniert die Durchführung der Maßnahme?

4.2.8 Überprüfung und Evaluation der Maßnahme

Der nun folgende Schritt hat das Ziel, auf empirischer Basis zu prüfen, inwieweit die verabredeten Maßnahmen praxistauglich sind und zu Verbesserungen des Routinehandelns und der Versorgungsqualität geführt haben. In diesem Zusammenhang stellen sich folgende, zentrale Fragen:

- Haben sich Verbesserungen ergeben?
- Sind die Probleme behoben?
- Haben wir die Ziele erreicht?
- Wo liegen noch Barrieren bei der Umsetzung?

Dieser Schritt ist entscheidender Bestandteil der Zirkelevaluation. In einer abschließenden Diskussion wird der Gruppenprozeß reflektiert, die erarbeitete Maßnahme mit den anfangs gestellten Fragen verglichen und gegebenenfalls modifiziert.

▶ *Beispiel Grippeschutzimpfung:* Anhand der Auswertung der bis zu einem definierten Zeitpunkt dokumentierten Impffälle kann jetzt zur Ergebnisüberprüfung der Vergleich vom Ist- und angestrebten Soll-Zustand durchgeführt werden. Die Analyse ergibt, daß im Durchschnitt (über alle beteiligten Praxen) 75 % der Patienten mit mindestens einem Risikofaktor geimpft worden sind. Außerdem zeigen die Ergebnisse, daß durch die Maßnahme die Einweisungsquote wegen schwerer Infekte um ca. 10 % abgenommen hat. Der Zirkel muß nun klären, ob er mit diesem Ergebnis zufrieden ist oder ob weitere Nachbesserungen erforderlich sind. Sind alle Teilnehmer mit dem erreichten Ergebnis zufrieden, wendet sich der Zirkel einem neuen Thema zu.

Hier beginnt der Wiedereinstieg in den Zyklus des „*Kreislaufs der Qualitätsverbesserung*“.

5 Dokumentation von Versorgungsprozessen im Qualitätszirkel

ANDREAS KENK, MARTIN HÄRTER

5.1 Einleitung

Die Dokumentation der Versorgungsabläufe (Qualitätsmonitoring), z. B. der diagnostischen und therapeutischen Prozesse in der Praxis, macht erfolgreiche Qualitätszirkelarbeit erst möglich. Durch die Dokumentation werden diese Prozesse transparent, nachvollziehbar und vergleichbar (Schuler 1994). Dokumentation ist in diesem Zusammenhang als technisches Hilfsmittel zu verstehen und stellt eine Voraussetzung für systematische Qualitätszirkelarbeit dar (Viethen 1994; Cording 1995). In der hausärztlichen Versorgung gibt es, von Ausnahmen abgesehen, bisher keine systematischen Ansätze zu einer schriftlichen Dokumentation der Praxisabläufe im Rahmen von Maßnahmen des Qualitätsmanagements (vgl. Härter et al. 1996).

Nachfolgend wird exemplarisch beschrieben, wie eine solche Dokumentation im Qualitätszirkel entwickelt werden kann und was dabei beachtet werden muß. Als Beispiel dient ein Basisdokumentationsbogen für Patientenkontakte in der psychosomatischen Grundversorgung, der im Rahmen eines vom Bundesministerium für Gesundheit geförderten Demonstrationsprojektes zur Qualitätssicherung in der Psychosomatik entwickelt wurde (Demonstrationsprojekt des Bundesministeriums für Gesundheit 1996). Die Wahl dieses Beispiels begründet sich damit, daß Basisdokumentationen im Rahmen von Qualitätsmanagementmaßnahmen häufig eingesetzt werden (z. B. im stationären Versorgungsbereich). Andere Dokumentationsformen, wie z. B. Video- oder Tonbandaufzeichnungen, individuelle Patientenbeispiele oder die Karteikartenanalyse, haben für die Qualitätszirkelarbeit je nach Thema oder gemeinsam festgelegtem Ziel aber ebenso ihre Berechtigung. Beispielsweise wird die Dokumentation der Arzt-Patient-Beziehung am besten mit Video- oder Tonbandaufzeichnung durchgeführt.

5.2 Definition und Ziele von Dokumentation

Dokumentation als schriftliche Fixierung von Beobachtungen kann verstanden werden als Vorgang, der zielgerichtet ist, z. B. um Erkenntnisse über durchgeführte Behandlungsmaßnahmen bei Patienten mit psychischen und psychosomatischen Störungen zu gewinnen. Dokumentation dient dabei keinem Selbstzweck. Sie hat zum Ziel:

a) beobachtete Praxisabläufe transparent und nachvollziehbar zu machen;
b) die Grundlage für Vergleiche von Praxisabläufen, z. B. von diagnostischen oder therapeutischen Vorgehensweisen, mit anderen Praxen oder vorgegebenen Standards zu schaffen;
c) die Grundlage für Bewertungen der beobachteten Versorgungsprozesse zu schaffen;

d) die Basis für die Gestaltung oder Veränderung von Praxisabläufen bereitzustellen, wenn diese im Ist-Soll-Vergleich als problematisch erkannt wurden.

Bezogen auf die konkrete Arbeit im Qualitätszirkel orientieren sich die Ziele der Dokumentation an den durch die Teilnehmer festgelegten Themen und Zielen.

Bezogen auf die psychosomatische Grundversorgung könnte ein Ziel im Qualitätszirkel sein, Patienten mit psychischen Störungen frühzeitiger zu erkennen und adäquat zu behandeln. Damit ergeben sich für die Entwicklung und den Einsatz eines Dokumentationsinstrumentes auch spezifische inhaltliche Anforderungen. Wichtig ist, daß diagnostische und/oder therapeutische Maßnahmen dokumentiert werden, die genaue Diagnose (z. B. nach einem eingeführten Klassifikationssystem) erfaßt wird und die Effektivität einer eingeleiteten oder durchgeführten therapeutischen Maßnahme beurteilt werden kann. Der Umfang einer Dokumentation sollte möglichst gering sein, um eine hohe Akzeptanz zu gewährleisten.

Die Häufigkeit und der Zeitpunkt des Einsatzes einer Dokumentation können in Abhängigkeit von Zielen und Fragen, die beantwortet werden sollen, sehr unterschiedlich sein. Aus diesem Grund ist es sinnvoll, für jeden (neuen) Themenbereich eines fortlaufenden Qualitätszirkels zu prüfen, ob bereits entwickelte Dokumentationsinstrumente übernommen und sinnvoll eingesetzt werden können, oder ob sie ergänzt bzw. neu entwickelt werden müssen.

5.3 Entwicklung einer Dokumentation

Die Bereitschaft, sich an einer Erhebung in der eigenen Praxis zu beteiligen, ist nicht bei jedem Kollegen in gleichem Maß vorhanden. Zu Beginn kommt es also wesentlich darauf an, bestehende Bedenken wahrzunehmen und abzubauen. Die Akzeptanz der Dokumentation läßt sich durch folgende Merkmale günstig beeinflussen (Tab. 5.1):

Tabelle 5.1. Merkmale einer praktikablen Dokumentation

- Die Dokumentation ist leicht verständlich und leicht handhabbar.
- Das Führen der Dokumentation kann eventuell delegiert werden (z. B. Arzthelferin).
- Die zeitliche Belastung ist gering ($\leq$ 5 Minuten).
- Die Dokumentation wird ansprechend gestaltet.
- Bei der Entwicklung steht die klinisch-praktische Bedeutung im Vordergrund.
- Die Dokumentation wird in gemeinsamer Abstimmung entwickelt und „doppelte Buchführung“ vermieden (d. h. personenbezogene Daten werden nicht über den Praxiscomputer *und* einen Dokumentationsbogen erhoben).
- Ausschließlich solche Sachverhalte werden dokumentiert, die für die diagnostischen und therapeutischen Aufgaben verfügbar sein müssen.
- Die Abfolge der zu dokumentierenden Inhalte ist hilfreich für die Patientenversorgung (z. B. als Gedächtnisstütze oder als Struktur für das Anamnesegespräch).
- Der Zeitraum zwischen Dokumentation und Rückmeldung der Daten und Ergebnisse ist kurz.

Im Qualitätszirkel sollte gemeinsam entschieden werden, welcher Teilbereich der Versorgung genau untersucht und verbessert werden soll. Diese Entscheidung bestimmt im folgenden nicht nur die Form der Zusammenarbeit, die Diskussion und den interkollegialen Austausch, sondern auch die Form der hierfür notwendigen Dokumentation.

Am Beispiel der Dokumentation von Patienten mit psychischen bzw. psychosomatischen Störungen sollen im folgenden einzelne Schritte ihrer Entwicklung beschrieben werden. Die Entwicklung, an der acht Zentren beteiligt waren, war Teil eines bundesweiten Qualitätsmanagementprogramms in der psychosomatischen Grundversorgung, das über drei Jahre (1994 – 1997) vom Bundesministerium für Gesundheit gefördert wurde (vgl. Härter et al. 1996; Kenk et al. 1997, Demonstrationsprojekt des Bundesministeriums für Gesundheit 1996)*. Ziel unseres Teilprojektes war es, die diagnostische und therapeutische Kompetenz der an einem Qualitätszirkel teilnehmenden Hausärzte zu verbessern. Der entwickelte Dokumentationsbogen sollte die Datengrundlage für die Versorgungsanalyse („Defizitanalyse“) und die Planung sowie Umsetzung geeigneter Qualitätssicherungsmaßnahmen liefern.

1. Zielfestlegung

Gemeinsam mit den am Qualitätszirkel beteiligten Ärzten wurde beschlossen, die Versorgung psychischer und psychosomatischer Patienten mit dem Ziel zu dokumentieren, Aufschlüsse über aktuelle diagnostische, differentialdiagnostische und therapeutische Maßnahmen in den beteiligten Arztpraxen zu erhalten (Ziel der Dokumentation). Um die beteiligten Praxen und ihre Versorgungsprozesse vergleichen zu können und um zeitsparend und reliabel zu erheben, sollte ein standardisierter Erhebungsbogen, der vom behandelnden Arzt nach Konsultation eines Patienten mit psychischer oder psychosomatischer Störung ausgefüllt werden sollte, zur Dokumentation eingesetzt werden (Tab. 5.2).

Tabelle 5.2. Gründe für die Wahl eines standardisierten Erhebungsbogens

- Vergleichbarkeit der erhobenen Daten zwischen den beteiligten Praxen
- Reliable Daten durch hohe Standardisierung
- Zeitökonomie
- Verarbeitung der Daten durch EDV gut möglich
- Verwendung als Evaluationsinstrument zur Überprüfung von Effekten qualitätssichernder Maßnahmen (vgl. Kap. 7.2)

Zusätzlich zum ärztlichen Dokumentationsbogen wurde für den Patienten ein Fragebogen zur Erfassung von psychischen und psychosomatischen Beschwerden (z. B. Depression, Angst und körperliche Beschwerden) mit dem Ziel entwickelt, diagnostische Angaben des Arztes mit den Selbsteinschätzungen des Patienten durch empirisch gut überprüfte Selbstbeurteilungsfragebögen vergleichen zu können.

---

* Am Demonstrationsprojekt *Qualitätssicherung in der Psychosomatik* beteiligten sich folgende wissenschaftliche Zentren: Berlin: H.-C. Deter; Freiburg: M. Härter und M. Wirsching; Göttingen: M. Cierpka; Göttingen (Kinderärzte): C. Höger; Hamburg (Kinderärzte): R. Richter; Leipzig: M. Geyer; Marburg: W. Schüffel; Projektkoordination Göttingen: H. Sandholzer.

2. *Vorhandene Instrumente auf Verwendbarkeit prüfen*

Zu Beginn der Entwicklung kann es hilfreich sein, bereits entwickelte und erfolgreich eingesetzte Dokumentationssysteme heranzuziehen. So wurden bei der Entwicklung der Basisdokumentation Dokumentationsschemata aus dem stationären Bereich herangezogen und diese auf ihre Verwendbarkeit für die Fragestellung überprüft.

3. *Festlegung der Inhaltsbereiche*

In Abhängigkeit der Ziele, die mit der Dokumentation verfolgt werden, müssen die Inhaltsbereiche des Dokumentationsbogens festgelegt werden. Im Rahmen der Dokumentation psychischer und psychosomatischer Störungen interessierten neben der Diagnose noch folgende andere Inhaltsbereiche:

Inhaltsbereiche der Dokumentation

- Anamnese
- Differentialdiagnose(n)
- Somatische Diagnose(n)
- Durchgeführte therapeutische Maßnahmen
- Beurteilung der Arzt-Patient-Beziehung
- Beurteilung des Behandlungserfolges

4. *Festlegung des Dokumentationszeitpunktes und Probeerhebung*

Im Qualitätszirkel wurde beschlossen, immer dann zu dokumentieren, wenn Patienten mit psychischen oder psychosomatischen Störungen in die Praxis kommen oder wenn der Verdacht besteht, daß eine psychische oder psychosomatische Störung vorliegen könnte. Die entwickelte Dokumentation wurde schließlich im Rahmen einer Probeerhebung getestet. Die Teilnehmer des Zirkels nahmen Dokumentationsbögen mit in ihre Praxen und dokumentierten exemplarisch einige Patienten. So konnte überprüft werden, ob noch inhaltliche und strukturelle Fehler bestehen. Zudem ließ sich abschätzen, wie groß der Erhebungsaufwand ist.

5. *Einsatz der Dokumentation*

Im folgenden wird exemplarisch dargestellt, wie in unserem Qualitätszirkel mit 18 Teilnehmern, von denen regelmäßig 10–12 an den Qualitätszirkelsitzungen teilnahmen, Dokumentationsdaten als Datenquelle für die Arbeit im Zirkel genutzt wurden. Zunächst wurde zu Beginn der Qualitätszirkelarbeit über fünf Monate eine Ist-Analyse der Versorgung psychischer und psychosomatischer Patienten in den beteiligten Praxen durchgeführt (N = 120 dokumentierte Patienten). Ziel dieser Analyse war es, im Qualitätszirkel Probleme bei der Versorgung psychisch und psychosomatisch Erkrankter zu erkennen, gemeinsam Verbesserungen für die Versorgung zu entwickeln und in den Praxen umzusetzen. Die Ergebnisse wurden graphisch und in Form von Tabellen übersichtlich aufbereitet und als Arbeitsgrundlage den Teilnehmern des Qualitätszirkels zurückgemeldet. Verglichen wurde insbesondere, ob die diagnostischen Einschätzungen der Ärzte (Diagnose und erfaßte psychosoziale Belastungen im Dokumentationsbogen) und die von den Patienten angegebenen Belastungen (Screeninginstrumente zur Erfassung von psychischen Störungen) korrespondierten. Stimmte die Einschätzung des Arztes mit den Ergebnissen der Screeninginstrumente überein, wurde dies als korrekte diagnostische Einschätzung des Arztes gewertet (diagnostische Kompetenz). Divergente Werte wiesen hingegen auf Schwierigkeiten bei der diagnostischen Einschätzung von Patienten mit psychischen Störungen hin.

6. Analyse und Interpretation der Daten

Die ermittelten Ergebnisse wurden in Form einer Tabelle an die Zirkelteilnehmer zurückgemeldet (vgl. Tab. 5.3). Bezogen auf Angststörungen stimmte die diagnostische Einschätzung der Ärzte in 53 % mit den entsprechenden Ergebnissen in den Screeninginstrumenten überein, bezogen auf Depressionen in 56 %, was als zufriedenstellend bezeichnet werden kann. Symptome einer Angststörung blieben dagegen in 23 % der Fälle vom Arzt unerkannt (falsch negative Fälle), obwohl die Patienten in den Screeningbögen erhöhte bzw. stark erhöhte Werte aufwiesen. Depressionssymptome blieben in 15 % unerkannt, obwohl die Patientwerte in den Screeningbögen erhöhte bzw. stark erhöhte Werte aufwiesen. Hingegen erkannten die behandelnden Ärzte in 24 % der Fälle Angststörungen bei den Patienten, die jedoch in den Screeningbögen keine erhöhten Werte aufwiesen (falsch positive Fälle). Dies traf in 29 % der Fälle auch für Depressionssymptome zu.

Im Qualitätszirkel wurde als Fazit der vorgestellten Ergebnisse festgehalten, daß die diagnostische und differentialdiagnostische Kompetenz der Ärzte bezogen auf Angststörungen und Depressionen trotz zufriedenstellender Erkennensraten weiter verbessert werden kann. Um die diagnostische Kompetzen zu erhöhen, wurden im weiteren Verlauf des Qualitätszirkels regelmäßig Patientenbeispiele durch die Teilnehmer vorgestellt und exemplarisch die Diagnosestellung geübt. Die Beispiele wurden jeweils mit Informationen über wissenschaftlich anerkannte diagnostische Vorgehensweisen (aus Moderatormanualen) abgeschlossen. Um die Kompetenzsteigerung überprüfen zu können, wurden am Ende dieser Übungsphase noch einmal Patienten dokumentiert. Die Daten der ersten Erhebung wurden mit den Daten dieser zweiten Erhebung, insbesondere im Hinblick auf die Korrespondenz der diagnostischen Einschätzung der Ärzte mit der Selbsteinschätzung der Patienten in den

Tabelle 5.3. Arzteinschätzung im Dokumentationsbogen im Vergleich zur Patienteneinschätzungen in den Screeningbögen (N = 94 vollständige Dokumentationen)

	Arzteinschätzung: Keine – leichte Angststörung / Depression	Arzteinschätzung: Mittelgradige – schwere Angststörung / Depression
Patientenrating Angst-/Depressionswert unauffällig oder grenzwertig	Richtig als gesund erkannt Angst: 12 % Depression: 19 %	Falsch als krank erkannt Angst: 24 % Depression: 29 %
Patientenrating Angst-/Depressionswert erhöht oder stark erhöht	Falsch als gesund erkannt Angst: 23 % Depression: 15 %	Richtig als krank erkannt Angst: 41 % Depression: 37 %

Screeningbögen, verglichen und ergaben eine Verbesserung der diagnostischen Einschätzung der Ärzte (Verminderung falsch positiver und falsch negativer Zuweisungen).

5.4 Auswertung und Datenschutz

Die Auswertung der Dokumentationsdaten im Rahmen der Qualitätszirkelarbeit sollte EDV-gestützt erfolgen. Dies hat den Vorteil, daß neue Daten (z. B. im Rahmen einer zweiten Erhebung, um Effekte qualitätssichernder Maßnahmen beurteilen zu können) problemlos ergänzt werden können. Bezogen auf den Dokumentationsbogen für die psychosomatische Grundversorgung wurde inzwischen eine PC-gestützte Version für die Dateneingabe und -auswertung entwickelt. Die Verwendung eines PCs ermöglicht eine schnelle Rückmeldung der Ergebnisse z. B. in Form von Schaubildern und Tabellen. Dafür stehen Dateneingabe- und Datenauswertungsprogramme (Statistikprogramme) zur Verfügung, die in den letzten Jahren sehr benutzerfreundlich geworden sind. Sofern im Rahmen der Dokumentation personenbezogene Daten erhoben und gespeichert werden, sind besondere Erfordernisse hinsichtlich des Datenschutzes zu beachten (vgl. Bundesdatenschutz bzw. Länderdatenschutz). Darüber hinaus unterliegen diese Daten der ärztlichen Schweigepflicht. Wird im Rahmen der Dokumentation auch der Patient einbezogen (z. B. in Form einer Patientenbefragung), ist es sinnvoll, eine schriftliche Einverständniserklärung des Patienten einzuholen.

6 Ausbildung von Qualitätszirkelmoderatoren

Martin Härter, Berndt Tausch, Roland Vauth, Mechtild Gross-Hardt, Andreas Kenk

6.1 Einleitung

Eine professionelle Moderation schafft durch Strukturierung des Qualitätszirkelablaufs und der Arbeitsprozesse in der Kleingruppe eine Atmosphäre, in der kreatives Arbeiten unter Nutzung des Erfahrungswissens der Teilnehmer ermöglicht wird. Moderatoren im Qualitätszirkel haben die Aufgabe, in Zusammenarbeit mit den Teilnehmern Lösungen für Problemfelder in der Versorgung zu finden, d. h. die Bedingungen zu schaffen, welche die Umsetzung von Qualitätsmanagement in der hausärztlichen Praxis zur Verbesserung der Patientenversorgung ermöglichen. Um eine kontinuierliche, themenzentrierte und effektive Arbeit in Qualitätszirkeln zu erreichen, müssen deshalb Moderatoren für die Durchführung und Evaluation von Qualitätszirkeln systematisch vorbereitet werden (Härter et al. 1996; Henninger et al. 1996). Einerseits benötigen die Moderatoren hinreichende kommunikative Kompetenzen, um die Gruppenarbeit im Qualitätszirkel zu strukturieren und um mögliche Schwierigkeiten im Gruppenprozeß konstruktiv lösen zu können. Andererseits müssen sie über didaktische Kompetenzen verfügen, um den Ablauf und die Arbeit im Qualitätszirkel ergebnisorientiert zu gestalten. Schließlich sollen spezielle Ausbildungsprogramme den Moderatoren methodische Kompetenzen vermitteln, damit verschiedene Methoden zur Abbildung der Praxisrealität (z. B. Dokumentationsbögen) und der am einzelnen Patientenbeispiel orientierten Arbeit (z. B. strukturierte Fallvorstellung, Videopräsentation) im Qualitätszirkel erfolgreich eingesetzt werden können (vgl. Kap. 4).

Im folgenden werden Ziele, Inhalt und Ablauf sowie Evaluationsergebnisse des Ausbildungsprogrammes für Qualitätszirkelmoderatoren dargestellt, wie es im Rahmen des Modellprojektes Qualitätszirkel in der hausärztlichen Versorgung von unserer Arbeitsgruppe entwickelt, durchgeführt und evaluiert wurden (vgl. Härter et al. 1996).

Das Ausbildungsprogramm für Moderatoren ist als 1 1/2-tägiger *Basiskurs* vor Aufnahme der Arbeit im Qualitätszirkel (15 Fortbildungsstunden) und als 1-1 1/2-tägiger *Aufbaukurs* (10-15 Fortbildungsstunden) konzipiert. In Abstimmung mit den jeweiligen Kooperationspartnern werden regelmäßige Treffen für Qualitätszirkelmoderatoren angeboten. Diese begleitende *Supervision* dient der Vertiefung bisher erworbener Kenntnisse und Fertigkeiten, der Reflexion schwieriger Gruppensituationen und dem Aufbau alternativer Handlungsstrategien zum Konfliktmanagement.

6.2 Basiskurs

Der *Basiskurs* des Ausbildungsprogrammes für Qualitätszirkelmoderatoren gliedert sich in einen kurzen Informationsteil und einen ausführlichen Trainingsteil. Nach der Vorstellung der Trainer und Kurzpräsentation des Programmes sowie der persönlichen Vorstellung der Teilnehmer (Name, Fachrichtung und Tätigkeitsbereich sowie Erfahrung mit Qualitätszirkeln) werden Grundlagen des Qualitätsmanagements und der Qualitätszirkelarbeit vermittelt. So werden Definition, Ziele und Inhalte von Qualitätsmanagementprogrammen und die Entwicklung von Qualitätszirkelkonzepten vorgestellt (vgl. Tab. 6.1). Dieser Teil ist bewußt kurz gefaßt, da Ziel des Trainings das praktische Einüben didaktischer und kommunikativer Kompetenzen darstellt. Der Trainingsteil ist so gestaltet, daß sich Kleingruppenarbeit und Plenumsarbeit (Präsentation der Ergebnisse aus den Kleingruppen) abwechseln. Außerdem werden den Moderatoren ausführliche Seminarunterlagen zur Verfügung gestellt, die den notwendigen theoretischen Hintergrund für die Arbeit im Qualitätszirkel liefern und weiterführende Literatur zum Selbststudium enthalten.

Tabelle 6.1. Inhalte der Trainingsseminare für Qualitätszirkelmoderatoren

1. Grundhaltung des Moderators als „Katalysator" des Gruppenprozesses, Rolle und spezifische Aufgaben des Moderators.
2. Grundlagen der Kleingruppenarbeit (Kommunikation und Gesprächsführung, Gruppendynamik, kreative Lernmethoden).
3. Spezifische Moderationstechniken (Fragetechniken, Techniken der Zielkonkretisierung, Feedbackregeln, Einsatz von Moderatormanualen).
4. Grundlagen des Qualitätsmanagements und der Qualitätszirkelarbeit (z. B. Rahmenbedingungen und Ziele von Qualitätszirkeln, wissenschaftliche Grundlagen, Dokumentations- und Evaluationsmethoden)
5. Arbeitsmaterialien und Literatur für themenzentierte Qualitätszirkel (Publikationen, Leitfaden für Moderatoren, Moderatormanuale, strukturierte Fallbeispiele).

Im praktisch orientierten Trainingsteil stehen zunächst Übungen zur spezifischen Rolle des Moderators im Vordergrund. Es wird herausgearbeitet, daß der Moderator – im Unterschied zum traditionellen Fortbilder und Gruppenleiter – der Gruppe Hilfestellung für die eigene Problemfindung und -lösung gibt (Katalysator). Mit Hilfe der einfachen Kartenabfrage wird mit den Teilnehmern erarbeitet, welche Eigenschaften (z. B. Toleranz, Offenheit, Selbstsicherheit, Integrationsfähigkeit) und Fertigkeiten (z. B. strukturierte Zirkeldurchführung, aktives Zuhören, Einsatz von Moderationsmethoden) sie zu einer guten Moderation benötigen und welche Ressourcen (Kompetenzen) sie persönlich bereits mitbringen. Die Teilnehmer erfahren, daß es eine wichtige Grundvoraussetzung ist, daß die Moderatoren von allen Zirkelteilnehmern akzeptiert und als hinreichend neutral, erfahren und kompetent eingeschätzt werden. Erst dann wird eine gezielte Reflexion ärztlichen Handelns und die Erarbeitung von diagnostischen und therapeutischen Leitlinien im Qualitätszirkel stattfinden können. Hier wird herausgearbeitet, daß die Steuerung des Gruppenprozesses dann gelingt, wenn der Moderator statt Aussagen zu formulieren Fragen stellt und (Zwischen-)Ergebnisse pointiert zusammenfaßt. Weiterhin wird die notwendige Bedingung der Qualitätszirkelarbeit mit den Teilnehmern diskutiert, daß die Zirkelteilnehmer – im Gegensatz zu herkömmlichen Fortbildungsveranstaltungen – *nicht* passive Empfänger von vorgetragener Information, sondern Träger von konstruktiven Ideen und langjähriger eigener Erfahrung in der Praxis sind. Zur optimalen Steuerung des Gruppenprozesses sollte dem Moderator die Herstellung einer Balance zwischen den einzelnen Persönlichkeiten bzw. Interessen der Zirkelteilnehmer und den Interessen der Gruppe sowie dem zu bearbeitenden Thema im Rahmen der vorher bestimmten Arbeitsbedingungen gelingen (Weiß-Plumeyer 1994). Er initiiert den Beginn des Qualitätszirkels, strukturiert die Gruppenarbeit, ermöglicht die kontinuierliche Teilnahme der Kollegen und richtet immer wieder den Blick auf das gemeinsam bestimmte Ziel der Qualitätszirkelarbeit (vgl. Kap. 3.3). Hierzu werden gezielt didaktische Basisstrategien erarbeitet wie Kennenlernen des Moderationszyklus, Techniken der Themenauswahl, der Zieldefinition und Aufbau von konstruktiven Feedbackregeln.

Daran anschließend folgt eine Kleingruppenübung mit Videoaufzeichnung von Rollenspielsequenzen zur Erfassung der Motive und Erwartungen an die Qualitätszirkelarbeit. Diese Trainingseinheit ist von großer Bedeutung, da im Zirkel die Teilnehmer unterschiedliche Erwartungen haben und zu Beginn meist noch wenig präzisierte Ziele verfolgen. Daher ist es bei der Konstituierung eines Qualitätszirkels sehr wichtig, über Rahmenbedingungen gemeinsamer Qualitätszirkelarbeit zu diskutieren und sich auf konkrete Arbeitsziele zu einigen. An dieser Stelle wird darauf abgehoben, daß die Zielformulierung je Thema und Zirkelsitzung immer wieder neu durchgeführt werden muß. Die Übung wird durch gezielte Informationen von seiten der Trainer ergänzt (z. B. durch Hinweise, welchen Kriterien überprüfbare Ziele der Qualitätszirkelarbeit genügen müssen). Nach Abschluß der Kleingruppenarbeit werden didaktische Hinweise mit Hilfe von Übersichten auf Overhead-Folien für die Konkretisierung von Zielen gegeben (Tab. 6.2).

Tabelle 6.2. Tips für die Konkretisierung von Zielen

- *Positiv – nicht negativ formulieren:*
  „Wie sieht es aus, wenn es anders ist?“
- *Nach eigenen Einflußmöglichkeiten suchen:*
  „Was kann ich selbst hierzu tun?“
- *So spezifisch wie möglich formulieren:*
  „Wer, wo, wann, was und wie genau?“
- *Kriterien der Zielerreichung festlegen:*
  „Woran werde ich erkennen, daß ich es erreicht habe?“
- *Verfügbarkeit notwendiger Ressourcen klären:*
  „Was brauche ich?“
- *Erreichbarkeit klären:*
  „Wie kann ich bestehende Hindernisse durch welche Zwischenschritte überwinden?“

Die dritte Übungseinheit am nächsten Seminartag dient der Simulation der ersten Sitzung eines Qualitätszirkels. In Kleingruppen von fünf bis acht Personen werden je nach Ausbildungsstand der Teilnehmer die Phasen *Begrüßung der Teilnehmer und Beginn des Qualitätszirkels* und *Zieldefinition im Qualitätszirkel* geübt. Weitergeführt wird der praktische Trainingsteil mit einer Übungseinheit, wie die Themenauswahl nach Durchführung einer systematischen Themensammlung mittels Brainstorming oder Kartenabfrage optimal verwirklicht werden kann (vgl. Kap. 4). Die Teilnehmer lernen spezifische Abstimmungs- und Entscheidungsverfahren kennen (z. B. Punktetechnik), die sich im Qualitätszirkel bewährt haben.

Den Moderatoren wird verdeutlicht, daß es von Anfang an darauf ankommt, gemeinsam mit den Teilnehmern Regeln der gemeinsamen Arbeit zu diskutieren und festzulegen, sie aber auch zu modifizieren, wenn sie sich nicht bewähren (vgl. Kap. 4). Die letzte praktische Einheit vertieft die vorherigen Übungsteile insofern, daß jetzt anhand eines von der Gruppe ausgewählten Themas die themenzentrierte Arbeit im Qualitätszirkel erprobt wird. Um die Unterstützungsmöglichkeiten aufzuzeigen, die durch die Moderatormanuale zur Verfügung stehen, wurde bereits nach

Abschluß des ersten Seminartages interessierten Teilnehmern ein Manual zur Verfügung gestellt (Thema je nach Interesse). Ziel ist es, dieses Material zu sichten und auszuwählen, welche der vorbereiteten Materialien (Musterfälle, diagnostische und therapeutische Leitlinien, Problemfälle etc.) sie im Rahmen der praktischen Erprobung im Training für eine Initiierung der Gruppendiskussion über Handlungsleitlinien einsetzen wollen. In dieser Phase entscheiden die Teilnehmer selbst, wie sie die Qualitätszirkelsitzung gestalten wollen. Für die konkrete Arbeit im Qualitätszirkel und um die Moderatormanuale adäquat einsetzen zu können, wird den Moderatoren eine genaue Abfolge der einzelnen Phasen im Arbeitsprozeß eines Zirkels vermittelt. Als Orientierungshilfe für die zeitliche und inhaltliche Strukturierung eines Qualitätszirkels wird hier auf den von uns vorgeschlagenen didaktischen Ablauf eines Zirkels zurückgegriffen (vgl. Kap. 3.5).

Als letzter inhaltlicher Baustein folgt in Form eines kurzen Vortrages die Vermittlung von Grundlagen der Evaluation und Dokumentation der Arbeit hausärztlicher Qualitätszirkel. Hier werden die beiden fundamentalen Strategien der a) Evaluation der konkreten Arbeit im Qualitätszirkel anhand des „Kreislaufs der Qualitätsverbesserung" und b) die Basisevaluation der Qualitätszirkel vorgestellt und anhand von konkreten Erfahrungen mit der Evaluation aus dem Modellprojekt mit den Teilnehmern diskutiert (vgl. Kap. 7). Den Abschluß des Trainingsprogramms für die Qualitätszirkelmoderatoren stellt die Vermittlung von Informationen dar, *wie*, *wo* und *durch wen* die zukünftigen Moderatoren für die Zirkelleitung und Durchführung von Qualitätszirkeln Unterstützung erfahren.

6.3 Aufbaukurs

Hauptziel des *Aufbaukurses* ist es, Erfahrungen der Moderatoren, die nach dem Basiskurs regional Qualitätszirkel gegründet haben, auszutauschen und die erworbenenen Kompetenzen bzgl. der Umsetzung des Konzeptes zu vertiefen (Tab. 6.3). Nach der Begrüßung und Kurzvorstellung des Programms steht zu Beginn des Aufbaukurses der gezielte Erfahrungsaustausch der Moderatoren im Vordergrund. Da die Teilnehmer häufig verschiedene Basiskurse oder vergleichbare Moderatorenkurse absolviert haben, geht es zunächst darum, eine gemeinsame Arbeits- und Erfahrungsgrundlage zu schaffen. Die Erfahrungen bzgl. Gründung und Etablierung von Qualitätszirkeln werden anhand folgender Leitfragen besprochen:

- Wann wurde ein Moderatorentraining (Basiskurs) besucht, und was hat sich daraus entwickelt?
- Wie ist der gegenwärtige Stand des Qualitätszirkels (Art des Zirkels, Teilnehmerkreis, Frequenz der Treffen etc.)?
- Erfahrungsbilanz bzgl. der persönlichen Ziele und der Ziele der Zirkelteilnehmer (erreichte und nicht erreichte Ziele, weitere Planung)?

Auf diesem Erfahrungshintergrund wird dann gemeinsam mit den Teilnehmern die Zielsetzung und inhaltliche Planung des Kurses erarbeitet.

Tabelle 6.3. Ziele des Aufbaukurses

• Erfahrungsbilanz bisheriger Qualitätszirkelarbeit
• Vertiefung spezifischer Arbeitsmethoden des Qualitätsmanagements
• Effektiver Einsatz von Datenquellen und Dokumentationsverfahren
• Schrittweise Umsetzung von selbstgewählten Fragestellungen anhand des Kreislaufes der Qualitätsverbesserung

In Kleingruppen wird zunächst vertieft, welche Erfahrungen die Moderatoren nach der Gründung mit dem Aufbau von arbeitsfähigen Qualitätszirkelgruppen und insbesondere themenzentrierter Qualitätszirkelarbeit gemacht haben. Danach folgt in einer Kleingruppenübung die Reflexion der bisher in den einzelnen Qualitätszirkelsitzungen realisierten Handlungskonzepte der Moderatoren: Es wird diskutiert, mit welcher Methodik und welchen Ergebnissen Ziele und Erwartungen der Teilnehmer an die Qualitätszirkelarbeit erarbeitet worden sind. Daran schließt sich der konkrete Austausch über die in den Qualitätszirkeln bisher bearbeiteten Themen an. Hier wird insbesondere darauf eingegangen, welche Ergebnisse bei den einzelnen Themen erzielt worden sind (gemeinsame Vereinbarungen bzw. Leitlinien ärztlichen Handelns). Leitfragen sind:

- Welche Themen wurden bisher bearbeitet?
- Wie war der didaktische Ablauf der einzelnen Qualitätszirkelsitzungen?
- Was ist bei der Moderation gut gelungen, was möchten die Moderatoren verbessern?
- Welche Schwierigkeiten sind bei der themenzentrierten Arbeit entstanden (z. B. bzgl. des Gruppenprozesses, der Nutzung von Arbeitsmethoden)?

Diese bewußt offen formulierten Leitfragen verdeutlichen, daß die Schwerpunkte im Aufbaukurs danach gesetzt werden, welche Ziele und Fragen die Moderatoren formulieren. Durch das „duale Prinzip", d. h. Einüben von Moderationstechniken und Methoden des Qualitätsmanagements, werden beispielhaft Arbeitsweisen und Metho-

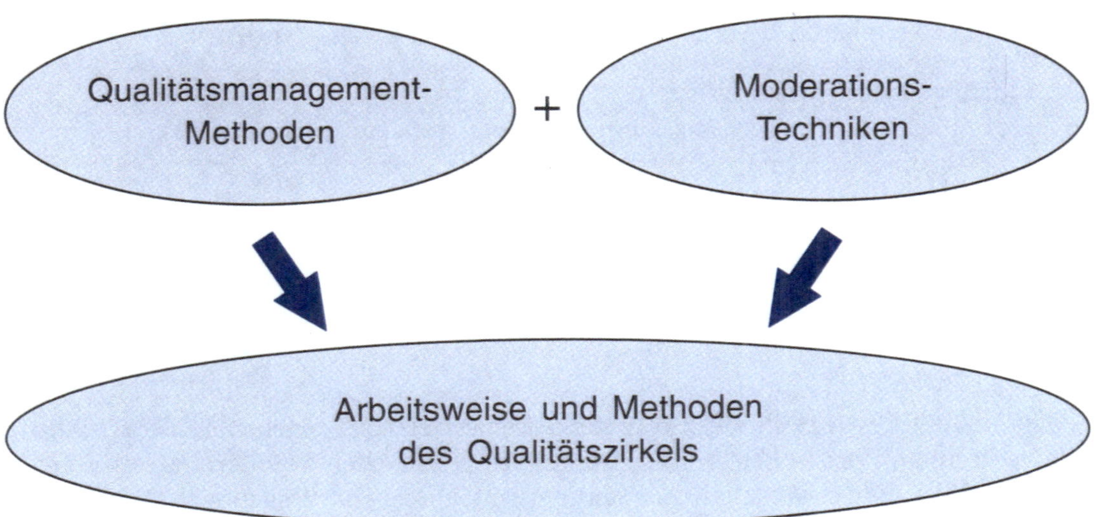

Abb. 6.1. Das „Duale Prinzip" des Ausbildungsprogrammes

den des Qualitätszirkels umgesetzt (mit Videounterstützung). Weiterhin wird in Kleingruppen ausgetauscht, welche spezifischen Datenquellen (Fallbeispiele, Musterfälle, EDV-Daten etc.) benutzt worden sind und welche Erfahrungen die Moderatoren und ihre Qualitätszirkelteilnehmer bezogen auf ihre Nützlichkeit und Effektivität gemacht haben. Vertiefend werden darüber hinaus die Teilschritte des „Kreislaufs der Qualitätsverbesserung" (vgl. Kap. 2 und 4) in bezug auf die bisher in den verschiedenen Qualitätszirkeln bearbeiteten Themen oder neuen Aufgabenstellungen eingeübt. Hier wird aus den Erfahrungen häufig deutlich, wie schwer es ist, die Kollegen in den Qualitätszirkeln zu motivieren, ihr Routinehandeln z. B. mittels standardisierter Dokumentationsbögen und anderer Dokumentationsformen zu beschreiben. Schließlich wird gemeinsam erarbeitet, welche Hauptschwierigkeiten bei der Moderation der Qualitätszirkel aufgetreten sind und wie die optimale Steuerung der Gruppenprozesse und die Anregung zu kreativen Problemlösungen stimuliert werden können. Zum Schluß werden die Erfahrungen der Moderatoren mit dem Einsatz der Manuale zur Anregung einer Leitliniendiskussion zusammengetragen. Gezielt wird anhand eines konkreten Themas, das von den Teilnehmern ausgewählt wurde, die Nutzung der Moderatormanuale erprobt. Hierbei wird darauf hingearbeitet, günstige Zeitpunkte im Gruppenarbeitsprozeß zu erkennen, an denen die Materialien effektiv eingesetzt werden können. Abgeschlossen wird der Aufbaukurs mit Vorschlägen, wie eine systematische Evaluation der Qualitätszirkelarbeit umgesetzt werden kann (Ansprechpartner, Auswertungsroutinen, Rückmeldung der Arbeitsergebnisse).

6.4 Supervision

Nach Vereinbarung erfolgen dann in regelmäßigen Abständen gezielte Nachbereitungstreffen der Moderatoren, die inhaltlich den individuellen Bedürfnissen der Teilnehmer angepaßt werden. Dieses Angebot einer begleitenden *Supervision* richtet sich sowohl an Qualitätszirkelmoderatoren als auch Zirkelgruppen. Ziel ist die vertiefende Umsetzung lösungsorientierter Strategien für eine erfolgreiche Zirkelarbeit (vgl. Tab. 6.4)

Tabelle 6.4. Ziele des Supervisionskurses

- Reflexion der Moderatorenrolle; Erkennen persönlicher Stärken und Schwächen
- Reflexion schwieriger Gruppensituationen; Aktives Konfliktmanagement und Erprobung alternativer Handlungsstrategien
- Barrieren der Umsetzung von Qualitätsmanagement-Methoden erkennen und überwinden

6.5 Evaluation der Ausbildungsseminare

6.5.1 Ziele

Um die Qualität des Ausbildungsprogrammes bewerten und gegebenenfalls modifizieren zu können, werden die Trainingsseminare systematisch evaluiert. Hierzu werden die Teilnehmer nach Abschluß der Seminare mit einem Kurzfragebogen schriftlich befragt. Der Fragebogen wurde von unserer Arbeitsgruppe entwickelt und enthält – aus Vergleichbarkeitsgründen – Fragen, die aus einem Fragebogen der Bundesärztekammer entnommen wurden, mit dessen Hilfe die Qualität von Fortbildungsveranstaltungen beurteilt werden kann. Folgende Ziele werden mit der Evaluation der Trainingsseminare verfolgt:

Tabelle 6.5. Ziele der Evaluation

1. Erfassung der Zielgruppe des Ausbildungsprogramms (beruflicher Hintergrund der Teilnehmer, gebietsärztliche Spezialisierung, Tätigkeitsschwerpunkt).
2. Beurteilung der Themenbausteine und Bewertung des organisatorischen Ablaufs.
3. Beurteilung der Trainer und der Gruppenarbeit.
4. Beurteilung der methodischen und didaktischen Qualität der Seminare.
5. Bewertung des fachlichen Gewinns und der beruflichen Relevanz.
6. Erfassung von Vorschlägen zur Verbesserung der Trainingsseminare.

Basis der im folgenden dargestellten Evaluationsergebnisse sind acht, seit 1994 durchgeführte und evaluierte Moderatorentrainings, die in Zusammenarbeit mit der KV Südbaden und der Akademie für ärztliche Fort- und Weiterbildung der Bezirksärztekammer und der KV Südbaden, der Bundesärztekammer und der KV Bayerns von unserer Arbeitsgruppe durchgeführt wurden.

6.5.2 Ergebnisse

Insgesamt nahmen über 120 Ärzte an acht Moderatorentrainings (6 Basis- und 2 Aufbaukurse) teil. Von 92 Teilnehmern konnten vollständig ausgefüllte Evaluationsbögen ausgewertet werden (Rücklauf: 77 %). Das Durchschnittsalter der teilnehmenden Ärzte beträgt 46 Jahre (Range: 33–68 Jahre), wobei der Anteil der Ärztinnen nur 27 % beträgt. 45 % der Teilnehmer sind als praktische Ärzte bzw. Ärzte für Allgemeinmedizin tätig, wenige noch nach der neuen Weiterbildungsordnung in Weiterbildung zum Allgemeinarzt. 34 % sind Fachärzte für innere Medizin, 21 % haben eine andere fachliche Qualifikation (HNO, Gynäkologie, Psychotherapie etc.). Fast zwei Drittel arbeiten seit durchschnittlich 15 Jahren in freier Praxis. 41 % der Teilnehmer kommen aus einer Gemeinschaftspraxis oder Praxisgemeinschaft.

Die Bewertungen der Trainingsseminare aus Sicht der Teilnehmer sind positiv (vgl. Abb. 6.2): Die Teilnehmer sind sowohl mit den Trainern als auch der Organisation und dem praktischen Verlauf der Trainingsseminare zufrieden (Mittelwert = 1,8). Gemessen am zeitlichen und organisatorischen Aufwand hat sich die Schulung für die Teilnehmer gelohnt. Etwas geringer fallen die Bewertungen hinsichtlich der Erfüllung der Erwartungen und der beruflichen Relevanz der Seminare aus (Mittelwert = 2,3).

Nur die Beurteilung des fachlichen Gewinns der Seminare wird weniger positiv eingeschätzt. Dies liegt aber u. E. daran, daß der Schwerpunkt der durchgeführten Trainingsseminare nicht auf der Vermittlung von neuem fachlichen Wissen liegt, sondern die praktischen Trainingsteile, d. h. das selbsterfahrungsbezogene Lernen im Hinblick auf seine Umsetzung in konkrete Qualitätszirkelarbeit im Vordergrund stehen. Das Konzept der kleingruppenorientierten Ausbildung (pro Trainer max. 10 Seminarteilnehmer) wird sehr positiv bewertet (vgl. Abb. 6.3). Die Gruppenatmosphäre und die Gruppenzusammensetzung während der Schulung werden wie die Gruppengröße und die geleistete Arbeit in den Gruppen als gut bzw. sehr gut beschrieben.

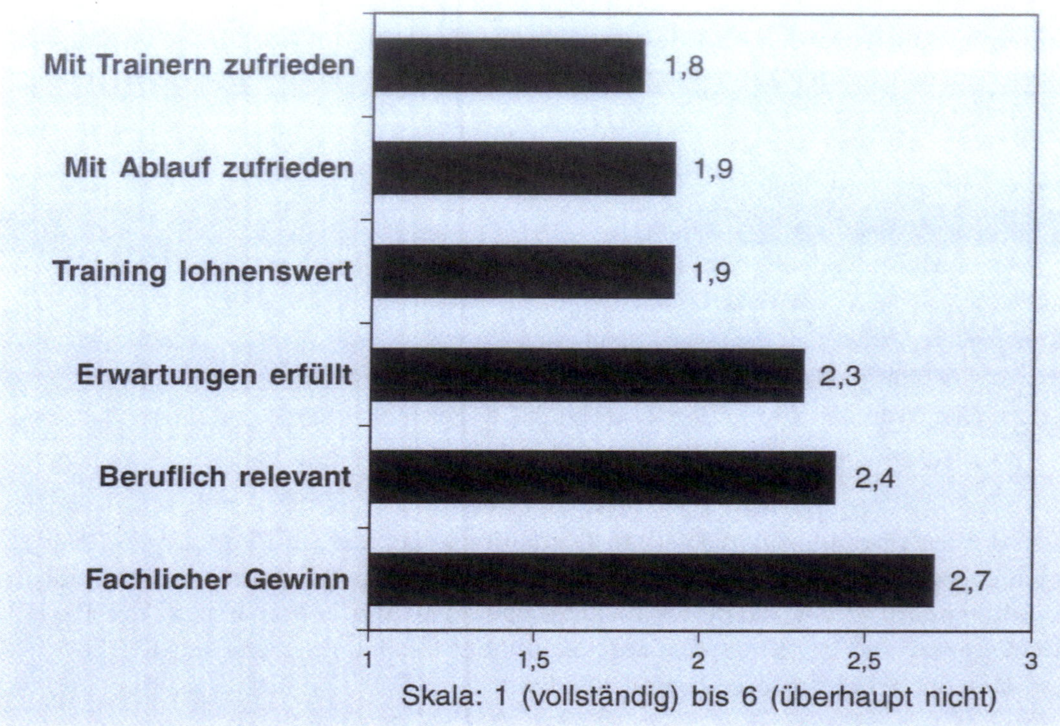

Abb. 6.2. Beurteilung des Moderatorentrainings (N = 92 Teilnehmer)

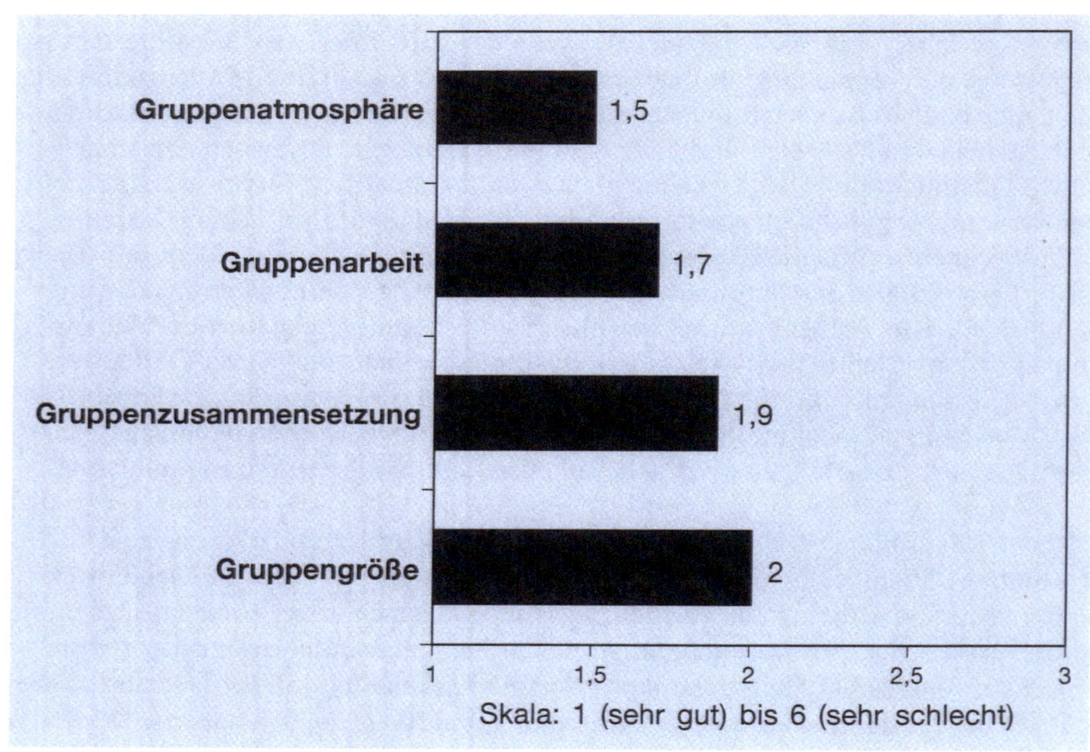

Abb. 6.3. Beurteilung der Kleingruppen im Training (N = 92 Teilnehmer)

6.6 Fazit

Die Ausbildungsseminare für Moderatoren, wie sie von unserer Arbeitsgruppe für die themenzentrierte Qualitätszirkelarbeit entwickelt wurden, werden sowohl von ihrer Zielsetzung als auch ihrer inhaltlichen Ausrichtung von den Teilnehmern positiv bewertet. Aus unserer Erfahrung ist es besonders nach der Etablierung der Zirkel notwendig, regionale Initiativen zu unterstützen, die den regelmäßigen Erfahrungsaustausch und die Supervision der Moderatoren zum Ziel haben. Die Kontinuität der Qualitätszirkel wird entscheidend von der Stabilität, Einsatzfreude und Kompetenz der Moderatoren beeinflußt. Besondere Bedeutung messen wir daher den *Aufbau-* und *Supervisionskursen* bei, da sich hier zeigt, ob die Kursteilnehmer einen funktionsfähigen, sich regelmäßig treffenden Qualitätszirkel gründen konnten. Aus der Erfahrung des Modellprojektes „Qualitätszirkel in der hausärztlichen Versorgung" wissen wir, daß die Moderatoren sowohl aufgrund ihrer persönlichen Motivation als auch der systematischen sachlichen und organisatorischen Unterstützung durch unsere Arbeitsgruppe und die Kassenärztliche Vereinigung Südbaden die kontinuierliche Qualitätszirkelarbeit erhalten konnten. Dies bedeutet, daß Trainingsseminare für Moderatoren von Qualitätszirkeln dann effektiv sind und zur Gründung und Kontinuität von Qualitätszirkeln führen, wenn eine kompetente institutionelle Anlaufstelle (z. B. in Zusammenarbeit mit den Qualitätssicherungsbeauftragten der Kassenärztlichen Vereinigungen) regional vorhanden ist. Hier erscheint es aus unserer Sicht notwendig, eine Zusammenarbeit von wissenschaftlicher Institution, die für die Konzeption und Evaluation von Qualitätszirkeln sowie die entsprechenden Trainingsseminare verantwortlich ist, und öffentlicher Institution, die die Interessen der niedergelassenen Ärzte vertritt und qualitätssichernde Maßnahmen vor Ort initiieren und weitreichend unterstützen kann (KV, Akademie für ärztliche Fort- und Weiterbildung etc.), zu realisieren.

7 Evaluation hausärztlicher Qualitätszirkel

Berndt Tausch, Martin Härter

7.1 Einleitung

In Deutschland gibt es bisher nur in Ansätzen eine Evaluationskultur für Maßnahmen des Qualitätsmanagements im Gesundheitswesen. Weder die heilberufliche Aus-, Weiter- und Fortbildung, noch neu eingeführte Maßnahmen zur Qualitätssicherung werden - von Ausnahmen abgesehen - nach quantitativen und qualitativen Kriterien systematisch evaluiert.

Meistens wird Evaluation als Instrument externer Kontrolle und nicht als sinnvolles Mittel zur Selbstkontrolle oder als konstruktive Rückmeldung für Teilnehmer an Qualitätssicherungsmaßnahmen verstanden.

Bislang liegen national wie international auch kaum empirische Daten zur Durchführung und zu den Ergebnissen kontinuierlicher Qualitätszirkelarbeit vor (vgl. Gerlach und Beyer 1996; Tausch und Härter 1996). Durch das Fehlen gesicherter Erkenntnisse über Struktur-, Prozeß- und Ergebnisqualität von Qualitätszirkeln werden aber notwendige Modifikationen des Qualitätszirkelkonzeptes in der Gesundheitsversorgung erschwert. Eine wissenschaftliche Begleitung (Evaluation) von Qualitätszirkeln stellt daher eine unabdingbare Voraussetzung dar, um:

1. die von Moderatoren und Teilnehmern geleistete Arbeit transparent zu machen,
2. die praktische Umsetzung der Konzeption einer kritischen Überprüfung zu unterziehen und
3. die Effektivität dieser neuen Form der interkollegialen Qualitätssicherung zu belegen.

7.2 Evaluationstrategien

Grundsätzlich sind zwei Strategien der Evaluation von Qualitätszirkeln zu unterscheiden, die im folgenden kurz charakterisiert werden:

7.2.1 Evaluation der Veränderungen durch Qualitätszirkelarbeit

Grundlage der Arbeit im Qualitätszirkel ist der Kreislauf der Qualitätsverbesserung (vgl. Kap. 2 u. 4). Dieser Kreislauf beschreibt die systematische Arbeit im Qualitätszirkel als einen Prozeß, der durch wiederkehrende Phasen der Evaluation gekennzeichnet ist. Anhand einer systematischen Evaluation können Aussagen darüber erfolgen, ob Veränderungen des Routinehandelns bezogen auf diagnostische und therapeutische Strategien zu einer Qualitätsverbesserung in der Patientenversorgung geführt haben.

Tabelle 7.1. Fragen zur Evaluation der Veränderungen

- Hat sich tatsächlich das Routinehandeln verändert?
- Entspricht dies den angestrebten Verbesserungen?
- Inwieweit wurden die vereinbarten Ziele erreicht (zu 10 – 100 %)?
- Wie können die erkannten Barrieren überwunden werden?

Generell liegt die Beantwortung dieser Fragen im unmittelbaren Interesse der Teilnehmer und Moderatoren und stellt daher eine notwendige Aufgabe des Qualitätszirkels dar. Häufig ist aber eine Hilfestellung durch wissenschaftliche Institutionen notwendig. Dies begründet sich einerseits durch fehlende Kenntnisse über die Durchführung einer derartigen Untersuchung und führt andererseits dazu, eine Selbsttäuschung in der Beurteilung zu vermeiden. Die Hilfestellung kann in Form von Beratung bei der Erarbeitung des Evaluationsinstrumentariums, durch Bereitstellung von Meßinstrumenten oder in der Durchführung der Evaluation bestehen.

7.2.2 Basisevaluation der Qualitätszirkel

Diese Evaluationsstrategie beinhaltet sowohl die Erfassung von Struktur- und Prozeßqualität als auch von wesentlichen Teilaspekten der Ergebnisqualität. Sowohl Verantwortliche innerhalb der ärztlichen Selbstverwaltung, bei den Leistungsträgern als auch die Teilnehmer selbst haben im Hinblick auf Qualitätszirkel eine Vielzahl von Fragen, die systematisch beantwortet werden sollten, z. B.:

Tabelle 7.2. Fragen zur Basisevaluation

- Wieviele Qualitätszirkel wurden in welcher Region gegründet?
- Wie häufig und mit welcher Teilnehmerzahl treffen sich die Qualitätszirkel?
- Nach welcher Konzeption und Arbeitsweise und mit welchen Zielsetzungen arbeiten die Qualitätszirkel?
- Welche Zirkel haben welche Themen mit welchen Datenquellen und Methoden bearbeitet?
- Welche Ergebnisse und Maßnahmen wurden erarbeitet und können anderen Qualitätszirkeln zur Verfügung gestellt werden?
- Welcher zeitliche, finanzielle oder inhaltliche Aufwand entsteht den Moderatoren und Teilnehmern?

Zur Beantwortung dieser Fragen ist eine systematische Basisdokumentation der Qualitätszirkelarbeit erforderlich. Die Basisevaluation umfaßt die folgenden drei Ebenen:

Strukturqualität von Qualitätszirkeln

Fokus bei der Erfassung von Strukturqualität ist die systematische Untersuchung der Entwicklung, des Aufbaus und der Etablierung von Qualitätszirkeln. Ziel ist, Häufigkeit und Akzeptanz von Qualitätszirkeln, strukturelle Rahmenbedingungen sowie mögliche Problembereiche beim Aufbau zu erfasssen. Untersucht wird insbesondere, wieviele Ärzte welcher Fachgruppe bezogen auf die untersuchte Region teilnehmen und ob die Teilnahme gefördert, z. B. von der regionalen Kassenärztlichen Vereinigung beratend, organisatorisch oder finanziell unterstützt wird.

Prozeßqualität von Qualitätszirkeln

Die Beschreibung der laufenden Qualitätszirkelarbeit und die Überprüfung der Konzeption stehen bei der Erfassung von Prozeßqualität im Mittelpunkt. Dazu gehört die detaillierte Erfassung der im Qualitätszirkel bearbeiteten Themen, der Arbeitsmethoden und eingesetzten Datenquellen. Die Bewertungen der Güte der Gruppenarbeit, der Kompetenz der Moderatoren und des fachlichen Gewinns aus Sicht der Teilnehmer und Moderatoren ergänzen die Evaluation des Prozeßgeschehens.

Ergebnisqualität von Qualitätszirkeln

Die Bewertung des Nutzens kontinuierlicher Zirkelarbeit ist ein entscheidendes Kriterium für den Erfolg der Qualitätszirkelarbeit. Hierbei ist eine subjektive Bewertung der im Zirkel geleisteten Arbeit durch die Teilnehmer und Moderatoren ein wichtiger Indikator. Konkret erarbeitete Veränderungen können sich dabei z. B. auf Einstellungs- und Verhaltensänderungen im ärztlichen Routinehandeln beziehen. Ein weiterer wichtiger Indikator der Ergebnisqualität betrifft Aspekte der beruflichen Lebensqualität.

Zur Ergänzung der subjektiven Beurteilung können zusätzlich Daten zum Verordnungsverhalten der Ärzte dienen (vgl. Häussler et al. 1992; Szecsenyi et al. 1996). Dazu kann z. B. das Verordnungsverhalten der Teilnehmer eines Qualitätszirkels über einen definierten Beobachtungszeitraum mit dem ärztlicher Kollegen verglichen werden, die nicht an Qualitätszirkeln teilnehmen (vgl. Tausch und Härter 1996). Grundlage eines solchen Vergleichs bilden Daten zur Wirtschaftlichkeitsprüfung (z. B. Daten der Kassenärztlichen Vereinigungen oder Arzneikostenstatistik).

Zur Durchführung einer Basisevaluation hat sich eine neutrale, wissenschaftlich fundierte Evaluation mit Unterstützung durch ausgewiesene wissenschaftliche Institutionen, die sowohl über praktische Erfahrung mit der Durchführung von Qualitätszirkeln als auch über Evaluationserfahrung verfügen, bewährt. Die absolute Vertraulichkeit der Angaben von Qualitätszirkelmoderatoren und Teilnehmern muß hierbei gewährleistet sein.

7.3 Evaluation des Modellprojektes „Qualitätszirkel in der hausärztlichen Versorgung"

7.3.1 Zielsetzung

Allgemeine Zielsetzung des Modellprojektes war die Entwicklung, Etablierung und Evaluation hausärztlicher Qualitätszirkel im Bereich der KV Südbaden, die nach einem manualgestützten Konzept arbeiten (vgl. Kap. 3). Die wissenschaftliche Begleitung des Modellprojektes sollte einerseits den Etablierungsprozeß dieser neuen Form der ärztlichen Fort- und Weiterbildung beschreiben (Strukturqualität). Insbesondere sollte untersucht werden, inwieweit die konzipierten Qualitätszirkel von den niedergelassenen Hausärzten kontinuierlich besucht und akzeptiert werden. Andererseits sollte die Arbeitsweise der ärztlichen Qualitätszirkel präzise dokumentiert werden (Prozeßqualität), um schließlich beurteilen zu können, welche Effekte durch die Arbeit in Qualitätszirkeln bei den teilnehmenden Ärzten erreicht worden sind (Ergebnisqualität).

Tabelle 7.3. Ziele der Evaluation

1. Strukturqualität
• Strukturelle Rahmenbedingungen der etablierten Qualitätszirkel beschreiben
• Zusammensetzung der Zirkel erfassen
• Zielsetzungen der Teilnehmer und Moderatoren erheben
2. Prozeßqualität
• Qualitätszirkelarbeit präzise beschreiben
• Arbeitsweise und Methodik der Zirkel aufzeigen
• Lernerfolg der kontinuierlichen Qualitätszirkelarbeit beurteilen
3. Ergebnisqualität
• Umsetzung der vorgeschlagenen Qualitätszirkelkonzeption prüfen
• Wirksamkeit (Effektivität) der Qualitätszirkel beurteilen
• Verbesserungen im diagnostischen und therapeutischen Handeln beschreiben

7.3.2 Konzeption und Design

Zur Beantwortung der oben beschriebenen Fragestellungen wurde ein Evaluationskonzept entwickelt, das sich eng an den beschriebenen Qualitätsdimensionen der Struktur-, Prozeß und Ergebnisqualität orientiert (Donabedian 1980, 1982) und zentrale Evaluationsdimensionen berücksichtigt (vgl. Attkisson u. Broskowski 1978). Der Untersuchungsplan sah eine schriftliche Befragung der Moderatoren und Teilnehmer von hausärztlichen Qualitätszirkeln zu verschiedenen Meßzeitpunkten mittels speziell entwickelter Fragebögen und Dokumentationsverfahren vor. Das Studiendesign gliederte sich in drei Erhebungsphasen:

Zunächst wurden 1993 und Anfang 1994 48 interessierte Ärzte, die eine Tätigkeit als Qualitätszirkelmoderatoren aufnehmen wollten, in speziellen Trainingsseminaren ausgebildet (vgl. Kap. 6). Diese geschulten Moderatoren gründeten in den folgenden Monaten 23 Qualitätszirkel. Bei der Eingangsbefragung wurden die Moderatoren und Teilnehmer zur Erfassung der Strukturqualität mit einem spezifischen Fragebogen befragt. Es wurden hierbei die persönliche Motivation zur Teilnahme, die aktuelle berufliche Situation und der Ausbildungshintergrund der Teilnehmer erfaßt (Phase A). Zur Klärung der Frage, mit welcher inhaltlichen und methodischen Schwerpunktsetzung die Qualitätszirkelteilnehmer arbeiten und um einen Katalog von Zielkriterien für die Qualitätszirkelarbeit zu erstellen, wurde außerdem eine Zielanalyse durchgeführt. Da sich im Laufe des zweijährigen Beobachtungszeitraumes Qualitätszirkel zu unterschiedlichen Zeitpunkten konstituierten, erstreckte sich der Zeitraum dieser Erhebungsphase von September 1994 bis einschließlich Dezember 1995 (vgl. Abb. 7.1).

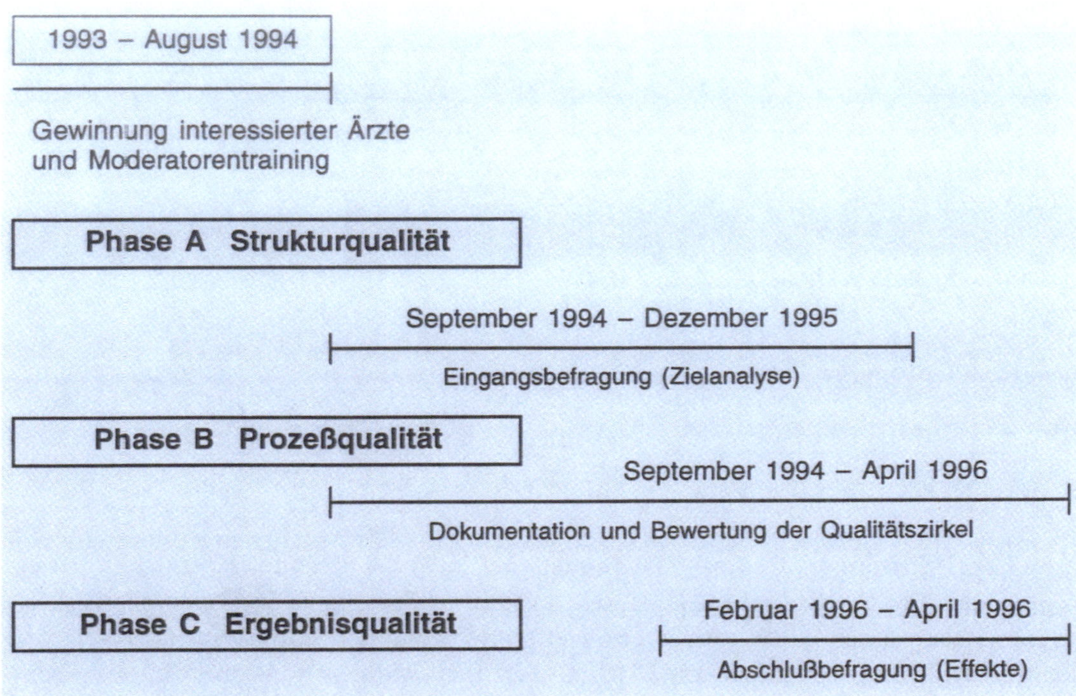

Abb. 7.1. Erhebungsphasen der Studie

Parallel wurden im Verlauf des Modellprojektes alle stattgefundenen Qualitätszirkelsitzungen evaluiert (Phase B). Die Arbeitsweise der Qualitätszirkel wurde nach jeder Sitzung durch die Moderatoren mittels einer hierfür entwickelten Basisdokumentation erfaßt. Zudem sollten die Teilnehmer die Güte der eingesetzten Moderatormanuale und den Informations- bzw. Lerninhalt der Qualitätszirkel sowie das Moderationsverhalten bewerten.

Schließlich wurden die Teilnehmer und Moderatoren nach Abschluß einer einjährigen Arbeitsphase in den Zirkeln befragt (Phase C). Hierbei ging es um die Bewertung der eingesetzten Methoden und deren Nutzen für den Arbeitserfolg im Qualitätszirkel, die Erfassung der beruflichen Zufriedenheit der Teilnehmer und die Frage, inwieweit die zu Beginn der Zirkelarbeit formulierten Zielvorstellungen erreicht worden waren. Zusätzlich wurden Veränderungen im diagnostischen und therapeutischen Handeln bei den teilnehmenden Ärzten erfaßt. Hierzu wurde über insgesamt 36 Monate (1.Quartal 1993–4. Quartal 1995) das Verordnungsverhalten sowohl der teilnehmenden Ärzte als auch von nicht in Qualitätszirkeln organisierten Ärzten erhoben und verglichen. Dies erfolgte mittels der bei der Kassenärztlichen Vereinigung Südbaden zur Verfügung stehenden Abrechnungsdaten zu Fallzahlen, Arzneikosten, Arbeitsunfähigkeitsfällen und Krankenhauseinweisungen.

7.3.3 Ergebnisse

Datenbasis

Von den ursprünglich 23 gegründeten Qualitätszirkeln, die zu Beginn der Evaluation ihre Arbeit aufgenommen hatten oder bereits regelmäßige Treffen durchführten, entsprachen

Tabelle 7.4. Datenbasis der Evaluation

Meßinstrument	Rücklauf	Rücklaufquote
Fragebogen für Moderatoren eines hausärztlichen Qualitätszirkels (Phase A)	N = 40	-
Fragebogen für Teilnehmer eines hausärztlichen Qualitätszirkels (Phase A)	N = 209	-
Basisdokumentation eines hausärztlichen Qualitätszirkels (Moderator) (Phase B)	N = 97	67 %
Fragebogen zur Beurteilung eines hausärztlichen Qualitätszirkels (Teilnehmer) (Phase B)	N = 627	74 %
Ergebnisfragebogen für Moderatoren und Teilnehmer hausärztlicher Qualitätszirkel (Phase C)	N = 120	72 %

während des Erhebungszeitraumes 7 Qualitätszirkel entweder nicht den Kriterien für eine systematische Evaluation (mindestens eine evaluierte Zirkelsitzung), oder der Zirkel hatte inzwischen seine Arbeit beendet. Im weiteren Verlauf der Studie wurden 9 weitere Zirkel gegründet, so daß insgesamt 25 Qualitätszirkel evaluiert werden konnten. Von diesen liegen von 40 Moderatoren (Zirkel finden teilweise in Co-Moderation statt) und 209 ärztlichen Teilnehmern Fragebogen aus der Eingangsbefragung vor (vgl. Tabelle 7.4).

Jeder 6. Hausarzt in Südbaden nahm folglich zum Zeitpunkt der Evaluation an einem Qualitätszirkel teil. Insgesamt haben seit Beginn der Qualitätszirkelinitiative 248 Qualitätszirkelsitzungen stattgefunden. Vom Beginn der wissenschaftlichen Begleitung (April 1994) bis einschließlich März 1996 fanden 144 Sitzungen statt. Von diesen 144 Qualitätszirkelsitzungen wurden 106 entweder durch Moderatoren und/oder Teilnehmer dokumentiert. Das bedeutet, daß 74 % aller während des Evaluationsprojektes stattgefundenen Zirkeltreffen evaluiert wurden. Von diesen Sitzungen liegen 97 Basisdokumentationen (Moderator) mit insgesamt 627 Beurteilungsbögen (Teilnehmer) vor. Aus der Anzahl der durchschnittlich pro Sitzung Anwesenden (9,5 Teilnehmer) und der durchschnittlichen Quote der ausgefüllten Beurteilungsbögen (6,7) ergibt sich eine sehr zufriedenstellende Rücklaufquote von insgesamt 74 % der Beurteilungsbögen.

Zur Ergebnisqualität (Phase C) liegen aus 18 Qualitätszirkeln Ergebnisfragebogen für Teilnehmer und Moderatoren vor (Rücklaufquote von 72 %). Die im Vergleich zur Eingangsbefragung niedrigere Rücklaufzahl läßt sich einerseits darauf zurückführen, daß die Ergebnisbefragung ausschließlich postalisch erfolgte. Ferner gab es Zirkel, die sich nur alle 2–3 Monate trafen, so daß während der Phase der Abschlußbefragung kein Treffen stattgefunden hatte.

Von den 18 ausgewerteten Qualitätszirkeln hatten 4 Zirkel zwischen den Meßzeitpunkten T_1 und T_2 einen Rücklauf von 100 % und 10 Zirkel einen Rücklauf zwischen 75–100 %. Bei 3 Zirkeln lag diese Quote zwischen 50–75 % und in einem Zirkel unter 50 % (33 %).

Strukturqualität

Stichprobe der Teilnehmer

Das Durchschnittsalter der Zirkelteilnehmer beträgt 47 Jahre, wobei die Altersgruppe der 40 - 49jährigen Hausärzte zahlenmäßig am stärksten vertreten ist (vgl. Tabelle 7.5). Obwohl mehr als ein Viertel der Teilnehmer Ärztinnen sind, wird nur einer von 10 Zirkeln von einer Ärztin moderiert. Mit 74 % stellen Ärzte für Allgemeinmedizin und Praktische Ärzte den höchsten Anteil der in Qualitätszirkeln engagierten Ärzte. Dies gilt mit 65 % in etwas geringerem Maße auch für die Moderatoren. Weitere 22 % aller Zirkelärzte sind hausärztlich tätige Internisten, wobei hier der Anteil bei den Moderatoren mit 35 % etwas höher liegt. Von den Moderatoren der Qualitätszirkel arbeiten 45 % in einer Gemeinschaftspraxis, 50 % in einer Einzelpraxis und 5 % in einer Praxisgemeinschaft. Von den Qualitätszirkelteilnehmern arbeiten 66 % in einer Einzelpraxis, ein Drittel in einer Gemeinschaftspraxis und 5 % in einer Praxisgemeinschaft.

Tabelle 7.5. Soziodemographische Daten und Praxismerkmale der beteiligten Ärzte

	Moderatoren (N = 40)	Teilnehmer (N = 203)	Gesamt (N = 243)	Bundesländer-West insgesamt (N = 47475)*
Alter (in Jahren)	46,8	47,2	47,1	47,1
Geschlecht (♂:♀ in %)	88:12	73:27	75:25	75:25
Fachrichtung (in %)				
- Arzt für Allgemeinmedizin/ Praktischer Arzt	65	75	74	40
- Internist	35	20	22	15
- Gebietsärzte	0	5	4	45
Praxisform (in %)				
- Einzelpraxis	50	66	63	67
- Gemeinschaftspraxis	45	29	32	33
- Praxisgemeinschaft	5	5	5	-

Tabelle 7.6. Zugangswege zum Qualitätszirkel (Angaben in %, Mehrfachantworten)

	Moderatoren (N = 40)	Teilnehmer (N = 206)
Information der KV Südbaden	55	35
Information durch Kollegen	38	41
Information eines Qualitätszirkelmoderators/ -teilnehmers	3	43
Durch Fachzeitschrift/Ärztezeitschrift	8	11
Andere Quellen	5	0

* Summe Hausärzte zum 31.12. 1994 in BRD-West (KBV 1995). Die Altersangabe bezieht sich nur auf Allgemeinärzte/Praktische Ärzte. Prozentangaben der Fachgruppen beziehen sich auf alle Vertragsärzte (N = 86951)

Tabelle 7.7. Ziele der Qualitätszirkelarbeit (Mittelwerte)

1. Verbesserung der kollegialen Beziehungen (Arzt-Arzt):	4,2
2. Mehr Konsens in Diagnostik und Therapie:	4,1
3. Stärkere Reflexion der hausärztlichen Praxis:	4
4. Stärkere Erarbeitung von Handlungsleitlinien:	3,9
5. Verbesserung in Diagnostik und Therapie:	3,9
6. Erhöhte Handlungssicherheit im ärztlichen Handeln:	3,8
7. Mehr selbstbestimmte Qualitätssicherung von unten:	3,8
8. Verbesserung der Pharmakotherapie:	3,7
9. Überwindung der Einzelkämpfermentalität:	3,7
10. Verbesserung der Behandlung chronisch Kranker:	3,5
11. Mehr Spaß und Freude am ärztlichen Handeln:	3,4
12. Verbesserter Wissenstransfer praktischer Medizin in Forschung und Lehre:	3,4
13. Erhöhte Flexibilität im ärztlichen Handeln:	3,4
14. Stärkung nicht-pharmakologischer Behandlungsmöglichkeiten („Grünes Rezept"):	3,2

Ratingskala: 1 = „stimmt gar nicht" bis 5 = „stimmt sehr".

Zugang zum Zirkel

Die Mehrzahl der Moderatoren erhielt Informationen über Qualitätszirkel von der Kassenärztlichen Vereinigung Südbaden (55 %) oder durch andere Kollegen (38 %), (vgl. Tabelle 7.6). Durch Fachzeitschriften haben 8 %, von anderen Qualitätszirkelteilnehmern 3 % vom Qualitätszirkelangebot erfahren. Die Teilnehmer haben ihre Informationen insbesondere von Qualitätszirkelmoderatoren (43 %) und Kollegen (41 %) erhalten. An dritter Stelle wird die KV als Informationsquelle genannt (35 %). Fachzeitschriften als Informationsvermittlung spielen auch bei den Teilnehmern (11 %) nur eine untergeordnete Rolle.

Ziele der Qualitätszirkelarbeit

Mit der systematischen Zielanalyse sollten Informationen darüber gewonnen werden, mit welchen spezifischen Zielsetzungen und Erwartungen sich Ärzte bei Beginn der Qualitätszirkelarbeit einem Qualitätszirkel anschließen. Es wurde aus Expertengesprächen und der aktuellen Forschungsliteratur ein Katalog aus 31 möglichen Zielvorstellungen zusammengestellt und die Teilnehmer auf einer fünfstufigen (1 = stimmt gar nicht bis 5 = stimmt sehr) Ratingskala nach dem Grad der Zustimmung zu diesen Zielvorstellungen gefragt. Im folgenden Überblick sind die wichtigsten Ziele aufgeführt (keine Unterschiede in der Einschätzung von Moderatoren und Teilnehmer).

Primäres Ziel der Qualitätszirkelteilnehmer und Moderatoren ist die *Verbesserung der kollegialen Beziehungen* untereinander. Zugleich werden der Wunsch nach *mehr Konsens im ärztlichen Handeln* und die *Verbesserung in Diagnostik und Therapie* als sehr wichtige Arbeitsziele genannt. Desweiteren werden die *Erarbeitung von Handlungsleitlinien* für die ärztliche Praxis und der Wunsch nach mehr *Handlungssicherheit* sowie die *Verbesserung der Diagnostik und der Pharmakotherapie* als zentrale Zielsetzungen der Qualitätszirkelarbeit genannt. Ferner sehen die Teilnehmer in der Qualitätszirkelarbeit die Chance zur *Überwindung des oft beklagten Einzelkämpferdaseins* vieler niedergelassener Ärzte und ein Forum des gleichberechtigten Erfahrungsaustausches. Hoch bewertet wurden außerdem die Ziele, durch Qualitätszirkelarbeit eine *erhöhte Flexibilität* und *mehr Freude* im ärztlichen Handeln zu erreichen.

Prozeßqualität

Die Mehrzahl der Qualitätszirkel (80 %) setzt sich aus einem Teilnehmerkreis von 6-11 Ärzten zusammen. Die durchschnittliche Größe der Qualitätszirkel umfaßt 8 Teilnehmer. Jeweils 40 % aller Zirkel haben eine Teilnehmergröße von 6-8 bzw. 9-11 Ärzten. Vier Gruppen (16 %) haben mehr als 12 Teilnehmer. Vergleicht man diese Zahlen mit der für einen Qualitätszirkel als bewährt angesehenen Teilnehmeranzahl von 8-15 Teilnehmern, so liegen zwei Qualitätszirkel über dieser Gruppengröße und ein Drittel (32 %) darunter.

Durchschnittlich findet alle 9 Wochen oder 6 mal pro Jahr ein Qualitätszirkeltreffen statt. Damit ist der Zeitraum zwischen den einzelnen Sitzungen länger, als es ursprünglich im Sinn einer festen Rahmenbedingung für die Qualitätszirkelarbeit vorgeschlagen wurde (4-8 Wochen; vgl. Kap. 3). Zudem unterscheiden sich die zeitlichen Abstände der Qualitätszirkelsitzungen erheblich zwischen den verschiedenen Gruppen. Der kürzeste Zeitraum liegt bei 4 Wochen, der längste Abstand zwischen zwei Sitzungen erstreckt sich auf 17 Wochen. Allerdings haben viele Qualitätszirkel für ihre Treffen ein festes Zeitraster erarbeitet: Die meisten Treffen finden im 7-9 wöchigen Rhythmus statt (38 %). Ein Viertel der Zirkel setzt sich alle 4-6 Wochen zusammen.

Arbeitsweise der Qualitätszirkel

Das Spektrum der Themen, die im Rahmen der Qualitätszirkel behandelt werden, ist sehr vielfältig. Die häufigsten Themen entsprechen dabei im wesentlichen auch den häufigsten Anliegen bzw. Beratungsursachen in der Allgemeinpraxis (vgl. Kap. 3). Dies dokumentiert sehr deutlich die Praxisrelevanz der in Qualitätszirkeln bearbeiteten Themen. Gleichzeitig läßt sich erkennen, daß sich die Themenwahl an den vorliegenden Moderatormanualen orientierte.

Tabelle 7.8. Rangreihe der in den Qualitätszirkeln bearbeiteten Themen*

Thema	Anzahl
1. *Schwindel*:	24
2. *Diabetes mellitus*:	17
3. Abrechnungsmodi:	9
5. *Herzerkrankungen*:	9
6. *Kreuzschmerz*:	8
7. *Demenz*:	8
8. *Depression*:	8
9. *Hypertonie*:	7
10. Drogenkonsum/*Alkohol*:	7
11. Fettstoffwechselstörungen:	13
12. *Oberbauchbeschwerden*:	5
13. Dermatologie:	4
14. Rationale Pharmakotherapie, Verordnung von Heil- und Hilfsmitteln:	3
15. Sonstige insgesamt:	12

* Zu den kursiv gesetzten Themen liegen Moderatormanuale vor.

Als häufigste Arbeitsmethoden in den Qualitätszirkeln wurden sowohl der mündliche Fallbericht (87 %) als auch Moderatormanuale (92 %) eingesetzt, wobei bevorzugt mit einer Kombination von mündlicher Falldarstellung und Moderatormanualen gearbeitet wurde. Als weitere Datenquelle zur Informationsaufbereitung wurden Computerstatistiken (13 %) genannt, die zunehmend in den Praxen an Bedeutung gewinnen. Es wurden bislang kaum systematische Dokumentationsbögen eingesetzt. Annähernd zu jedem 5. Treffen (17 %) wurden zusätzlich Experten anderer Disziplinen bzw. Gastreferenten eingeladen.

Die eingesetzen Moderatormanuale wurden von Teilnehmern und Moderatoren nach ihrer Güte, d. h. dem Nutzen und der Übertragbarkeit in die Alltagspraxis positiv beurteilt (vgl. Tabelle 7.9).

Als *sehr umsetzbar* wird das vorgeschlagene diagnostische und therapeutische Vorgehen im Manual Hypertonie (4,1) bewertet. Als *umsetzbar* werden die Vorschläge in den Manualen Schwindel (3,7), Kreuzschmerz (3,9) und Alkoholismus (4,0) beurteilt. Dagegen wird das beschriebene Vorgehen im Manual Diabetes (2,9) für *„weniger umsetzbar"* gehalten. Die Vorschläge zu nicht-pharmakologischen Behandlungsstrategien werden bei den Manualen zu Hypertonie, Kreuzschmerz und Oberbauchbeschwerden als *sehr angemessen* eingeschätzt. Anhand dieser Ergebnisse wurden die jetzt vorliegenden Manuale überarbeitet.

Beurteilung der Moderation und der Qualitätszirkelsitzungen

Die einzelnen Zirkelsitzungen werden von den Teilnehmern und Moderatoren positiv bewertet (fünfstufige Ratingskala). Dabei werden insbesondere Interesse und neu gewonnenes Verständnis sehr hoch eingeschätzt (vgl. Abb. 7.2). Auch eine Erweiterung der eigenen Kompetenz durch die Qualitätszirkelarbeit wird von allen Teilnehmern und Moderatoren als sehr hoch bewertet. Die Bewertungen hinsichtlich neuer Informationen zu Diagnose und Therapie fallen dagegen etwas geringer aus. Ferner wurden mehr Freude und Spaß an der themenzentrierten Zirkelarbeit als positive Effekte genannt.

Tabelle 7.9. Güte der Moderatormanuale

Manuale	Hilfreich	Umsetzbar	Güte des „Grünen Rezepts"
Schwindel	3,8	3,7	3,7
Diabetes mellitus Typ II	2,7	2,9	2,9
Hypertonie	3,8	4,1	4
Herzinsuffizienz	4	3,9	3,3
Kreuzschmerz	3,5	3,9	3,9
Depression	3,6	3,4	3,6
Oberbauchbeschwerden	3,4	3,1	3,9
Chronische Bronchitis	3,4	3,7	3,6
Schlafstörungen	3	3,7	3,6

Antwortskalierung: „Trifft überhaupt nicht zu" (1) bis „trifft vollständig zu" (5)

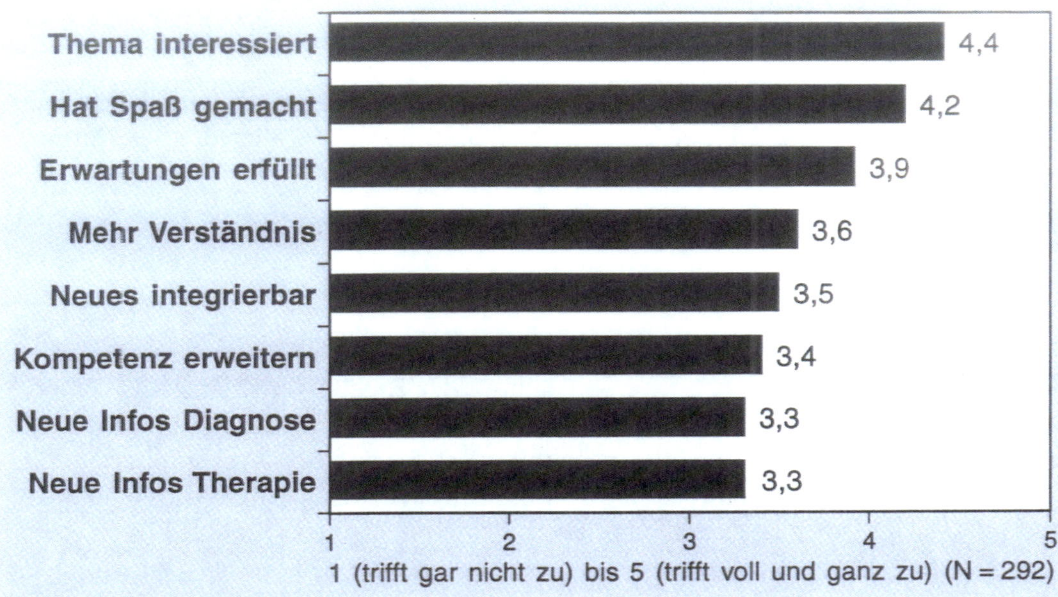

Abb. 7.2. Erfolg der Qualitätszirkelarbeit (N = 292; 1 = „trifft gar nicht zu" bis 5 = „trifft vollständig zu")

Aufgrund der entscheidenden Rolle des Moderators am Gruppengeschehen war es besonders wichtig, die Bewertungen seines Verhaltens aus der Sicht der Teilnehmer mitzuerfassen

Tabelle 7.10. Einschätzung der Moderation durch die Teilnehmer (N = 272)

• Erzielte eine produktive Gruppenleistung:	4,4
• Problemstellungen wurden von allen verstanden:	4,3
• Drängte keine eigenen Lösungsvorschläge auf:	4,2
• Erreichte, daß Teilnehmer sich zuhören:	4,2
• Vermied Mißverständnisse:	4,0
• Regte zur Bearbeitung stimulierenden Fragen an:	3,9
• Verhinderte, daß Ideen bewertet werden:	3,9
• Drängte Profilierungsstreben einzelner zurück:	3,7
• Erreichte, daß jeder sich am Problem beteiligt:	3,6
• Sorgte dafür, daß Ideen sichtbar notiert werden:	3,3

Antwortskalierung: „Stimmt gar nicht" (1) bis „stimmt sehr" (5).

Die Bewertung durch die Teilnehmer spricht für die Kompetenz der Zirkelmoderatoren, die offensichtlich sehr gut in der Lage sind, das jeweilige Problem so darzustellen, daß es von allen gut verstanden wird. Sie ermöglichen ein Arbeitsklima, in dem sich alle Teilnehmer zuhören, ohne daß Lösungsvorschläge seiten der Moderatoren der Gruppe aufgedrängt werden. Die Moderatoren sind ferner gut in der Lage, eine produktive Gruppenleistung zu erreichen. Am geringsten wurden die Fähigkeiten der Moderatoren, alle Teilnehmer so zu stimulieren, daß sie sich an der Problemlösung beteiligen sowie ihre Fähigkeit, Profilierungsbestrebungen einzelner zu dämpfen, bewertet. Die insgesamt niedrigste Bewertung erhielt die Visualisierung der gesammelten Ideen durch die Moderatoren.

Von den 106 Zirkeltreffen, aus denen Gesamtbeurteilungen vorliegen, werden 11 Treffen oder 11 % zwischen 1 - 1,5 benotet, was einer ausgezeichneten Bewertung entspricht. Jeweils 44 % aller Sitzungen erhalten von ihren Teilnehmern eine Bewertung zwischen 1,6 und 2,0 bzw. 2,1 und 2,5. Das bedeutet, daß 88 % aller durchgeführten Zirkel mit Noten zwischen 1,6 und 2,5 bewertet wurden.

Ergebnisqualität

Zielerreichung

Ein entscheidender Parameter für die Beurteilung der Ergebnisqualität ist die Frage, inwieweit die zu Beginn formulierten Ziele auch erreicht worden sind (Abb. 7.3). Der Vergleich der Ergebnisse aus der Eingangsbefragung (T_1) und der Abschlußbefragung (T_2) zeigt, daß sich bzgl. der anfänglich formulierten Ziele nur geringe Abweichungen im Verlauf des Qualitätszirkels ergeben haben. Primäres Ziel der Qualitätszirkelarbeit zu beiden Befragungszeitpunkten ist die *Verbesserung der kollegialen Beziehungen* (Rang 1). Danach folgen die *stärkere Reflexion der hausärztlichen Praxis* (Rang 2), *mehr Konsens in Diagnostik und Therapie* (Rang 3) und die *stärkere Erarbeitung von Handlungsleitlinien* (Rang 4). In den Bereichen, die zu Beginn der Qualitätszirkelarbeit als eher unwichtig erschienen (Ränge 18 - 26), finden sich dagegen bei der Abschlußbefragung signifikante Veränderungen (vgl. Abb. 7.3). So wird die *Stärkung der Wahrnehmung für Anliegen der Patienten* signifikant höher eingeschätzt (t-Test; $p \leq .01$). Ebenfalls in signifikanter Weise wird *die Verbesserung der Arzt-Patient-Beziehung* durch die Qualitätszirkelarbeit beurteilt (t-Test; $p \leq .05$). Auch die *Verbesserung der Compliance bei schwierigen Patienten* wird hinsichtlich ihres Realisierungsgrades signifikant höher eingeschätzt (t-Test; $p \leq .05$). Ein ähnliches Muster findet sich bei der Zielvorgabe zur *Stärkung eines psychosomatisch-verhaltensmedizinischen Behandlungsansatzes* (t-Test; $p \leq .05$), die hinsichtlich der erreichten Ergebnisqualität signifikant höher von den Qualitätszirkelteilnehmern eingeschätzt wurde.

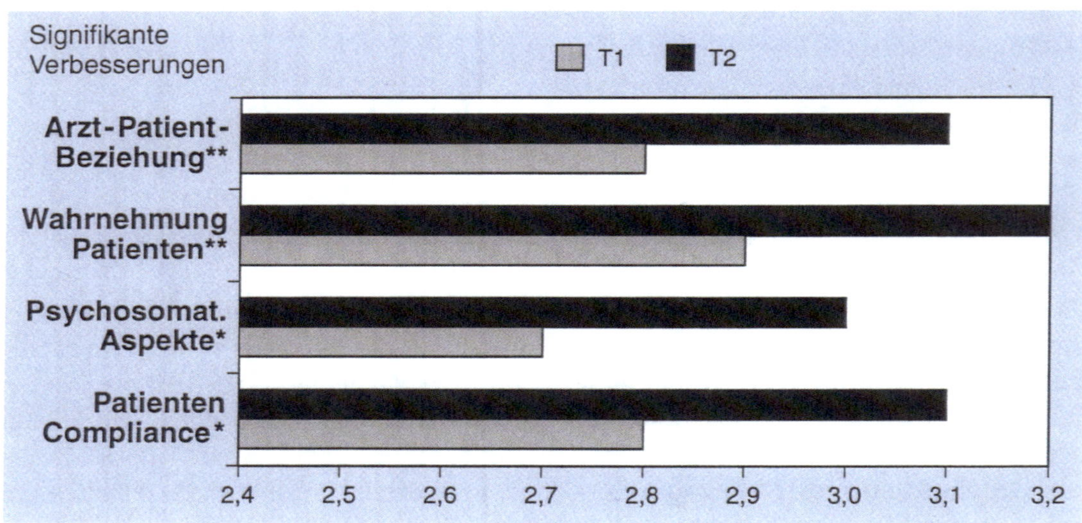

Abb. 7.3. Realisierungsgrad der Ziele von Zirkelarbeit (N = 106; 1 = „überhaupt nicht" bis 5 = „vollständig erreicht"; $^*p < .05$, $^{**}p < .01$, $^{***}p < .001$)

Effektivität der Qualitätszirkelteilnahme

Zur Erhebung der Effektivität einer Teilnahme am Qualitätszirkel ist die subjektive Beurteilung der geleisteten Arbeit durch Teilnehmer und Moderatoren ein wichtiger Indikator. Die Befragungen der Teilnehmer und Moderatoren zeigen, daß Effektivität und Nutzen der Qualitätszirkelarbeit insgesamt sehr hoch eingeschätzt wurden (5-stufige Ratingskala, Range 3,6-4,7). Gleichzeitig wurde der Nutzen alternativer Fortbildungsaktivitäten als eher gering bzw. sehr gering beurteilt. Sowohl die Frage nach einem vergleichbaren Gewinn durch die eigene Praxisarbeit (2,4) als auch der Gewinn bzw. Lerneffekt durch Fachlektüre (2,4) wird im Vergleich zur Qualitätszirkelarbeit geringer bewertet. Am höchsten werden der fachliche Austausch und die lohnenswerte Teilnahme bewertet. Die Teilnehmer sehen ihre Erwartungen als sehr erfüllt an und weisen der Arbeit im Qualitätszirkel eine hohe Relevanz für den Praxisalltag zu (vgl. Abb. 7.4).

Wenn danach gefragt wird, ob Qualitätszirkelarbeit zu konkreten Veränderungen führt, antworten 40 % der Befragten mit „ja". Die Mehrzahl der Antworten bezieht sich hierbei auf Veränderungen im Routinehandeln (43 %), die aus der Qualitätszirkelarbeit resultieren. Am zweithäufigsten wird über größere Sicherheit im ärztlichen Handeln (24 %) als Folge der Zirkelarbeit berichtet. Für jeden 10. Teilnehmer ergab sich eine Aktualisierung von Wissen durch die Qualitätszirkel. Jeweils 12 % der Antworten beziehen sich auf eine verbesserte Pharmakotherapie und eine kritische Reflexion des bisherigen ärztlichen Handelns.

Berufliche Zufriedenheit der Teilnehmer

Ein entscheidender subjektiver Prädiktor für die Qualität ärztlichen Handelns ist die berufliche Zufriedenheit. Der Vergleich der Einschätzungen aus der Eingangs- und der Abschlußbefragung zeigt, daß insbesondere die Zufriedenheit mit dem eigenen ärztlichen Handeln und die Zusammenarbeit mit anderen Kollegen durch ein Engagement in einem Qualitätszirkel steigt (vgl. Abb. 7.5). Jeder 10. Teilnehmer sieht ferner positive Auswirkungen sowohl auf seine Arbeitsbedingungen als auch auf berufspolitische Rahmenbedingungen. Signifikant verbessert hat sich die Zufriedenheit mit der Motivation der Mitarbeiter /innen in der Praxis, hoch signifikante Veränderungen ergeben

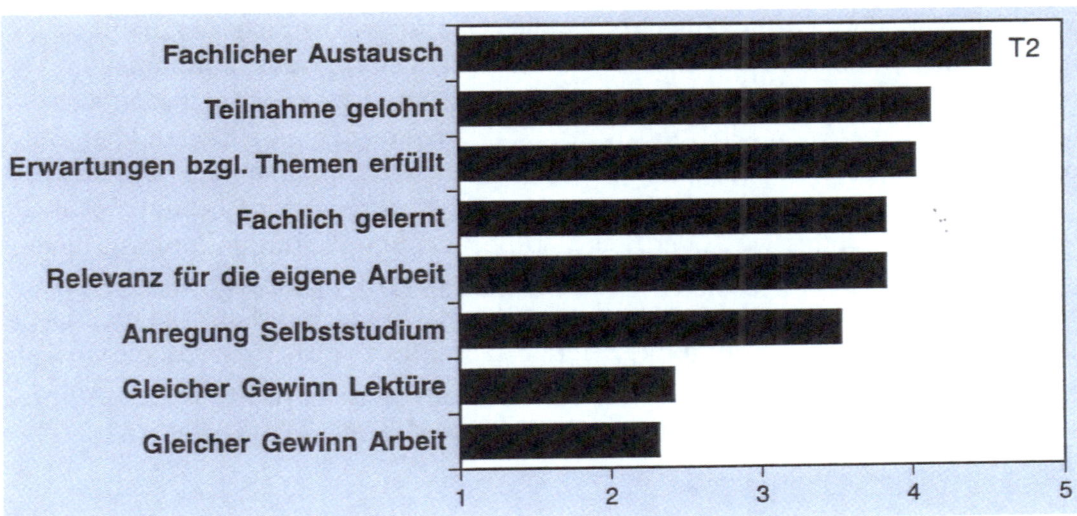

Abb. 7.4. Effektivität der Zirkelteilnahme (N = 119; 1 = „überhaupt nicht", 5 = „sehr")

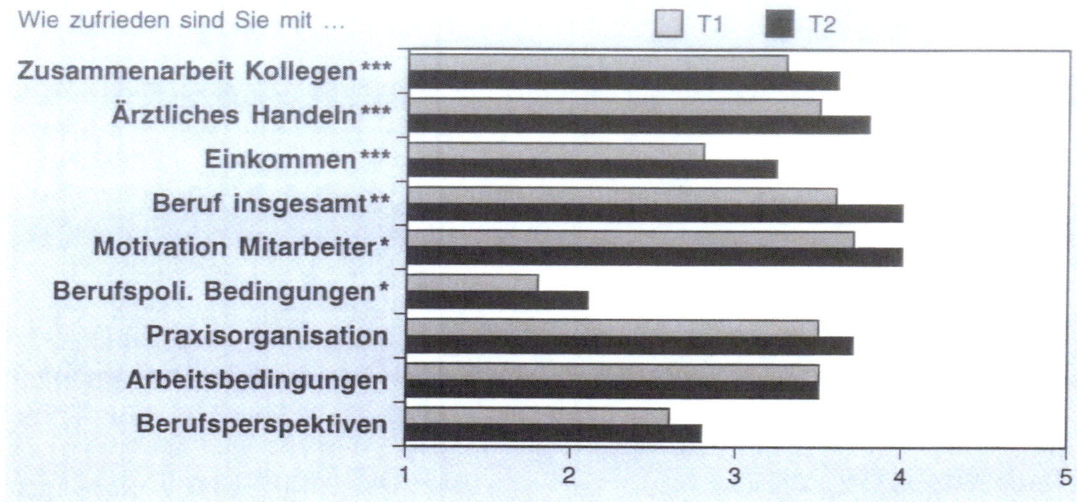

Abb. 7.5. Die berufliche Zufriedenheit der Teilnehmer (N = 119; 1 = nicht zufrieden bis 5 = sehr zufrieden; *p < .05,**p < .01, ***p < .001 im t-Test)

sich hinsichtlich des Berufes insgesamt bzw. bezüglich der Zufriedenheit mit dem eigenen ärztlichen Handeln. Ebenfalls signifikant verbessert haben sich die Bereiche Zusammenarbeit mit anderen Kollegen, Einkommen und berufspolitische Rahmenbedingungen. Die Ergebnisse zeigen insgesamt, daß sich die berufliche Zufriedenheit der teilnehmenden Ärzte in relevanten Bereichen signifikant verbessert hat.

Gleichwohl lassen sich, da keine Kontrollgruppe nach der Berufszufriedenheit befragt werden konnte, keine kausalen Zusammenhänge zwischen der Teilnahme am Qualitätszirkel und den gefundenen Verbesserungen verschiedener Aspekte der beruflichen Lebensqualität formulieren. Die positiven Veränderungen könnten sich auch durch andere, zeitgleich mit dem Qualitätszirkel wirkende Einflußfaktoren ergeben haben (z. B. durch verbesserte Rahmenbedingungen).

Verordnungsverhalten

Parallel zu den Befragungen der Ärzte wurde eine Teilstudie zum Verordnungsverhalten durchgeführt. Hierzu wurden Daten der an den Qualitätszirkeln teilnehmenden Ärzte mit Daten einer Gruppe niedergelassener Hausärzte (die nicht in Qualitätszirkeln engagiert waren (Kontrollgruppe)) über einen Beobachtungszeitraum von 12 Quartalen (1/93 - 4/95) verglichen. Die Auswertung zeigt, daß sowohl die Qualitätszirkelärzte als auch die Ärzte der Kontrollgruppe relativ konstante Fallzahlen über den Beobachtungszeitraum aufweisen, wobei die Qualitätszirkelteilnehmer im Durchschnitt fast 15 % mehr Patienten als die Ärzte der Kontrollgruppe behandeln (878 vs. 748 Fälle). Auffällig ist auch der über den Beobachtungszeitraum konstant niedrigere Verlauf der Arzneikosten bei den Qualitätszirkelärzten. Die Kosten pro verordneten Arzneimitteln lagen bei den Qualitätszirkelärzten um ca. 8 DM pro Fall niedriger als bei den Ärzten der Kontrollgruppe. Hier ist allerdings zu beachten, daß die Qualitätszirkelteilnehmer schon vor Beginn des Modellprojektes kostengünstiger verordneten (2. Quartal 1994), dies also nicht als Effekt der Qualitätszirkelteilnahme gewertet werden kann (vgl. Abb. 7.6).

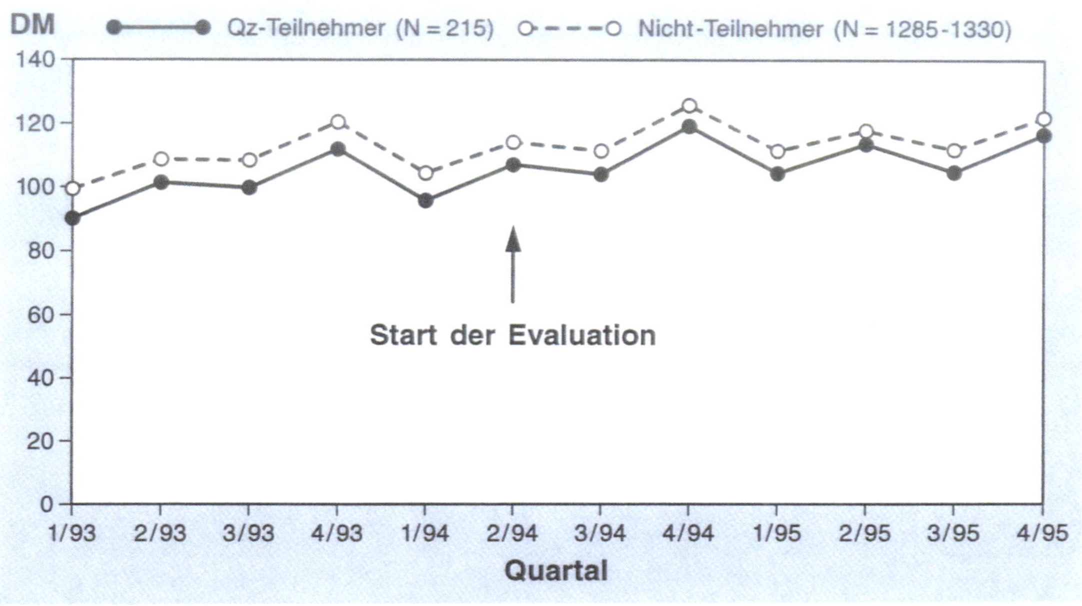

Abb. 7.6. Verordnungsverhalten (Arzneikosten/Fall)

7.3.4 Fazit

Das Engagement in einem Qualitätszirkel dient aus Sicht der Teilnehmer in erster Linie einer verbesserten Kommunikation unter den Ärzten und dem strukturierten Erfahrungsaustausch. Sowohl Teilnehmer als auch Moderatoren bewerten ihre Teilnahme am Qualitätszirkel als sehr lohnenswert und weisen ihr eine hohe Relevanz für die eigene Praxisarbeit zu. Die Teilnehmer profitieren sowohl hinsichtlich der Zufriedenheit mit dem eigenen ärztlichen Handeln als auch bzgl. der Zusammenarbeit mit anderen Kollegen und Berufsgruppen. Dies wiederum wirkt sich positiv auf die in den Praxen behandelten Patienten, die Praxismitarbeiter und das Versorgungsgeschehen insgesamt aus (Tausch et al. 1997).

Ein zentrales Ziel der Qualitätszirkelarbeit in Südbaden ist die Erarbeitung von diagnostischen und therapeutischen Leitlinien für die Praxis mit Unterstützung von Moderatormanualen. Trotz der systematischen Informationsvermittlung an die Moderatoren und die positive Beurteilung der Anwendung von Moderatormanualen sind die Kenntnisse über konzeptionelle Rahmenbedingungen und methodengeleitete Arbeitsweisen im Qualitätszirkel noch nicht ausreichend umgesetzt worden. So stellt es sich als wesentlich schwieriger als angenommen heraus, Methodik und Arbeitsweise in den Qualitätszirkeln an den allgemeinen Prinzipien des Qualitätsmanagements zu orientieren. Hier müssen die Teilnehmer in Zukunft noch stärker darin unterstützt werden, systematische Beobachtungen des Routinehandelns durchzuführen, diese im Zirkel auszuwerten und daraus Verbesserungsstrategien zu entwickeln.

Um weitere Kollegen zur Qualitätszirkelarbeit zu motivieren, bedarf es in Zukunft neuer Motivationsstrategien und besonderer inhaltlicher Anreize. Erst dann wird es gelingen, stabile qualitätssichernde Maßnahmen auf einer breiten Basis zu etablieren. Auch sollte die Frage, über welchen Zeitraum die Teilnahme an einer Qualitätszirkelinitiative sinnvoll und notwendig ist, intensiver diskutiert werden. Da sich Handlungsroutinen nicht ad hoc ändern lassen und der Gruppenprozeß, bis arbeitsfähige Zirkel entstanden sind, Zeit benötigt, sollten ärztliche Qualitätszirkel ihre Arbeit auf einen Zeitraum von mindestens 2 Jahren ausrichten. Auch können Qualitätszirkelmodelle, wie im Rahmen „vernetzter Praxen“ (Schwoerer et al. 1995) oder im fachärztlichen Bereich (Härter et al. 1997), neue Wege aufzeigen. Nach den positiven Erfahrungen in Südbaden ist es notwendig, daß weitere Qualitätszirkelinitiativen in anderen KV-Bereichen evaluiert werden (vgl. Scheibe 1997), so daß in Zukunft mehr empirische Ergebnisse systematischer Qualitätszirkelarbeit vorliegen.

8 Kontinuierliche Qualitätszirkelarbeit – Erfahrungsbilanz eines Moderators

Wilhelm Niebling

8.1 Gründung unseres Zirkels

In möglichst kurzer Zeit und flächendeckend ein Netz von hausärztlichen Qualitätszirkeln einzurichten, die dann in rascher Folge die wichtigsten Problembereiche der vertragsärztlichen Versorgung bearbeiten sollten, so kurz und präzise umrissen lautete der Auftrag, mit dem sich die ersten Teilnehmer des Moderatorentrainings der KV Südbaden konfrontiert sahen. Manche gingen sehr zögerlich an diese für uns alle ungewohnte Aufgabe heran; einige versuchten, möglichst schnell die neugeborene Idee in die Tat umzusetzen.

Mit einem kurzen Einladungsschreiben und vielen Telefonaten versuchte ich selbst, in unserer näheren Region alle tätigen Hausärztinnen und Hausärzte für das Projekt „Qualitätszirkel in der hausärztlichen Versorgung" zu interessieren und zu motivieren. Der Einladung folgten ca. 20 Kolleginnen und Kollegen, die meisten Hausärzte, aber auch einige vor Ort niedergelassene Fachärzte, die in der Folge an den Treffen teilnahmen, die sie von der Thematik her interessierten. Einige Teilnehmer lernten sich dabei zum ersten Mal kennen. Dies ist sicherlich auch ein Zeichen dafür, daß die herkömmlichen Fortbildungsveranstaltungen vor Ort immer nur einen sehr begrenzten Teilnehmerkreis fanden.

8.2 Unsere ersten Zirkeltreffen

Eine Mischung aus Neugierde, Selbstzweifeln, Skepsis, aber auch vorsichtigem Optimismus prägte die Atmosphäre unserer ersten Qualitätszirkeltreffen Anfang 1993. Wichtige Punkte zu Beginn waren für uns:

- Qualitätszirkel – was ist das?
- Endlich reden wir einmal miteinander über unseren ärztlichen Alltag.
- Wie soll das denn ohne Referenten und Experten gehen?
- Sicher wollen die KV und die Kassen uns noch mehr kontrollieren.
- Was heißt denn überhaupt Qualität?

Gerade die letzte Frage nahm in der Diskussion einen breiten Raum ein. Akzeptiert wurde schließlich die Kurzformel: *„Qualität ärztlichen Handelns ist im weitesten Sinne die bestmögliche Problemlösung unter Beachtung fachlicher, ethischer und ökonomischer Kriterien."*

Bedenken gegen die fortlaufende Evaluation unserer Treffen konnten rasch ausgeräumt werden.Wir selbst kamen zu der Überzeugung, daß die Erfassung und Auswertung präziser Daten über die Struktur und den Ablauf der einzelnen Qualitätszirkeltreffen einen wichtigen Beitrag zur Stärkung unserer Position gegenüber Politikern und Kostenträgern darstellen kann. Die Bearbeitung der meisten Themen, z. B. die Behandlung von Patienten mit Kreuzschmerzen, Schlafstörungen, Schwindel oder Depressionen nahm mehrere Abende in Anspruch. Auf Wunsch aller Teilnehmer wurden auch Treffen zur Versorgung von Patienten in Alten- und Pflegeheimen, rationale Verordnung von Heilmitteln oder Kooperation mit Apothekern veranstaltet, zu denen Vertreter der jeweiligen Einrichtungen eingeladen wurden.

Obwohl offensichtlich war, daß der interkollegiale Erfahrungsaustausch dann am effektivsten war, wenn konkret dokumentierte Patientenbeispiele die Diskussionsgrundlage bildeten, war und ist die Bereitschaft der Teilnehmerinnen und Teilnehmer zur fortlaufenden Dokumentation ihres Routinehandelns auch jetzt noch eher gering.

Ein weiteres Arbeitsziel unserer Qualitätszirkelarbeit, die Einigung auf diagnostische und therapeutische Leitlinien, konnte zumindest ansatzweise realisiert werden. Sei es, daß die Gruppe sich darauf einigte, bei Patienten mit chronischen Kreuzschmerzen aktivierenden Maßnahmen Priorität einzuräumen, oder bei Patienten mit Schwindel ohne weitere neurologische Begleitsymptome während der ersten sechs Wochen mit apparativen diagnostischen Maßahmen zuzuwarten. Hierbei erwiesen sich die „grünen Rezepte“ aus den zur Verfügung stehenden Moderatormanualen als sehr hilfreich. Die Benutzung der Manuale war v. a. dabei hilfreich, um zur Diskussionen anzuregen und aus Sackgassen herauszuführen. Der Einsatz der Folien gestaltete sich dabei recht unterschiedlich. Manchmal wurden an einem Abend nur 2–3 Folien gezeigt, an anderen Abenden sehr häufig auf alle angebotenen Folien zurückgegriffen (z. B. beim Thema Depression). Am häufigsten wurden die Folien zu den epidemiologischen und ökonomischen Daten benutzt und eingesetzt, an zweiter Stelle standen Folien mit Stufenschemata zu diagnostischen und therapeutischen Maßnahmen.

8.3 Meine Rolle als Moderator

Was meine Rolle als Moderator anbelangt, hatte ich durch die Bereitschaft einer Kollegin, sich diese Aufgabe mit mir zu teilen, eine wesentliche Unterstützung gefunden.

Beide sahen wir uns sehr häufig damit konfrontiert, daß die Teilnehmergruppe uns immer wieder, – vermutlich auch wegen der vorausgegangenen Beschäftigung mit den Moderatormanualen – , in die Rolle von Experten zu drängen versuchte. Gelegentlich bin ich dieser Versuchung auch erlegen, gerade bei Themen, an deren Manualerstellung ich selbst beteiligt war. Jeder Moderator sollte jedoch immer wieder auf seine zentralen Aufgaben zurückkommen, d. h. den Teilnehmern einer Gruppe durch Fragen zu helfen, dem gesteckten Ziel durch Einbringen eigener Erfahrungen und kreativer Lösungsvorschläge näherzukommen.

8.4 Bilanz unserer Qualitätszirkelarbeit

Eine kurzgefaßte Zwischenbilanz nach vier Jahren Qualitätszirkelarbeit kann so formuliert werden: Qualitätszirkel beinhalten Chancen, jedoch auch Risiken. Letztere sind zu beachten und ggfs. zu korrigieren. Dazu einige exemplarische Anmerkungen:

Qualitätszirkel geraten dann zur Alibiübung, wenn Teilnehmer hingehen, „weil es die anderen auch so machen" oder weil „die KV es so will". Die Transformation von ärztlichen Stammtischen, geselligen Dienstplanabenden oder ähnlichem in hausärztliche Qualitätszirkel sind keine geeignete Voraussetzung, um patienten- und problemorientiert Erfahrungen zu besprechen und auszuwerten. Qualitätszirkel taugen nicht als Profilierungsbühne für Teilnehmer oder Moderatoren und auch nicht zum Ausbau oder zur Festigung einer „Platzhirschposition". Qualitätszirkel dürfen nicht zur Arena kollektiven Schulterklopfens werden, in der Teilnehmer und Moderatoren eine unverbindliche verbale Problembewältigung betreiben. Auch die Deformation von Qualitätszirkeln als Kostendämpfungsmodelle ist nicht sinnvoll.

Qualitätszirkel sind langfristig angelegtes Kapital!

Die gruppendynamischen Prozesse dürfen nicht zu einem geschlossenem System der Qualitätszirkelteilnehmer führen, welches jeden neuen Input von außen, sei es durch neu hinzugekommene Teilnehmer oder auch durch neue, kreative Ideen, verhindert.

Die größte Schwierigkeit im Qualitätszirkel ist in meinen Augen, daß, wie bei herkömmlichen Fortbildungsmaßnahmen oft beobachtet, verändertes Wissen keine Verhaltensänderung in der Praxis nach sich zieht. Es genügt also nicht, Leitlinien in den Qualitätszirkeln zu formulieren, sondern es bedarf eines erheblichen Aufwandes und viel Arbeit, die Umsetzung dieser Leitlinien in die tägliche hausärztliche Arbeit zu ermöglichen und zu überprüfen! Hemmend für unsere Arbeit im Qualitätszirkel wirken sich zum jetzigen Zeitpunkt die schwierigen gesundheitspolitischen Rahmenbedingungen aus. Gegenwärtig sind Resignation und Verbitterung bei den Teilnehmern spürbar, aber immer wieder auch die Überzeugung, daß gerade jetzt Kommunikation und Kooperation unter ärztlichen Kollegen notwendig und hilfreich sind.

Ziehe ich für mich eine ganz persönliche Erfahrungsbilanz des Nutzens der bisherigen Qualitätszirkelarbeit, so überwiegen doch eindeutig die positiven Aspekte: Wichtig für mich war vor allem das Teilen von Erfahrung. Wir alle, Teilnehmer und Moderatoren, konnten Erfahrungen weitergeben, wir konnten aber auch Anregungen aufnehmen. Qualitätszirkelarbeit kann einen hohen Realitätsgehalt durch Rekonstruktion des Praxisalltags bieten. Um dies jedoch zu gewährleisten, ist Dokumentation unerläßlich. Erst dadurch entsteht eine reliable Informationsbasis, die als Grundlage für eine mögliche Verhaltensänderung genutzt werden kann.

Durch Offenheit und Transparenz in der Diskussion habe ich bei mir wie auch bei den Teilnehmern immer fachliche und emotionale Entlastung gespürt. Durch die Arbeit im Qualitätszirkel wurde die z. T. bestehende Divergenz von normativem Fachwissen und tatsächlichem Handeln vielen erst bewußt. Ich persönlich habe gelernt, abweichendes Verhalten in meiner täglichen ärztlichen Arbeit zu reflektieren und da, wo es notwendig ist, für mich zu begründen.

Qualitätszirkel sind ein Instrument selbstbestimmter interner Qualitätsförderung und stellen nach außen gleichzeitig eine vertrauensbildende Maßnahme sowohl in der breiten Öffentlichkeit als auch beim einzelnen Patienten dar.

Durch die Teilnahme am Qualitätszirkel haben wir ein bislang nicht gekanntes Maß von regionaler und kollegialer Solidarität erfahren. So war die bisherige Arbeit auch Keimzelle neuer Strukturen innerärztlicher Kommunikation und Kooperation (z. B. die Gestaltung eines hausärztlichen Hintergrunddienstes in Kooperation mit den vor Ort ansässigen mobilen Hilfsdiensten).

8.5 Was wünsche ich mir für die Zukunft?

Um Qualitätszirkel als fortlaufenden Prozeß unserer vertragsärztlichen Arbeit sicherzustellen, benötigen wir günstige Rahmenbedingungen von Seiten der dafür zuständigen Körperschaften. Dazu gehören Unterstützung bei Organisation und Durchführung der Treffen, ein spürbares Interesse an unserer Arbeit und ihren Ergebnissen sowie die Schaffung positiver Anreize, um die Teilnahme an den Qualitätszirkeln zu fördern.

Da im hausärztlichen Alltag nicht die klar definierten Krankheitsbilder, sondern Befindlichkeitsstörungen mit all ihren Problemen der Meßbarkeit dominieren, sind die Erfahrungen von praktisch tätigen Ärzten nur selten deckungsgleich mit den Ergebnissen wissenschaftlicher Studien. Wir erwarten daher von der Wissenschaft, sich mehr als bisher dieser Probleme anzunehmen. Diese Forderung impliziert jedoch auch, daß Kolleginnen und Kollegen bereit sind, die für diese Grundlagenforschung erforderlichen Daten in ihren Praxen zu erheben und zur Verfügung zu stellen. Erst dann haben Leitlinien eine Chance, nicht nur formuliert und besprochen, sondern auch auf breiter Ebene in den Praxen umgesetzt zu werden. Moderatormanuale dienen dabei als Grundlage und Hilfsmittel, auf deren Basis der Qualitätszirkel Leitlinien für die Patientenversorgung entwickeln kann.

Schließlich ist zu wünschen, daß jeder einzelne von uns seine Bereitschaft zeigt, Angemessenheit, Effizienz und Konsequenzen seines ärztlichen Handelns kritisch zu hinterfragen und da, wo es notwendig ist, zu verbessern. Möglicherweise ermöglicht diese kritische Analyse auch eine allmähliche Kongruenz unseres ärztlichen Qualitätsbegriffes mit den Erwartungen und Wünschen unserer Patienten im Sinne eines „patientenfokussierten Qualitätsbegriffes".

Die Lücke zwischen Anspruch und Wirklichkeit immer weiter zu verringern, wäre mein Wunsch für die weitere Arbeit in unserem Qualitätszirkel.

Literatur

1. Abholz HH, Dreykluft HR, Meyer B (1992) Bericht über einen Qualitätszirkel. Z Allgemeinmed 68 : 468 - 472
2. Adams HW, Rademacher H (Hrsg) (1994) Qualitätsmanagement. Strategie, Struktur, Systeme. Frankfurt am Main, Frankfurter Allgemeine Zeitung, Bereich Wirtschaftsbücher
3. American Hospital Association (1984) PRO implementation and medical review requirements. American Hospital Association, Chicago
4. Attkisson C, Broskowski A (1978) Evaluation and emerging human service concept. In Attkisson C, Hargreaves W, Horowitz M, Sorensen J (Eds) Evaluation of human service programs. Academic Press, New York, S 3 - 25
5. Bahrs O, Fischer-Rosenthal W, Szecsenyi, J (Hrsg) (1996) Vom ablichten zum im-Bilde-Sein. Ärztliche Qualitätszirkel und Video-Analysen. Königshausen & Neumann, Würzburg
6. Bahrs O, Gerlach FM, Szecsenyi J (Hrsg) (1994) Ärztliche Qualitätszirkel. Leitfaden für den niedergelassenen Arzt. Deutscher Ärzte-Verlag, Köln
7. Berger M, Vauth R (1997) Grundelemente der Qualitätssicherung in der Medizin. In Berger M, Gaebel W (Hrsg) Qualitätssicherung in der Psychiatrie. Springer, Berlin Heidelberg New York Tokyo, S. 1 - 9
8. Bertolote JM (1993) Quality assurance in mental health care. In Sartorius N, De Girolamo G, Andrews G, German GA, Eisenberg L (Hrsg) Treatment of mental disorders. A review of effectiveness. WHO. American Psychiatric Press, Washington, London, S 443 - 461
9. Bungard W (Hrsg) (1992) Qualitätszirkel in der Arbeitswelt. Ziele, Erfahrungen, Probleme. Verlag für angewandte Psychologie, Göttingen
10. Bundesärztekammer, Kassenärztliche Bundesvereinigung u. Arbeitsgemeinschaft der Wissenschaftlichen Medizinischen Fachgesellschaften (Hrsg) (1996) Curriculum Qualitätssicherung, Teil 1: Ärztliches Qualitätsmanagement. Bundesärztekammer Köln
11. Comelli G (1985) Training als Beitrag zur Organisationsentwicklung. Band 4 des Handbuches der Weiterbildung für die Praxis in Wirtschaft und Verwaltung. Carl Hanser, München
12. Cording (1995) Qualitätssicherung mit der Basisdokumentation. In Haug HJ, Stieglitz RD (Hrsg) Qualitätssicherung in der Psychiatrie. Enke, Stuttgart, S 169 - 183
13. Demonstrationsprojekt des BMG (1996) Qualitätssicherung in der psychosomatischen Grundversorgung. Münchener Medizinische Wochenschrift, 137(34): 547 - 548
14. Deppe J, Ropella W (1992) Die Effizienz von Qualitätszirkeln – (k)eine Frage der Unternehmenskultur. In: Bungard W (Hrsg) Qualitätszirkel in der Arbeitswelt. Ziele, Erfahrungen, Probleme. Verlag für angewandte Psychologie, Göttingen, S. 71 - 88

14a. Deming WE (1986) Out of the Crisis. Cambridge: Massachusetts Institute of Technology, Center for Advanced Engineering Study

15. Din Deutsches Institut für Normung e.V. (Hrsg) (1992) Qualitätssicherung und angewandte Statistik. Verfahren 3: Qualitätssicherungssysteme. DIN-Taschenbuch 226. Beuth, Berlin, Köln
16. Donabedian A (1966) Evaluating the quality of medical care. Milbank Memorial Fund Quarterly 44 : 166 - 203
17. Donabedian A (1980) Explorations in quality assessment and monitoring. Vol. 1: The definition of quality and approaches to its assessment. Health Administration Press, Ann Arbor
18. Donabedian A (1982) Explorations in quality assessment and monitoring. Vol. 2: The criteria and standards of quality. Health Administration Press, Ann Arbor
19. Eimeren W van (1979) Überlegungen zum Stand der Gesundheitssystemforschung heute. In Schriftenreihe der Akademie für Öffentliches Gesundheitswesen in Düsseldorf, Sonderband ASPHER. 5. Hauptversammlung, Düsseldorf
20. Fardy HJ, Jeffs D (1994) Focus groups: a method for developing consensus guidelines in general practice. Journal of Family Practice 11 : 325 - 329

21. Fauman MA (1989) Quality assurance monitoring in psychiatry. American Journal of Psychiatry 146 : 1121 - 1130
22. Ferber C von (1990) Die Qualitätssicherung durch interkollegialen Erfahrungsaustausch: Qualitätszirkel - ein Weg zur Verbesserung primärärztlicher Kompetenz? In BMA (Hrsg) Symposium zur Qualitätssicherung Teil I. Gesundheitforschung des BMA, Bonn, 203: 245 - 260
23. Fischer GC (1995) Primärärztliche Qualitätszirkel in der Bundesrepublik Deutschland. In Selbmann HK (Hrsg) Evaluation qualitätssichernder Maßnahmen in der Medizin. Bleicher, Gerlingen, S 171 - 188
24. Gaebel W (1997) Grundzüge der Qualitätssicherung in der Psychiatrie. In Berger M, Gaebel W (Hrsg) Qualitätssicherung in der Psychiatrie. Springer, Berlin Heidelberg, New York Tokyo, S 13 - 31
25. Gerlach FM, Beyer M (1996) Kontinuierliche Basisdokumentation und Evaluation von Qualitätszirkeln - Zwischenbericht über die Anwendung eines neuen Informationssystems. Z Allgemeinmed 72 : 541 - 547
26. Gerlach FM, Bahrs O (Hrsg) (1994) Qualitätssicherung durch hausärztliche Qualitätszirkel. Strategien zur Etablierung. Ullstein Mosby, Wiesbaden
27. Grimshaw J, Russell IT (1993a) Effects of clinical guidelines on medical practice. A systematic review of rigorous evaluation. The Lancet 342 : 1317 - 1322
28. Grimshaw J, Russell IT (1993b) Achieving health gain through clinical guidelines I: Developing scientifically valid guidelines. Quality in Health Care 2 : 243 - 248
29. Grimshaw J, Russell IT (1994) Achieving health gain through clinical guidelines II: Ensuring guidelines change medical practice. Quality in Health Care 4 : 45 - 52
30. Grol R (1992) Implementing guidelines in general practice care. Quality in Health Care 1 : 184 - 191
31. Grol R (1993a) Quality of care in general practice: into the next century. Huisarts et Wetenschap 36 : 467 - 472
32. Grol R (1993b) Development of guidelines for general practice care. Br J Gen Pract 43 : 146 - 151
33. Grol R (1994) Quality improvement by peer review in primary care: a practical guide. Quality in Health Care 3: 1 - 6
34. Grol R, Eijk J van, Mesker P, Schellevis F (1985) Audit: a project on peer review in general practice. Family Practice, 2(4): 219 - 224
35. Grol R, Mokkink H, Schellevis F (1988) The effects of peer review in general practice. J Royal College Gen Practice 38 : 10 - 13
36. Härter M, Berger M (1996) Qualitätszirkel - eine Maßnahme der Qualitätssicherung in der ambulanten psychiatrisch-psychotherapeutischen Versorgung. In Berger M, Gaebel W (Hrsg) Qualitätssicherung in der Psychiatrie Tropon-Symposium. Springer, Köln, Heidelberg, S 88 - 98
37. Härter M, Groß-Hardt M, Berger M (1998) Psychiatrisch-psychotherapeutische Qualitätszirkel in der ambulanten und stationären Versorgung. In Scheibe O (Hrsg) Qualitätsmanagement in der Medizin. ecomed, Landsberg, S IV-3.2.2: 1 - 7
38. Härter M, Kenk A, Berger M (1996) Qualitätszirkel in der psychosomatischen Grundversorgung. In Helmchen H, Hippius H (Hrsg) Psychiatrie für die Praxis 23. MMV Medizin Verlag, München, S 76 - 84
39. Härter M, Tausch B, Niebling W, Vauth R u. Berger M (1994) Qualitätszirkel in der hausärztlichen Versorgung - ein Modellprojekt in Südbaden. Z Allgemeinmedizin 16 : 653 - 656
40. Härter M, Vauth R, Tausch B, Berger M (1996) Ziele, Inhalt und Evaluation von Trainingsseminaren für Qualitätszirkel-Moderatoren. Z ärztl Fortbildung, 90 : 394 - 399
41. Häussler B, Schliehe F, Brennecke R, Weber-Falkensammer H (Hrsg) (1992) Sozialmedizinische Ansätze der Evaluation im Gesundheitswesen. Band 2: Qualitätssicherung in der ambulanten Versorgung und medizinische Rehabilitation. Springer, Berlin Heidelberg New York Tokyo
42. Haug HJ, Stieglitz RD (1995) Qualitätssicherung in der Psychiatrie. Enke, Stuttgart
43. Hamm H (1992) Allgemeinmedizin. Thieme, Stuttgart
44. Henninger M, Mandl H, Balk M (1996) Moderatorentraining für Ärzte zur Leitung von Qualitätszirkeln - Evaluation eines konstruktivistischen Ansatzes. (Forschungsbericht Nr. 65). München, Ludwig-Maximilians-Universität

45. Joint Commission on Accreditation of Healthcare Organizations (1987) Accreditation Manual for hospitals. JCAHO, Chicago
46. Kassenärztliche Bundesvereinigung (1993) Richtlinien der Kassenärztlichen Bundesvereinigung für Verfahren zur Qualitätssicherung (Qualitätssicherungs-Richtlinien der KBV gemäß § 135 Abs 3 SGB V). Deutsches Ärzteblatt 90/21: A1611 – A1614
47. Kassenärztliche Bundesvereinigung (1995) Grunddaten zur kassenärztlichen Versorgung in der Bundesrepublik Deutschland 1995. Deutscher Ärzte-Verlag, Köln
48. Kaltenbach T (1993) Qualitätssmanagement von A-Z. Erläuterungen moderner Begriffe des Qualitätsmanagments. Hanser, München
49. Kazandjian (1996) The contribution of epidemiology to CQI: a commentary. International Journal for Quality in Health Care 4: 351 – 357
50. Kenk A, Reuter K, Härter M (1998) Qualitätsmanagement in der psychosomatischen Grundversorgung (PSGV) – Erprobung und Evaluation einer Basisdokumentation. Zeitschrift für Medizinische Psychologie, im Druck
51. Koch G (1992) Die erfolgreiche Moderation von Lern- und Arbeitsgruppen: Praktische Tips für jeden, der mit Teams mehr erreichen will. Verlag Moderne Industrie, Landsberg
52. Kolkmann FW (1995) Qualitätssicherung aus der Sicht der Bundesärztekammer. In Gaebel W (Hrsg) Qualitätssicherung im psychiatrischen Krankenhaus. Springer, Wien, New York, S 11 – 20
53. Kordy H (1992) Qualitätssicherung: Erläuterungen zu einem Modewort. Zeitschrift für psychosomatische Medizin 38 : 310 – 324
54. Langmaack B, Braune-Krickau M (1995) Wie die Gruppe laufen lernt. Anregungen zum Planen und Leiten von Gruppen. Ein praktisches Lehrbuch. 5. Aufl. Psychologie-Verlags-Union, Weinheim
55. Maß E (1997) Rat und Hilfe für Angehörige psychisch Kranker. Die Qualität der Versorgung psychisch Kranker aus Sicht der Angehörigen. In Berger M, Gaebel W (Hrsg) Qualitätssicherung in der Psychiatrie. Springer, Berlin, Heidelberg, New York, Tokyo, S 103 – 109
56. Müller W (1996) Erarbeitung von Leitlinien für Diagnostik und Therapie im Rahmen der AWMF. In Bundesärztekammer, Kassenärztliche Bundesvereinigung u. Arbeitsgemeinschaft der Wissenschaftlichen Medizinischen Fachgesellschaften (Hrsg) Curriculum Qualitätssicherung, Teil 1: Ärztliches Qualitätsmanagement. Bundesärztekammer, Köln
57. Niebling W, Geldmacher J, Dieter G, Vauth R, Berger M (1994) Qualitätszirkel in der hausärztlichen Versorgung. Deutsches Ärzteblatt 91 : 384 – 385
58. North of England Study of Standards and Performance in General Practice (1990) Final Report. Volume 3 -The effects of setting and implementing clinical standards Health care Research unit, Report No 42. University of Newcastle upon Tyne
59. Pietsch-Breitfeld B, Selbmann HK (1992) Qualitätssicherung am Beispiel der Perinatologie und Chirurgie. Z Orthopädie 130 : 352 – 356
60. Piewernetz K, Selbmann HK, Vermeij D (1991) Vertrauen durch Qualität. Das Münchner Modell der Qualitätssicherung im Krankenhaus. Krankenhaus 11: 557 – 560
61. Reerink E (1990) Sicherung und Verbesserung der Qualität ärztlichen und pflegerischen Handelns als ständige Herausforderung für die Medizin. In Der Bundesminister für Arbeit und Sozialordnungen (Hrsg) Symposium zur Qualitätssicherung, Teil I: stationäre und ambulante medizinische Versorgung – Bestandsaufnahme und Perspektiven. Forschungsbericht des Bundesministers für Arbeit und Sozialordnung, Gesundheitsforschung Band 203. Eigendruck, Bonn, S 15 – 26
62. Ruprecht TM (1993) Von der Qualitätssicherung zum Qualitätsmanagement. Entwicklung in der vertragsärztlichen Versorgung. Z Allgemeinmedizin 69 : 963 – 967
63. Russell IT, Addington-Hall JM, Avery PJ (1992a) Medical audit in general practice (II) Effects on doctors' clinical behavior for common childhood conditions. Br Med J 304 : 1480 – 1484
64. Russell IT, Addington-Hall JM, Avery PJ (1992b) Medical audit in general practice (II) Effects on health of patients with common chilhood conditions. Br Med J 304 : 1485 – 1488
65. Schega W (1980) Qualitätssicherung in der Chirurgie. Therapiewoche 30 : 57 – 61
66. Scheibe O (1997) Qualitätsmanagement in der Medizin. ecomed, Landsberg
67. Schneider KTM, Oettle W, Dumler EA, Schöffel J, Selbmann HK, Graeff H (1991) Klinikinterne, individuelle Leistungserfassung und geburtshilfliche Qualitätssicherung. Geburtshilfe und Frauenheilkunde 51 : 431 – 436

68. Schwartz FW (1981) Qualitätssicherung ärztlicher Leistungen. Einführung in das Thema. In Schwartz FW, Selbmann H-K (Hrsg) Qualitätssicherung ärztlicher Leistungen. Deutscher Ärzte-Verlag, Köln, S 9ff
69. Schwoerer P, Dieter G, Hauenstein E (1995) Mit vernetzten Praxen zu mehr Effizienz. Deutsches Ärzteblatt 92/25/26: A1828 - A1833
70. Schuler W (1994) Dokumentationssysteme als Instrumente der Qualitätssicherung - Anforderungen und Perspektiven. In Lamprecht F, Johnen R (Hrsg) Salutogenese ein neues Konzept in der Psychosomatik? Kongreßhandbuch der Jahrestagung des Deutschen Kollegiums für psychosomatische Medizin. VAS, Frankfurt a.M., S 243 - 254
71. Seifert JW (1993) Visualisieren - Präsentieren - Moderieren. 7. Auflage. Gabal Verlag, Speyer
72. Seifert JW (1995) Gruppenprozesse steuern. Gabal, Bremen
73. Selbmann HK (1990) Stand der medizinischen Qualitätssicherung in der Bundesrepublik Deutschland. In BMA (Hrsg) Symposium zur Qualitätssicherung Teil I. Gesundheitsforschung des BMAs, Bonn, 203: 27 - 46
74. Selbmann HK (1995) Konzept und Definition medizinischer Qualitätssicherung. In Gaebel W (Hrsg) Qualitätssicherung im psychiatrischen Krankenhaus. Springer, Wien, S 3 - 10
75. Selbmann HK (1995) Qualitätssicherung und Evaluation. In Selbmann HK (Hrsg) Evaluation qualitätssichernder Maßnahmen in der Medizin. Bleicher, Gerlingen, S 47 - 60
76. Selbmann HK, Pietsch-Breitfeld B, Krumpaszky HG, Schelp B, Blumenstock G, Geraedts M (Hrsg) (1994) Maßnahmen der medizinischen Qualitätssicherung in der Bundesrepublik Deutschland - Bestandaufnahme. Nomos Verlagsgesellschaft, Baden-Baden
77. Selbmann HK, Überla KK (Hrsg) (1982) Quality assessment of medical care. Bleicher, Gerlingen
78. Spörkel H., Ruckriegl B, Janßen H, Eichler A (Hrsg) (1997) Total Quality Management im Gesundheitswesen. Methoden und Konzepte des Qualitätsmanagements für Gesundheitseinrichtungen (2. überarbeitete Auflage). Beltz, Weinheim
79. Szecsenyi J, Andres E, Broge B, Claus E, Glaeske G (1996) Qualitätszirkel Pharmakotherapie - Sparen um jeden Preis? Z Allgemeinmedizin 72: 493 - 496
80. Szecsenyi J, Gerlach FM (Hrsg) (1995) Stand und Zukunft der Qualitätssicherung in der Allgemeinmedizin. Nationale und internationale Perspektiven. Hippokrates, Stuttgart
81. Tausch B, Härter M (1996) Qualitätszirkel in der hausärztlichen Versorgung. Evaluation des Modellprojektes der Kassenärztlichen Vereinigung Südbaden. Arcis, München
82. Tausch B, Härter M, Niebling W, Dieter G, Berger M (1995) Implementierung und Evaluation von Qualitätszirkeln in der hausärztlichen Versorgung. Z ärztl Fortbildung 89: 402 - 405
83. Tausch B, Härter M, Niebling W, Dieter G, Geldmacher J, Schwoerer P, Berger M (1997) Qualitätszirkel in der hausärztlichen Versorgung. Modellprojekt Südbaden mit guten Ergebnissen. Deutsches Ärzteblatt 94/21: A1611 - A1614
84. Viethen G (1994) Qualitätssicherung in der Medizin. Qualitätssicherung und Management in der Medizin, 2: 4 - 16
85. Weiß-Plumeyer M (1994) Was sollte ein Moderator beachten? In Bahrs O, Gerlach FM, Szecsenyi J (Hrsg) Ärztliche Qualitätszirkel. Leitfaden für den niedergelassenen Arzt. Deutscher Ärzte-Verlag, Köln, S 97 - 108
86. Wensing M, Grol R (1994) Single and combined strategies for implementing changes in primary care. A Literature Review. International Journal for Quality in Health Care 6: 115 - 132
87. Westphal K, Aumiller J, Rothermel KH (Hrsg) (1991) Qualitätssicherung in der Medizin. Grundlage humaner Patientenversorgung. Berichtsband zu den Symposien in Frankfurt und Berlin
88. WHO (1992) Ziel zur „Gesundheit für alle“. Die Gesundheitspolitik für Europa. Aktualisierte Zusammenfassung September 1991. Weltgesundheitsorganisation Regionalbüro für Europa, Kopenhagen
89. Wunderlich CA (1851) Ein Plan zur festeren Begründung der therapeutischen Erfahrungen. Jahrbuch der in- und ausländischen Medizin 70: 106 - 111
90. Zink KJ, Schick G (1984) Quality Circles. Problemlösegruppen. Qualitätsförderung durch Mitarbeitermotivation. Hanser, München

Materialien-
sammlung

MATERIALIENSAMMLUNG: MODERATORMANUALE

Hinweise für Moderatoren:

Die einzelnen Moderatormanuale enthalten Leitgedanken zu systematischen und empirisch überprüften Strategien in Diagnostik und Therapie sowie zur rationalen Pharmakotherapie. Anhand dieser störungsspezifischen Empfehlungen ist es möglich, die hausärztliche Tätigkeit mit einem im Qualitätszirkel kritisch zu diskutierenden„ Maßstab“ zu vergleichen. Die Materialien erfüllen drei Funktionen:

1. Sie erleichtern die thematische Vorbereitung von Zirkeltreffen und strukturieren den Ablauf und die konkrete Durchführung themenzentrierter Qualitätszirkel.
2. Sie ermöglichen es, diagnostische und therapeutische Problemfelder im Praxisalltag besser zu erkennen und Lösungsansätze zu entwickeln.
3. Sie enthalten konkrete Vorschläge, auf deren Basis im Qualitätszirkel Leitlinien für die hausärztliche Versorgung entwickelt werden können.

Zu folgenden Inhaltsbereichen stehen bei den einzelnen Manualen Arbeitsmaterialien zur Verfügung:

- Epidemiologie und volkswirtschaftliche Bedeutung
- Typische Routinefälle / Patientenbeispiele (mit Erläuterungen zum Vorgehen)
- Leitgedanken zur kriterienorientierten Abstufung diagnostischer Maßnahmen
- Leitgedanken zu empirisch begründeten therapeutischen Maßnahmen
- Leitgedanken zur rationalen Pharmakotherapie
- Verhaltensmedizinisch-psychosomatische Behandlungsaspekte und nicht-pharmakologische therapeutische Optionen (sog. „Grünes Rezept“)
- Schwierige Patienten in der hausärztlichen Praxis
- Service-Box mit Literaturtips (Selbsthilfebücher, Ratgeber)

Die Arbeitsmaterialien können entweder als Overheadfolien benutzt oder als Kopien für die Qualitätszirkelteilnehmer ausgegeben werden. Ausführliche Hinweise zur Benutzung der Moderatormanuale finden sich in Kapitel 3.

MODERATORMANUAL HYPERTONIE

Gerd Bönner

INHALT

I. Epidemiologie und volkswirtschaftliche Bedeutung*

▶ **Prävalenz**

1. Arterielle Hypertonie, Männer (1995):
   a) 35 – 44 Jahre: 16 %
   b) 45 – 54 Jahre: 27 %
   c) 55 – 64 Jahre: 38 %
   d) 65 – 74 Jahre: 47 %
2. Isoliert systolische Hypertonie (bes. Diabetes- u. Dialysepat.):
   a) 70 – 80 Jahre: 24 %

▶ **Bekanntheitsgrad**

- Männer: 72 %
- Frauen: 81 %

▶ **Behandlungsgrad**

- Männer: 38 %
- Frauen: 58 %

▶ **Blutdruck kontrolliert**

- Männer: 24 %
- Frauen: 40 %

▶ **Risikobedeutung**

- Anteil der durch Hypertonie verursachten Apoplexe: 40 – 45 %
- Anteil der durch Hypertonie verursachten Herzinfarkte: 24 %
- Als Ursache von 20 % aller Frühberentungen in Diskussion!

Folie 1

* The WHO-Project (Keil 1992)

Kommentar Deutsche Hochdruck-Liga

Eine Metaanalyse aller Studien hat gezeigt, daß Unterschiede im durchschnittlichen diastolischen Blutdruck von etwa 30 mmHg mit einem ca. fünffach erhöhten Risiko für das Auftreten einer koronaren Herzkrankheit verbunden sind. Hierbei ist zu betonen, daß dieses Risiko von den niedrigsten bis zu den höchsten Blutdruckwerten kontinuierlich ansteigt und daß sich in keiner der Studien Hinweise auf Schwellenwerte finden (MacMahon et al. 1990).

Eigene Notizen:

Fall 1

52-jähriger Patient mit Magenbeschwerden. Bei der Routineblutdruckmessung wird ein RR von 185/95 mmHg gemessen, Puls 88/min, Körpergewicht 89 kg bei 178 cm Körpergröße, Gesamtcholesterin 240 mg/dl, HDL-Cholesterin 34 mg/dl. Beruflich Streß, reichlich Alkohol, jedoch keine Abhängigkeit.

Frage: Was muß unternommen werden?

Fall 2

34-jährige Frau, immer gesund. Beim Frauenarzt erstmalig Blutdruckerhöhung auf 150/105 mmHg festgestellt. Keine weiteren Herz-Kreislauf-Risikofaktoren.

Frage: Welche Diagnostik muß erfolgen?

Folie 2

Fall 3

75-jährige Frau, bereits mit ACE-Hemmer und Kalziumantagonist mediziert, hat bei der Erstuntersuchung nach Arztwechsel einen Blutdruck von 190/80 mmHg. Hinweise für eine Arteriosklerose der großen Gefäße ergeben sich aus Strömungsgeräuschen über den Aa. femoralis beidseits.

Fragen: Muß die Therapie geändert werden? Welche Voruntersuchungen müßten gegebenenfalls erfolgen?

Fall 4

65-jährige Frau mit einem Blutdruck von 165/95 mmHg bei 4 Praxisbesuchen. Zu Hause mißt sie selbst Werte um 135/80 mmHg und einzelne Spitzen bei 170/90 mmHg.

Frage: Wie kann man die Behandlungsbedürftigkeit der Hypertonie weiter klären?

Folie 3

Kommentar

Fall 1

1. Sicherung der Diagnose durch wiederholte Messungen in der Praxis. Nach WHO werden mindestens 4 Messungen gefordert. Besser ist die Sicherung der Diagnose durch Selbstmessung des Patienten mit einem Leihgerät aus der Praxis.
2. Der Patient weist ein erhöhtes Koronarrisiko auf:
   - Atherogener Index des Cholesterins bei 7.1
   - Adipositas mit BMI von 28 kg/m2
   - Beruflicher Streß
   - Arterielle Hypertonie
3. Konsequenz des erhöhten Koronarrisikos ist ein Therapieansatz, in dessen Mittelpunkt die Gewichtsreduktion steht. Dies kann in erster Linie durch Alkoholreduktion und in zweiter Linie durch fettreduzierte Kost angestrebt werden.

Fall 2

Es besteht der dringende Verdacht auf eine *sekundäre Hypertonie*, da die Hypertonie überraschend festgestellt wurde und sehr hohe diastolische Werte vorliegen. Eine Praxis-Hypertonie sollte noch vor der Abklärung einer sekundären Hypertonie ausgeschlossen werden.

Zur Diagnostik ist die Einnahme von Ovulationshemmern zu erfragen. Es muß eine renale Hypertonie mittels Sonographie, Duplexsonographie und Renovasographie ausgeschlossen werden. Neben der Ovulationshemmerhypertonie ist die fibromuskuläre Dysplasie als Hypertonieursache bei Frauen dieses Alters sehr häufig. Auch ein Conn-Syndrom ist zu diskutieren. Hierbei muß die Aldosteronexkretion im Urin unter Kochsalzbelastung bestimmt werden. Die Diagnose einer primären Hypertonie ist im dargestellten Fall nur eine Ausschlußdiagnose und darf nicht als Primärdiagnose gelten.

Fall 3

Die antihypertensive Therapie muß intensiviert werden, da ein systolischer Blutdruck von 190 mmHg auch bei normalem diastolischen Blutdruck als mittelschwere Hypertonie im Stadium III nach JNC V einzustufen ist. Dies gilt besonders im Alter.

Vor einer Intensivierung der Therapie muß eine Karotisstenose oder eine Angina pectoris ausgeschlossen werden. Es ist sinnvoll, die Therapie um eine 3. Substanzgruppe durch Hinzufügen eines Diuretikums zu erweitern.

Fall 4

Es muß initial geklärt werden, ob eine manifeste arterielle Hypertonie vorliegt und ob hypertoniebedingte Endorganschäden aufzudecken sind. Diagnostisch ist zunächst eine Langzeitblutdruckmessung indiziert.

Zur Aufdeckung von Endorganschäden ist eine Echokardiographie und die laborchemische Bestimmung von Serumkreatinin und Albumin im Urin Mindestprogramm. Wenn einer der Punkte positiv ist, so kann von einer relevanten Hypertonie ausgegangen werden, die behandelt werden sollte. Sie ist auch bei einer Praxis-Hypertonie indiziert, wenn diese mit Endorganschäden verbunden ist. Die therapeutische Maßnahme wird dann zur Organprotektion empfohlen.

Definition und Schweregradeinteilung

Die Definition gemäß WHO erfolgt nach der Gelegenheitsblutdruckmessung, die zur Diagnosestellung *mindestens 4mal in 4 Wochen durchgeführt werden soll.*

▶ Normotonie
- *Systolisch:* < 140 mmHg, *diastolisch:* < 90 mmHg

▶ Hypertonie
- *Systolisch: > 140 mmHg, diastolisch:* > 90 mmHg

a) Grenzwert: *Systolisch:* > 140 – 159 mmHg, *diastolisch:* > 90 – 94 mmHg
b) Mild: *Systolisch:* > 140 – 179 mmHg, *diastolisch:* > 90 – 104 mmHg
c) Mittelschwer: *Systolisch:* > 180 mmHg, *diastolisch:* 105 – 114 mmHg
d) Schwer: *Systolisch:* – , *diastolisch*: > 115 mmHg

Grad I: Keine Endorganschäden

Grad II: Symptome für Endorganschäden

(linksventrikuläre Hypertrophie, Augenhintergrundsveränderungen, arteriosklerotische Plaques, Proteinurie)

Grad III: Manifeste Endorganschäden

(Infarkt, TIA bis Apoplex, Herzinsuffizienz, periphere arterielle Verschlußkrankheit, Aortenaneurysma, Niereninsuffizienz mit Kreatinin > 2 mg/dl)

Folie 4

Definition und Schweregradeinteilung

Definition nach Joint National Committee (JNC) V, USA

	Systolisch (mmHg)	Diastolisch (mmHg)
Normotonie	<130	<85
Grenzwert-Hypertonie	130 – 139	>85 – 89
Hypertonie	>140	>90
Mild	140 – 159	90 – 99
Mittelgradig	160 – 179	100 – 109
Schwer	180 – 209	110 – 119
Sehr schwer	>210	>120

Merke: Zur Zeit gilt in Deutschland die WHO-Klassifikation, die Einteilung nach JNC V wird aber zunehmend positiver diskutiert und ist sehr praxisnah.

Folie 5

Blutdruckmessung

Gelegenheitsblutdruck:

- Diastole (Korotkoff-Phase V, letztes Geräusch)
- Handgelenksgeräte nur bei korrekter Meßtechnik verwertbar
- Werte akzeptabel, wenn nicht mehr als 10 mmHg von ärztlicher Kontrollmessung abweichend
- Bei Oberarmumfang $\geq$ 35 cm große Manschette verwenden; Meßwertkorrektur nach beliebigen Tabellen nicht zulässig

Belastungsreaktion auf Fahrradergometer:

- Grenze zur pathologischen hypertensiven Reaktion:

  a) Nach Franz (1982): 200/100 mmHg unter 50 Jahren bei 100 Watt
  b) Nach Rost (1982): 145 mmHg + 1/3 Alter + 1/3 Watt

- Aussage:

  a) Bei Normotonie in Ruhe ca. 50 % Hypertonierisiko
  b) Bei Hypertonie in Ruhe deutlich erhöhtes Endorganrisiko

Folie 6

Blutdruckmessung

*Ambulante Blutdrucklangzeitmessung (ABDM)**

- Grenze Normotonie/Hypertonie:
  a) Tagesmittelwert: 135/85 mmHg
  b) 24-h-Mittelwert: 130/80 mmHg
- Zusatzinformation: Tag-Nacht-Rhythmus, Häufigkeit pathologischer Werte
- Mindestanforderungen:
  a) Meßtakt tagsüber alle 15, nachts alle 30 min
  b) Laufzeit 20 h (Nacht incl.), möglichst Alltag

Patientenselbstmessung

- Fast kein Weiß-Kittel-Effekt (über 80 %)
- Gute Information außer Nachtmessung
- Wichtige Meßzeitpunkte: Vor dem Frühstück und zwischen 19.00 und 20.00 Uhr
- Diskussion: Grenze Normotonie/Hypertonie evtl. tiefer, bei 135/85 mmHg

Folie 7

* Middeke et al. 1992

Basisdiagnostik

Basisdiagnostik zur Aufdeckung des Risikoprofils, einer Endorganschädigung oder einer sekundären Hypertonie nach den Empfehlungen der Deutschen Liga zur Bekämpfung des hohen Blutdrucks:

1. Anamnese

a) Familie oder Patient: Hochdruck? Nierenkrankheiten? Apoplex? Herzinfarkt? Diabetes mellitus? ⇒ *Genetische Disposition*
b) Schwangerschaftskomplikationen?
c) Alkohol? Ovulationshemmer?
d) Hochdruckdauer? Blutdruckkrisen? ⇒ *Phäochromozytom*
e) Bisher verordnete Antihypertensiva? Therapieerfolg? Nebenwirkungen?
f) Rauchgewohnheiten?*

2. Körperliche Untersuchung

a) Blutdruckmessung
b) Übergewicht? Spezieller Phänotyp? ⇒ *M. Cushing*
c) Auskultation von Herz und Karotiden ⇒ *Vitium cordis, Karotisstenose*
d) Blutdruckdifferenz (Arm (rechts/links), Bein)? ⇒ *Aortenisthmusstenose, arterielle Verschlußkrankheit*
e) Strömungsgeräusch im Abdomen ⇒ *Nierenarterienstenose*

Folie 8

* Zur Hypertoniediagnostik nicht notwendig, jedoch zur Erfassung kardiovaskulärer Risikofaktoren

Basisdiagnostik

3. Labor

a) Urin: Glucose (Zur Hypertoniediagnostik nicht erforderlich, jedoch zur Erfassung weiterer kardiovaskulärer Risikofaktoren); Protein, Sediment oder Streifentest, Kreatinin ⇒ *Nierenerkrankung*

b) Blut: Harnsäure, Triglyceride, Cholesterin (HDL- und LDL-Fraktion), Glucose (Erfassung weiterer kardiovaskulärer Risikofaktoren); Kalium

4. Apparative Untersuchungen

a) EKG

b) Sonographie: Aorta, Niere, Nebenniere ⇒ *Aortenaneurysma, Nierenkrankheit, Nebennierentumor*

5. Weiterführende Untersuchungen

a) Ambulante Blutdrucklangzeitmessung, Blutdruckselbstmessung ⇒ *Praxishypertonie*

b) Ergometrie ⇒ *Koronare Herzkrankheit*

c) Echokardiographie ⇒ *Linksherzhypertrophie*

d) Fundoskopie ⇒ *Maligne Hypertonie*

e) Nierenangiographie ⇒ *Nierenarterienstenose*

f) Endokrinologische Untersuchungen ⇒ *Endokrine Hypertonie*

Kommentar: Die Echokardiographie wird zunehmend zur Basisdiagnostik zugerechnet, da sie sensitiver zur Aufdeckung einer Linksherzhypertrophie ist als das EKG.

Folie 9

Kontrolle von Endorganschäden

- Herz
  - *Linksherzhypertrophie:* Echokardiographie
  - *Koronare Herzkrankheit:* Belastungs-EKG, Streß-echo
  - *Small-Vessel-Disease:* Nur mit Koronarangiographie nachweisbar
  - *Herzinsuffizienz:* Echokardiographie, Rechtsherz-katheter

- Niere
  - *Nephrosklerose:* Mikroalbuminurie (Frühstadium), Sonographie (Endstadium)
  - *Niereninsuffizienz:* Serumkreatinin, im höheren Alter Kreatinin-Clearance

- Gefäße
  - Hirn: Duplexsonographie der Karotiden
  - Aorta: Sonographie, evtl. CT
  - Extremitäten: Dopplerdruckmessung, evtl. Sonographie mit Bestimmung der Media- bzw. Intimadicke
  - Nierenarterien: Duplexsonographie, Angiographie

- Augen
  - *Retinopathie:* Fundoskopie

Folie 10

Vorgehen bei erstmaliger Diagnosestellung

▶ ***Sicherung der Diagnose?***

Vorgehen

- Wiederholte Messungen (mind. 4)
- Bei Verdacht auf Praxishypertonie: Patientenselbstmessung
- Bei Verdacht auf Probleme bei Selbstmessung: ABDM

▶ ***Schweregrad der Hypertonie?***

Vorgehen

- Definition nach WHO (bzw. JNC V) und Erfassung der Endorganschäden (bei schwerer Hypertonie stets Abklärung der nächtlichen RR-Werte)

Folie 11

▶ *Primäre oder sekundäre Hypertonie?*

Vorgehen

- Screening nach sekundären Hypertonieformen, besonders bei:

  a) Hypertoniebeginn vor dem 40. Lebensjahr
  b) Schwerer und sehr schwerer Hypertonie
  c) Bereits bestehenden Endorganschäden bei Erstdiagnostik
  d) Plötzlicher Hypertonieentwicklung
  e) Therapieresistenz
  f) Rascher Nierenfunktionsverschlechterung
  g) Verdacht auf eine sekundäre Hypertonie anhand der Klinik
  h) Hypertonen Frauen vor der Schwangerschaft

▶ *Weitere Herz-Kreislauf-Risikofaktoren?*

Vorgehen

- Abklärung des generellen Herz-Kreislauf-Risikos

Folie 12

Härter/Tausch (Hrsg.): Qualitätszirkel erfolgreich gestalten Springer-Verlag 1998

Notwendigkeit von weiterführender Diagnostik und Behandlung?

Vorgehen

- Bestimmung von Schweregrad und Herz-Kreislauf-Risiko, hieraus leitet sich Diagnostik und weitere Therapie ab:

a) *Beispiel* 1: Milde Hypertonie um 155/95 mmHg, keine Auffälligkeiten in der Basisdiagnostik, keine weiteren Risikofaktoren ⇒ nichtmedikamentöse Maßnahmen, primär keine Medikation

b) *Beispiel* 2: Milde Hypertonie um 170/100 mmHg, Linksherzhypertrophie, Adipositas, Nikotinkonsum ⇒ medikamentöse Therapie primär in Behandlung einplanen

Folie 13

Allgemeinmaßnahmen

Schema der *WHO* über den Einsatz von nichtmedikamentösen Maßnahmen bei milder Hypertonie (Blutdruck diastolisch unter 105 mmHg)

1. Stufe

a) RR diast. ≥ 100 mmHg: Allgemeinmaßnahmen und Medikation
b) RR diast. 90–99 mmHg: *Allgemeinmaßnahmen für 3 Monate*

2. Stufe

a) RR diast. danach ≥ 95 mmHg: Allgemeinmaßnahmen und Medikation
b) RR diast. danach 90–94 mmHg: *Allgemeinmaßnahmen für weitere 3 Monate*

3. Stufe

a) RR diast. danach noch erhöht: Allgemeinmaßnahmen und Medikation je nach individuellem Risiko
b) RR diast. danach normalisiert: *Allgemeinmaßnahmen langfristig weiter*

Folie 14

1. Gewichtsreduktion über 3 kg erbringt maximale Blutdrucksenkung von 8 – 12 mmHg
2. Salzrestriktion auf ≤ 5 – 6 g NaCl/Tag erbringt maximale Blutdrucksenkung von 5 – 7 mmHg
3. Bewegung möglichst 3 × 30 min. pro Woche erbringt maximale Blutdrucksenkung von 5 – 10 mmHg
4. Alkoholreduktion auf höchstens 30 g/d erbringt maximale Blutdrucksenkung von 2 – 4 mmHg
5. Entspannung/Schlaf erbringt maximale Blutdrucksenkung von 2 – 4 mmHg

Merke: Die Wirksamkeit einer Gewichtsreduktion um 5 kg oder einer Kochsalzrestriktion auf 5 g/d ist so groß wie die einer Monotherapie mit einem Diuretikum (Ergebnis der TAIM-Studie; Wassertheil-Smoller et al. 1991)

Folie 15

Medikamentöse Therapie A

Indikation

Von den vielen Empfehlungen erscheint das *Schema des JNC V* der amerikanischen Hypertoniegesellschaft für die alltägliche Praxis am geeignetsten:

	RR systolisch (mmHg)	RR diastolisch (mmHg)	Empfehlung
Stadium I	140 – 159	90 – 99	Therapie des Risikopatienten
Stadium II	160 – 179	100 – 109	Therapie empfohlen
Stadium III	180 – 209	110 – 119	Therapie erforderlich
Stadium IV	$\geq$ 210	$\geq$ 120	Therapie sofort erforderlich

Folie 16

Medikamentöse Therapie B

Ziele bei gemischter Hypertonie

Deutsche Liga zur Bekämpfung des hohen Blutdruckes

- Blutdruck unter 140 mmHg systolisch oder 90 mmHg diastolisch senken
  (Im Alter unter 160 mmHg systolisch und 90 mmHg diastolisch)

WHO

- Blutdruck unter 130 mmHg systolisch oder 80 mmHg diastolisch senken
  (Im Alter unter 140 mmHg systolisch und 90 mmHg diastolisch)

JNC V

- Blutdruck unter 130 mmHg systolisch und 85 mmHg diastolisch senken
  (Keine Altersabhängigkeit)

Ziele bei isoliert systolischer Hypertonie

WHO

- Systolischen Blutdruck unter 140 mmHg senken

JNC V

- Systolischen Blutdruck unter 160 mmHg, mindestens aber um 20 mmHg senken

Folie 17

Kommentar

Indikation

Die Indikation zur medikamentösen Therapie ergibt sich aus

- der absoluten Blutdruckhöhe,
- dem Risikoprofil des Patienten und
- dem Erfolg der nichtmedikamentösen Therapie.

In diesem Schema werden der systolische und diastolische Blutdruck als gleichwertige Entscheidungsparameter für die Therapie gesehen.
Als *Risikopatient* gilt der Patient, der neben der Hypertonie noch 2 weitere Herz-Kreislauf-Risikofaktoren oder bereits eine klinisch manifeste, koronare Herzkrankheit hat.

Endorganschäden der Hypertonie gelten stets als Therapieindikation, auch bei milder Hypertonie!

Ziele

Der Zielblutdruck, der mit einer antihypertensiven Therapie erreicht werden soll, ist international noch nicht einheitlich gefaßt, wird aber tendenziell immer tiefer festgelegt.

Eigene Notizen:

Medikamentöse Therapie C (nach JNC V)

Medikamentöse Monotherapie

a) Mit nachgewiesener *Senkung der Mortalität*:
   - Diuretika
   - Beta-Blocker
   - Kalziumantagonisten

b) Mit nachgewiesener *Organprotektion*, aber ohne Mortalitätsstudien:
   - ACE-Hemmer
   - $Alpha_1$-Blocker

c) Noch ohne offizielle Einstufung:
   - Angiotensin II-Rezeptorantagonisten

Responderquote

- Bei Monotherapie für alle Substanzgruppen etwa bei 55 – 60 %
- Bei Zweier-Kombinationstherapie etwa bei 80 %
- Bei Dreier-Kombinationstherapie etwa 90 %

Kombinationstherapie

Für die Kombination stehen prinzipiell alle Medikamente zur Verfügung, die auch für die Monotherapie empfohlen sind. Nachfolgend können dann auch Substanzen eingesetzt werden, die initial nicht für die Monotherapie empfohlen werden:

- Zentralwirkende Antisympathikotonika, z. B. Clonidin
- Direkte Vasodilatantien, z. B. Dihydralazin

Folie 18

Kommentar

Therapiebeginn günstig mit *Monotherapie* zum Austesten der Wirksamkeit. Bei fehlender Wirkung Wechsel auf andere Substanzgruppe.
Bei Wirksamkeit, aber *nicht optimaler Blutdruckeinstellung*, Beginn einer *Kombinationstherapie*. Empfehlenswert erst lose Kombination von 2 Präparaten, bei erwiesener Wirkung Umstellung auf fixe Kombination von 2 Wirkstoffgruppen in einem Präparat. Nur so können wirkungslose Medikamente in der Kombinationstherapie vermieden werden.
Für die Kombinationstherapie bieten sich in erster Linie die Substanzen an, die auch für die Monotherapie benannt wurden. Es sind prinzipiell alle *Kombinationen* denkbar. Eventuell ungünstig sind Kombinationen aus:

- Beta-Blocker + ACE-Hemmer
- Diuretikum + Kalziumantagonist vom Dihydropyridintyp
- Beta-Blocker + Verapamil/Diltiazem

Eigene Notizen:

Differentialtherapie nach Begleiterkrankungen

(nach den Empfehlungen der Deutschen Liga zur Bekämpfung des hohen Blutdruckes)

- *Linksherzhypertrophie:* ACE-Hemmer, Beta-Blocker, Kalziumantagonisten, zentrale Antisympathotonika
- *Koronare Herzerkrankung:* Beta-Blocker und Kalziumantagonisten bevorzugen.
- *Z.n. Myokardinfarkt:* ACE-Hemmer und Beta-Blocker bevorzugen.
- *Herzinsuffizienz:* ACE-Hemmer und Diuretika bevorzugen.
- *Niereninsuffizienz:* Bei Kreatinin über 2 mg/dl in der Regel Gabe von Schleifendiuretika. ACE-Hemmer unter Kontrolle von Kreatinin und Kalium.

Merke: Verzögerte Elimination mancher Antihypertensiva beachten (Dosisanpassung).

Folie 19

Differentialtherapie nach Begleiterkrankungen

Obstruktive Atemwegserkrankung

Kalziumantagonisten, ACE-Hemmer und Alpha$_1$-Blocker bevorzugen. Beta-Blocker kontraindiziert.

Diabetes mellitus

Bei jüngeren Patienten mit Diabetes mellitus Typ I und II ACE-Hemmer, niedrigdosierte relativ Beta$_1$-selektive Blokker und Kalziumantagonisten bevorzugen.
Bei älteren Patienten mit Diabetes mellitus Typ II Orientierung der Therapie an den Begleitkrankheiten. Zurückhaltung mit nichtselektiven Beta-Blockern.
Bei diabetischer Nephropathie einschließlich isolierter Mikroalbminurie ACE-Hemmer.

Dyslipoproteinämie

Es liegen bisher keine Langzeitstudien vor, die eine gesonderte Therapieempfehlung rechtfertigen. ACE-Hemmer und Kalziumantagonisten üben keinen Einfluß aus. Diuretika und Beta-Blocker besitzen dosisabhängig eher einen ungünstigen, Alpha$_1$-Blocker eher einen günstigen Einfluß. Die klinische Relevanz dieser Beobachtungen ist jedoch unklar.

Benigne Prostatahyperplasie

Alpha$_1$-Blocker günstig.

Folie 20

V. Behandlung

▶ Hypertensive Krise

Eine *hypertensive Krise* ist eine akute Blutdrucksteigerung. Das hierdurch verursachte Risiko für den Organismus wird von der absoluten Druckhöhe, dem Ausmaß des Druckanstiegs und der Druckanstiegsgeschwindigkeit bestimmt.

Ein *hypertensiver Notfall* ensteht dann, wenn infolge eines überhöhten Blutdrucks eine akut lebensbedrohliche Situation entsteht.

▶ Klinische Folgen

a) Zerebral: Enzephalopathie, Sehstörungen, Koma, Krämpfe
b) Kardial: Angina pectoris, Lungenödem, Infarkt, Asthma
c) Renal: Akute Niereninsuffizienz
d) Vaskulär: Aortendissektion, Nasenbluten
e) Okulär: Papillenödem, Blutung
f) Gravidität: Eklampsie

▶ Therapie

- Nifedipin 5 – 10 mg peroral aus Kapsel
- Nitrendipin 5 mg peroral aus Phiole
- Urapidil 12.5 – 25 mg i. v.
- Clonidin 0.075 – 0.150 mg i. v.
- Nitroglycerin 1 – 2 Hübe peroral bei kardialen Komplikationen
- Evtl. Dihydralazin oder Diazoxid

Merke: Stationäre Einweisung bei hypertensivem Notfall erforderlich. Transportbegleitung ratsam.

Folie 21

Kommentar

Vorsichtsmaßnahmen bei der Behandlung einer hypertensiven Krise

- Hypertone Blutdruckregulation bei *Apoplex*. Hier nur vorsichtige Drucksenkung um ca. 20 % des Ausgangswertes, möglichst nicht unter 180 mmHg.
- Bei zerebraler *Blutung* hingegen effektive Blutdrucksenkung.
- Bei Verdacht auf *Aortendissektion* rasche und konsequente Drucksenkung, günstig zusätzliche Beta-Blocker-Therapie.
- Bei manifester, besonders aber bei *instabiler Angina pectoris* Blutdrucksenkung diastolisch nicht unter 80 mmHg, da sonst Gefahr der Infarktinduktion.
- Bei peripherer arterieller *Verschlußkrankheit* Stadium III und IV vorsichtige Blutdrucksenkung, damit kritischer Perfusionsdruck in Extremität nicht unterschritten wird.

Eigene Notizen:

Hypertonie im Alter

▶ *Definition*

Im Alter (> 65 Jahre) gelten die *gleichen Klassifikationen* für die arterielle Hypertonie wie in jüngeren Jahren. Ein „Erfordernishochdruck" wird heute nicht mehr anerkannt.

▶ *Therapieziel*

Der Zielblutdruck wird von der Deutschen Liga zur Bekämpfung des hohen Blutdruckes – Deutsche Hypertonie-Gesellschaft – *unter 160/90 mmHg* angesetzt. Die WHO und das JNC V machen für die Alterstherapie keine Ausnahme mehr. Sie verlangen eine Einstellung der Hypertonie *unter 140/90 mmHg beziehungsweise unter 130/85 mmHg.*

▶ *Medikation*

Generell können beim alten Patienten Präparate aller Medikamentengruppen eingesetzt werden.

▶ *Besonderheiten*

- Besonderheiten in der Hochdruckbehandlung im Alter werden weniger vom Alter als von den *Begleiterkrankungen* geprägt.
- Bei der *Dosierung der Antihypertensiva ist die im Alter häufiger auftretende Niereninsuffizienz zu beachten.*
- Zur Anpassung der *zerebralen Autoregulation* sollte die Blutdrucksenkung langsam erfolgen. Eine Stenose der A. carotis ist vor Therapiebeginn auszuschließen.
- Medikamente mit erhöhter *Orthostasegefahr* sollten mit Vorsicht eingesetzt werden. Eine zusätzliche Blutdruckmessung im Stehen ist ratsam.

Folie 22

Kommentar

Besonders die *isolierte systolische Hypertonie* gilt als Risikofaktor im Alter und bedarf wie die gemischte Hypertonie der konsequenten Therapie.
Die Ergebnisse der STOP (Swedish Trial in Older Patient; Dahlöf et al. 1991) und der SHEP-(Systolic Hypertension in Elderly Patients) Studie zeigen eine hochsignifikante Reduktion der Schlaganfall- und Herzinfarktrate mit Senkung der Mortalität bis ins hohe Alter (ältester Patient 88 Jahre). Auch die Zahl der neu aufgetretenen Herzinsuffizienzen nahm unter der Therapie ab.

Eigene Notizen:

Hypertonie in der Schwangerschaft

► *Definition*

Präeklampsie (genuine Gestose)

Hypertonie, Proteinurie, Ödeme nach der 20. Schwangerschaftswoche

Chronische Hypertonie

Hochdruckanamnese vor der 20. Schwangerschaftswoche und Persistenz länger als 6 Wochen nach der Entbindung

Pfropfgestose

Nieren- oder Hochdruckanamnese. Entwicklung oder Verstärkung einer Proteinurie, Blutdruckanstiege über 30 mmHg syst. oder 15 mmHg diast.

Transitorische Hypertonie

Blutdruckanstieg ohne renale Komplikationen mit Normalisierung binnen 10 Tagen nach Entbindung.

► *Diagnostik*

1. RR-Messung nur im Sitzen, im Liegen evtl. falsch niedrig
2. Definition des diastolischen Druckes nach Korotkow Phase IV.
3. Langzeitblutdruckmessung. Frühestes Zeichen der Hochdruck- und Gestoseentwicklung: Anstieg des nächtlichen Blutdruckes!
4. Proteinmessung im Urin

Folie 23

Hypertonie in der Schwangerschaft

▶ *Therapie*

- Bei Präeklampsie und Pfropfgestose bevorzugt Ruhe und frühzeitige Entbindung. Hochdrucktherapie sekundär zum Schutz der Mutter.
- Bei chronischer Hypertonie und transitorischer Hypertonie Therapieindikation nach erstem Trimenon wie bei arterieller Hypertonie ohne Schwangerschaft.
- Zur Prävention einer Pfropfgestose strenge antihypertensive Therapie wie generell bei renaler Hypertonie.

▶ *Medikamente*

- Alpha-Methyldopa
- $Beta_1$-selektive Beta-Blocker wie Atenolol oder Metoprolol
- Verapamil
- Reserve für Notfall: Dihydralazin, Clonidin oder Urapidil, Furosemid

Merke: Diagnostik und Überwachung der Blutdruckeinstellung in der Schwangerschaft möglichst mit ABDM, um den nächtlichen Blutdruck beurteilen zu können.

Folie 24

Erfolge der medikamentösen Therapie

▶ *Apoplex und Herzinfarkt*

Mit einer medikamentösen Blutdruckeinstellung über 5 Jahre können bei Therapiebeginn bis zu einem Alter von 85 Jahren die Apoplexe um 42 % und die Myokardinfarkte um 14 % gesenkt werden.

▶ *Nierenerkrankungen*

Die Progredienz einer (diabetischen) Nephropathie kann durch eine konsequente und niedrige Blutdruckeinstellung erheblich verlangsamt werden, bei diabetischer Nephropathie Stadium IV und V um fast 90 % (Mogensen 1983).

▶ *Linksherzhypertrophie*

Pro 1 % gesenkten Blutdrucks kann auch die Linksherzhypertrophie um 1 % reduziert werden (Dahlöf 1992).

▶ *Herzinsuffizienz*

Das Auftreten einer Herzinsuffizienz kann um 50 % reduziert werden (SHEP Cooperative Research Group 1991).

Folie 25

Kommentar zu den Erfolgen der medikamentösen Therapie

Apoplex und Herzinfarkt

Nach epidemiologischen Studien können somit

- alle hypertoniebedingten Schlaganfälle und
- ca. 60 % aller hypertoniebedingten Myokardinfarkte

durch die Therapie verhindert werden (Collins et al. 1990). Um ein Ereignis wie Schlaganfall, Myokardinfarkt oder Tod zu verhindern, mußten in der MRC-Studie 91 Patienten 5 Jahre effektiv behandelt werden.

Nierenerkrankungen

Als Zielblutdruck wird bei einer Nephropathie von der Amerikanischen Gesellschaft für Nephrologie ein RR um 120 – 130 mmHg systolisch und 70 – 80 mmHg diastolisch angesetzt (Ritz 1993; Smith et al. 1990).

Eigene Notizen:

Probleme

▶ Schwankungen

Blutdruckschwankungen sind physiologisch. Sie erschweren Diagnostik und Therapie. Bei extremen Spitzen sollte ein Phäochromozytom ausgeschlossen werden.

▶ Orthostase

Orthostatische Dysregulation unter antihypertensiver Therapie tritt individuell unterschiedlich stark auf. Sie kommt vermehrt im Alter vor und wird durch direkte Vasodilatantien und besonders durch Kombinationen mit diesen begünstigt.

▶ Nächtliche Hypertonie

Die nächtliche Hypertonie ist Ausdruck einer schweren, sekundären oder komplizierten Hypertonie und zeigt ein erhöhtes kardiovaskuläres Risiko an. Als besonderer Risikofaktor gilt ein überhöhter morgendlicher Blutdruckanstieg.

▶ Praxishypertonie

Zirka 20–25 % der milden Hypertoniker leiden an einer Praxishypertonie und haben unter Alltagsbedingungen normale Blutdruckwerte.

Folie 26

Kommentare

Schwankungen

In der Langzeitblutdruckmessung werden aufgrund von physiologischen Tagesschwankungen erhöhte Blutdruckwerte beobachtet. Eine Häufigkeit bis zu 25 % aller Messungen wird noch als unauffällig akzeptiert. Eine höhere Häufigkeit wird als pathologisch angesehen. In der Therapie sollten pathologisch erhöhte Werte auf eine Häufigkeit von 30 – 25 % reduziert werden. Bei Belastungsspitzen sollten Antihypertensiva ausgewählt werden, die besonders gut auf den Belastungsblutdruck einwirken (z. B. Beta-Blocker).

Orthostase

Nur durch additive Messungen kann die Orthostaseneigung erfaßt werden. Hierzu gehören das Messen im Stehen, besonders bei älteren Patienten, oder die Langzeitblutdruckmessung. Therapeutisch kann eine Änderung der Medikation erforderlich werden.

Nächtliche Hypertonie

Die nächtliche Hypertonie ist nur durch den Einsatz von Langzeitblutdruckmeßgeräten aufzudecken. Die Senkung des erhöhten nächtlichen Blutdruckes ist ein zusätzliches Therapieziel.

Praxishypertonie

Praxishypertoniker neigen vermehrt zur Ausbildung einer manifesten Hypertonie und bedürfen einer regelmäßigen Kontrolle. Zur Diagnostik stehen die Selbstmessung und die Langzeitblutdruckmessung zur Verfügung. Therapeutisch stehen in diesen Fällen nichtmedikamentöse Maßnahmen im Vordergrund.

Eigene Notizen:

Therapiekontrolle und Auslaßversuch

▶ Kontrolle

- Der Wirksamkeit einer Medikation nach ca. 3–6 Wochen
- Der Besserung von Endorganschäden nach ca. 6–12 Monaten
- Der Compliance bei mangelnder Wirksamkeit

▶ Umstellung

- Bei mangelnder Wirksamkeit und guter Compliance
- Bei schlechter Verträglichkeit
- Bei gutem Erfolg eventuell auf fixe Kombinationstherapie

▶ Auslaßversuch

- Bei zu starker Blutdrucksenkung oder Nebenwirkungen
- Bei Normalisierung des Blutdrucks und Änderung der Lebensgewohnheiten
- Voraussetzung: Gute Druckeinstellung mindestens 6–12 Monate konstant und keine Endorganschäden mehr nachweisbar

▶ Rebound-Phänomen

- Selten
- Kann bei abruptem Absetzen von hochdosierten Betablockern oder zentralwirkenden Antisympathotonika auftreten.

Folie 27

Kommentar

Eine Kontrolle der Compliance ist möglich durch:

- Zählen der Tabletten, Überwachung der Rezeptabstände
- Spiegelbestimmung im Blut oder Urin
- Bestimmung der biologischen Aktivität (z. B. ACE-Aktivität im Plasma)

Eigene Notizen:

Nicht-medikamentöse Empfehlungen für Patienten

1. Gewichtsreduktion bei Übergewicht um mindestens 5 % des aktuellen Gewichtes, besser auf Normalgewicht
2. Alkoholrestriktion auf täglich unter 30 g bei Männer und 25 g bei Frauen
3. Kochsalzrestriktion auf ca. 5–6 g NaCl pro Tag
4. Ausdauertraining bei unkomplizierter Hypertonie in Form isotoner Übungen wie Laufen, Wandern, Radfahren und Schwimmen; 3×/Woche
5. Streßabbau durch Entspannungsübungen, Atemtechniken und Training zur Konfliktbewältigung
6. Ergänzende Maßnahmen zur Risikominimierung wie Nikotinentwöhnung und Cholesterineinstellung

Folie 28

Behandlungs- und Schulungsprogramm für Patienten mit Hypertonie

Strukturiertes und evaluiertes Schulungsprogramm für die ärztliche Praxis.

Entwickelt durch die Medizinische Abteilung für Stoffwechsel und Ernährung der Heinrich-Heine Universität Düsseldorf, das Zentralinstitut für die kassenärztliche Versorgung in der Bundesrepublik Deutschland, Köln und die Deutsche Liga zur Bekämpfung des hohen Blutdruckes, Heidelberg.

Vier Einheiten zur Patientenblutdruckselbstmessung, richtigen Ernährung und anderen Allgemeinmaßnahmen.

Gruppengröße 4 Patienten; durchführbar durch trainierte Arzthelferinnen oder Ärzte; zur Zeit jedoch noch nicht abrechenbar.

Erhältlich beim Zentralinstitut der Kassenärztlichen Versorgung in Köln.

Selbsthilfegruppen

In der Bundesrepublik Deutschland sind zur Zeit 20 Selbsthilfegruppen für Hochdruckpatienten registriert. Die Deutsche Liga zur Bekämpfung des hohen Blutdruckes unterstützt diese mit fachlichem und organisatorischen Rat. Die Anschrift der Gruppen und der Gruppenleiter ist jederzeit in der Geschäftsstelle in Heidelberg abrufbar. Eine Beauftragte für Selbsthilfegruppen wurde eingesetzt, um Neugründungen von Gruppen zu fördern.

Folie 29

Therapieversager

a) Therapieresistenz

- Echte Non-Responder

b) Ungünstige Medikation

- Unwirksame Medikamente, z. B. ACE-Hemmer bei hyperkinetischem Herzsyndrom
- Unterdosierung wegen (Angst vor) Nebenwirkungen
- Ungünstige Kombinationen

c) Medikamenteninteraktion

- Ovulationshemmer
- Nichtsteroidale Antiphlogistika
- Beta-Stimulantien
- Alkohol
- Glukokortikoide

d) Pseudohypertonie

- Mediasklerose

e) Non-Compliance

- Vergeßlichkeit
- Beipackzettel
- Mangelnder Leidensdruck
- Fehlende Krankheitseinsicht
- Lange Wartezeiten
- Zuviele Tabletten, zu häufige Einnahmezeiten

Folie 30

Kommentar

Verbesserung der Compliance durch

- Intensive Kommunikation
- Gute Praxisorganisation
- Wenige Tabletten mit Einmalgabe
- Umfassende Krankheitsaufklärung, evtl. durch Schulung
- Unterstützung durch Familie
- Blutdruckselbstmessung
- Häufige Kontrollen (enge Arztanbindung)
- Evtl. Teilnahme an Selbsthilfegruppe

Eigene Notizen:

▶ Anschriften

1. Deutsche Liga zur Bekämpfung des hohen Blutdruckes
   Deutsche Hypertonie Gesellschaft
   Postfach 10 20 40, 69010 Heidelberg
   Tel.: 06221/411774; Fax: 06221/402274
2. Herz-Kreislauf-Telefon der Deutschen Liga
   zur Bekämpfung des hohen Blutdruckes Heidelberg
   Tel.: 06221/474800
3. Zentralinstitut der kassenärztlichen Versorgung
   in der Bundesrepublik Deutschland
   Herbert-Lewin-Str. 5, 50931 Köln

▶ Bücher

1. Deutsche Liga zur Bekämpfung des hohen Blutdruckes: Diverse Merkblätter zur Hypertonie, 1989 – 1997
2. J. Scholze: Hypertonie. Blackwell Wissenschaftsverlag, Berlin 1997
3. MSD Sharp und Dohme GmbH: Qualitätsmanagement Hypertonie, PMI Verlag, Frankfurt 1997

▶ Patientenratgeber

1. Deutsche Liga zur Bekämpfung des hohen Blutdruckes: Diverse Patientenbroschüren 1997
2. Druckpunkt (4 Ausgaben im Jahr). Zeitschrift der Deutschen Liga zur Bekämpfung des hohen Blutdruckes für Patienten.
3. Middeke M. (1989): Bluthochdruck senken ohne Medikamente. Trias Verlag, Stuttgart
4. Völker K. (1993), Lagerström D.: Hypertonie und Bewegung. Echo-Verlag, Köln

Folie 31

Literatur

1. Collins R, Petro R, MacMahon S et al. (1990) Blood pressure, stroke, and coronary heart disease: Part 2, short-term reductions in blood pressure; overview of randomised drug trials in their epidemiological context. Lancet 335: 827–838
2. Dahlöf B, Lindholm LH, Hansson L, Scherstän B, Ekbom T, Wester PO (1991) Morbidity and mortality in the swedish trial in old patients with hypertension (STOP-Hypertension). Lancet 338: 1281–1285
3. Dahlöf B, Pennert K, Hansson L (1992) Reversal of left ventricular hypertrophy in hypertensive patients. A meta-analysis of 109 treatment studies. Am J Hypertens 5: 95–110
4. Deutsche Liga zur Bekämpfung des hohen Blutdruckes (1992) Empfehlungen zur Diagnostik und Behandlung der Hypertonie. Sammelband der Merkblätter, Heidelberg
5. Franz IW (1982) Ergometrie bei Hochdruckkranken. Springer, Berlin Heidleberg New York.
6. Guidelines Subcommittee of the WHO/ISH Mild Hypertension Liaison Committee (1993) Guidelines for the management of mild hypertension. J Hypertens 11: 905–918
7. Joint National Committee on Detection, Evaluation, and Treatment of High Blood Pressure (1993) The fifth report of the Joint National Committee on detection, evaluation, and treatment of high blood pressure. Arch Intern Med 153 : 154–183
8. Keil U (1992) Neue Aspekte zur Epidemiologie der Hypertonie in Deutschland. Ergebnisse des internationalen MONICA-Projekts der Weltgesundheitsorganisation. Ärzte Z Forsch Prax 11: 5–9
9. MacMahon S, Peto R, Cutler J et al. (1990) Blood pressure, stroke, and coronary heart disease: Part 1, prolonged differences in blood pressure: prospective observational studies corrected for the regression dilution bias. Lancet 335: 765–774
10. Middeke M, Baumgart P, Gotzen R, Krönig B, Rascher W, Schrader J, Schulte KL (1992) Ambulante Blutdruck-Langzeitmessung (ABDM). Thieme, Stuttgart New York
11. Ritz E (1993) Hochdrucktherapie bei Niereninsuffizienz. Herz Gefäße 13: 1–6
12. Rost R, Hollmann W (1982) Belastungsuntersuchungen in der Praxis. Thieme, Stuttgart New York
13. SHEP Cooperative Research Group (1991) Prevention of stroke by antihypertensive drug treatment in older persons with isolated systolic hypertension. Final results of the systolic hypertension in the elderly program (SHEP). JAMA 265: 3255–3264
14. Smith MC, Dunn MJ (1990) Hypertension in renal parenchymal disease. In: Laragh JH, Brenner BM. Hypertension: Pathophysiology, Diagnosis, and Management. Raven Press, New York, 1583–1599
15. Society of Actuaries, and Association of Life Insurance Medical Directors of America (1959) Build and Blood Pressure Study, Chicago
16. The WHO MONICA Project (1988) Geographical variation in the major risk factors of coronary heart disease in men and women aged 35–64 years. Wld Hlth Statist Quart 41 : 1 15–138
17. Wassertheil-Smoller S, Blaufox MD, Davis BR, Kirchner K, Langford HG, Oberman A (1991) The trial of antihypertensive interventions and management (TAIM). Nieren-Hochdruckkrkh 23 (Suppl 1): 22–27
18. World Health Organisation (1996) Hypertension Control. WHO Technical Report Series 862: 10–20

Koronare
Herzerkrankung

MODERATORMANUAL KORONARE HERZKRANKHEIT

Peter Harnasch

INHALT

▶ Epidemiologie

- Kardiovaskuläre Erkrankungen verursachen fast 50 % aller Todesfälle (Statistisches Bundesamt 1995)
- Ca. 261.000 Herzinfarkte/Jahr in Deutschland, incl. plötzlicher Herztod (Augsburger Herzinfarktregister 1994)
- Ca. 50 % der Patienten überleben den Herzinfarkt
- 2/3 der akuten Infarktletalität innerhalb 60 Min. nach Symptombeginn

▶ Erstmanifestation der koronaren Herzkrankheit

- Ca. 30 % mit typischer Angina pectoris
- Ca. 20 % mit plötzlichem Herztod
- Der Rest mit Infarkt, z. T. mit Prodromi, z. T. ohne vorangehende Symptome

Folie 1

▶ KHK als chronische Erkrankung

1. Lebenslange Betreuung und Behandlung (Risikofaktoren, Medikamente, Interventionen) notwendig

2. Herz-Kreislauf-Medikamente stellen mit 103 Tagesdosen/Versichertem/Jahr die am häufigsten verordnete Medikamentengruppe dar.* Die Verordnungshäufigkeit liegt 3x höher als bei Broncholytika, Antiasthmatika, Expektorantien und Antitussiva zusammen

3. Je nach Symptomatik:
- Wiederholte Diagnostik (ambulant, stationär)
- Wiederholte therapeutische Eingriffe (PTCA, OP usw.)
- Wiederholte stationäre Behandlung (Krankenhaus, Rehabilitationsklinik usw.) notwendig

Folie 2

* Schwabe und Paffrath 1996

Fall 1

40jährige Frau bittet morgens um dringenden Hausbesuch noch vor der Sprechstunde, da sie „Herzschmerzen wie bei einem Herzinfarkt" habe, außerdem das „Gefühl, nicht genug Sauerstoff zu bekommen". Sie habe Schwindel und starkes Herzklopfen, sie könne sich kaum bewegen und sei ganz zittrig.
Beim Hausbesuch kurze Zeit später gibt sie an, morgens mit „Herzklopfen und Herzstichen" aufgewacht zu sein. Mit zunehmender Angst und Luftnot sei es zu Kribbeln in Händen und Füßen gekommen, schließlich zu Sehstörungen und Todesangst.
Nach dem Telefongespräch mit der Arzthelferin in der Praxis habe sie sich wieder etwas sicherer gefühlt und die Beschwerden seien zurückgegangen. Im Nebensatz berichtet die Patientin, daß ihr Vater vor einem halben Jahr wenige Tage nach einem „Herzanfall" im Krankenhaus gestorben sei.

Fragen

a) Diagnose und Differentialdiagnose?
b) Diagnostische Schritte und Therapie?

Folie 3

Fall 2

55jähriger Angestellter, seit Jahren in Behandlung wegen Hypertonie. Berichtet, daß er vor 3 Wochen bei einer Bergwanderung erstmals Brennen im unteren Brustbeinbereich verspürt habe. Nach der Rückkehr habe er dies beim Radfahren und in den letzten 3 Tagen auch beim Treppensteigen im Hause, vor allem nach dem Essen, bekommen. Der übergewichtige Patient (170 cm, 98 kg) riecht nach Zigarettenrauch.
Aus der Karteikarte geht hervor: Kommt nur in großen Abständen (Rezept holen), Blutzucker immer wieder leicht erhöht, Blutfette selten untersucht, aber immer zu hoch (Cholesterin 270 – 300 mg/dl, Triglyzeride um 400 mg/dl).

Fragen

a) Diagnose und Differentialdiagnose?
b) Diagnostische Schritte und Therapie?

Fall 3

48jähriger Patient ruft den Sonntagsdienst wegen plötzlicher, stechender Schmerzen im linken Thorax mit Ausstrahlung in den linken Arm und Rükken. Die Schmerzen bestehen seit über 2 Std., er könne auch nicht mehr richtig durchatmen.
Bei der Untersuchung RR 150/80 mmHg, HF 82/Min., bisher keine Herz-Kreislauf-Medikamente. Keine Risikofaktoren bekannt.
Bei gezielter Anamnese: Schon seit 1 1/2 Wochen ähnliche Beschwerden mit wechselnder Intensität in der Folgezeit und stundenweiser völliger Beschwerdefreiheit, wobei die Beschwerden nach ungewohnter Gartenarbeit begonnen hatten. Vor 5 Jahren Bandscheiben-OP L_4/L_5.

Fragen

a) Diagnose und Differentialdiagnose?
b) Diagnostische Schritte und Therapie?

Folie 4

Kommentar

Fall 1

- **Differentialdiagnose:** V. a. Panikattacke bzw. Angststörung, Ausschluß organischer Ursachen durch körperliche Untersuchung, EKG, Labor (z. B. Schilddrüsenwerte)
- **Empfehlung:** Rasche Überweisung an Facharzt (Psychiater, Psychotherapeuten) oder Diplom-Psychologen. Therapie der Wahl: Verhaltenstherapie.

Fall 2

- Beim Belastungs-EKG in Ruhe: RR 170/100 mmHg. Bei 25 Watt beginnende horizontale ST-Senkungen, bei 50 Watt retrosternales Brennen in den Hals ausstrahlend. Abbruch bei 75 Watt wegen starker Beschwerden, ST-Senkung 0,25 mV, RR 210/115 mmHg, max. HF 110/Min.
- **Differentialdiagnose:** Metabolisches Syndrom + Nikotin + progrediente De-novo-Angina pectoris
- **Empfehlung:** Rasche Therapie (ASS, Nitropräparat, β-Blocker), rasche invasive Diagnostik (Koronarangiographie)

Fall 3

- Bei der klinischen Untersuchung umschriebener Druckschmerz linksparasternal über der 3. und 4. Rippe sowie paravertebrale Myogelosen.
- Am Folgetag Kreislauffunktionsdiagnostik bis 200 Watt ohne Befund, Röntgen-Thorax ohne Befund.
- **Differentialdiagnose:** Verdacht auf pseudoanginöses Kostovertebral-Syndrom mit Atemstörung. Evtl Ausschluß einer Erkrankung von Lunge, Wirbelsäule oder Herz.
- **Empfehlung:** Orthopädische bzw. Chirodiagnostik, bei Bestätigung von Blockierungen Chirotherapie.

Eigene Notizen:

Angina pectoris (Brustenge) bei koronarer Herzkrankheit

- Belastungsabhängigkeit
- Retrosternale Lokalisation (z. T. ausstrahlend in Thorax, Hals, Arme, Kiefer, selten in Oberbauch, Rücken)
- Schmerzcharakter (brennend, einschnürend, erdrükkend, „Luft abstellend“)

Folie 5

Unterteilung der Belastungskoronarinsuffizienz

1. *Stabile Belastungs-Angina pectoris:*
   - Seit über einem Monat stabile Symptomatik
2. *De-novo-Belastungs-Angina pectoris:*
   - Seit einem Monat neu aufgetreten
3. *Progrediente Belastungs-Angina pectoris:*
   - Zunahme der Angina pectoris, Abnahme der Leistungsfähigkeit (Crescendo-Angina).

Sonderformen

4. *Walk through-Angina:*
   - Beschwerden treten bei Belastung auf, klingen jedoch trotz fortdauernder Belastung von selbst wieder ab
5. *Stumme Myokardischämie:*
   - Auftreten objektiver Ischämiesymptome (ST↓, ST↑ etc.) ohne Angina pectoris-Beschwerden. Kann isoliert oder kombiniert mit klassischer Angina pectoris auftreten.

Folie 6

▶ Gefahrenbereich instabile Angina pectoris

1. De-novo-Angina pectoris
2. Crescendo-Angina pectoris
3. Spontane oder Ruhe-Angina pectoris
4. Präinfarkt-Syndrom
5. Infarktverdacht

Angina pectoris in Ruhe:
Hinweis auf Koronarinsuffizienz in Ruhe.

ST ↓ im EKG:
Hinweis auf Innenschichtischämie.

ST ↑ im EKG:
Hinweis auf transmurale Ischämie.

Folie 7

„Vieles kann, muß aber nicht passieren"

- Ca. 11 % der Patienten mit Ruhe-Angina pectoris entwickeln einen akuten Infarkt oder einen plötzlichen Herztod innerhalb eines Monats (Kübler et al. 1983)
- 40 % der Patienten mit akutem Herzinfarkt sowie 20 % der Patienten mit plötzlichem Herztod hatten vorher eine instabile Angina pectoris durchgemacht (Kübler et al. 1983)
- Bei Patienten mit instabiler Angina pectoris zeigt die Koronarangiographie:
  - bei 10–20 %: Stenose linker Hauptstamm ⇒ OP dringlich
  - bei 50–75 %: 1–3-Gefäßerkrankung ⇒ Abwägen des therapeutischen Weges (Plotnick 1979).

Folie 8

Pathogenese der stenosierenden Koronarsklerose

1. Erste Veränderungen bereits im ersten Lebensjahrzehnt in Form von Fettstreifen in der Aorta („Fatty streaks")
2. Zunahme der „Fatty streaks" in der Pubertät mit Ausbreitung auf die großen Arterien, Karotiden, Koronarien
3. Sind über 60 % der Endotheloberfläche mit Fettstreifen bedeckt, ist mit klinischer Manifestation der Atherosklerose zu rechnen
4. Vermehrung und Ausdehnung der Fettstreifen führen zu sog. fibrösen Plaques in Aorta, aber auch Koronarien und Karotiden
5. Auftreten von Fissuren oder Unterbrechung der Endothelzellauskleidung führen zu sog. komplizierten Plaques mit Thrombozytenadhäsion und Aktivierung des plasmatischen Gerinnungssystems
   a) Gefahr akuter Thrombosierung, Stenosierung, Verschluß
   b) Gefahr akuter Einblutung, Stenosierung oder Verschluß

Folie 9

Kommentar

- Geschwindigkeit des Fortschreitens der arteriosklerotischen Veränderungen ist sehr unterschiedlich und wird vielfältig beeinflußt.
- Bei jungen Patienten mehr proliferative und „weiche" Plaques.
- Bei älteren Patienten dagegen eher „harte" Veränderungen mit vermehrten Kalkeinlagerungen.

Eigene Notizen:

Manifestation der KHK und mögliche Verlaufsformen*

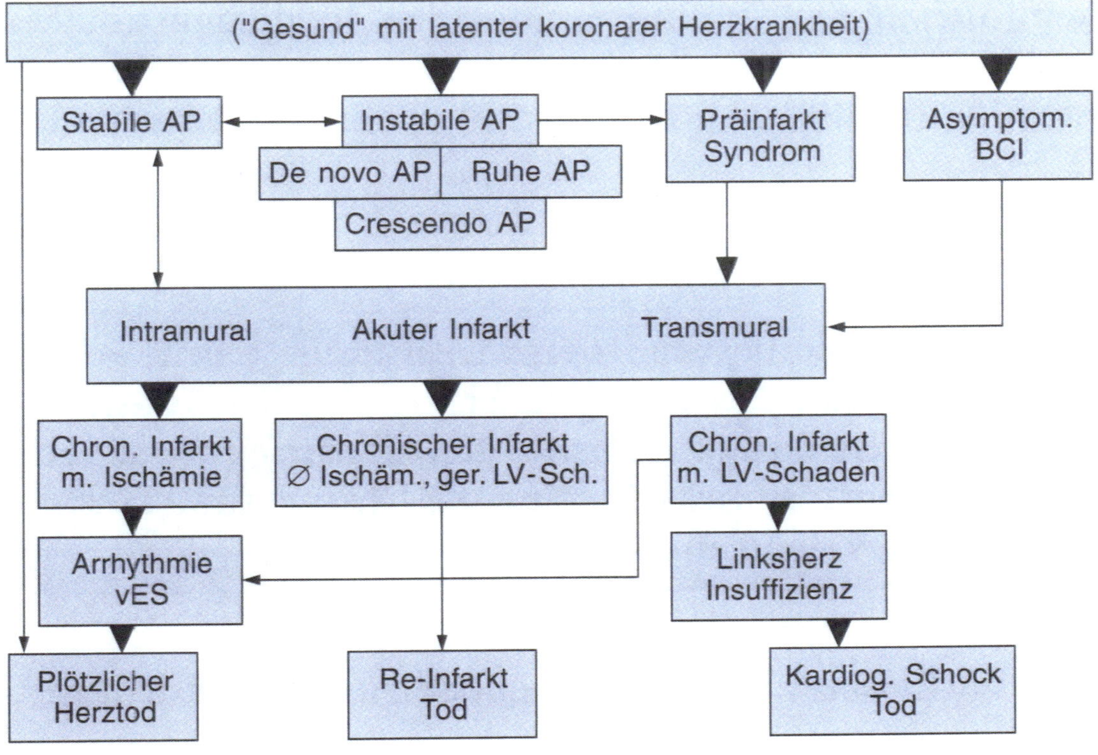

Folie 10

* modifiziert nach Nellessen 1988

Ziele
Schnelle und präzise Abklärung mit ökonomisch vertretbarem Aufwand aus präinterventioneller oder diagnostischer Indikation zur Klärung der therapeutischen Weichenstellung (medikamentöse, invasive, operative Therapie).

> ▶ **Grundsatz**
>
> Je geringer die beschwerdefreie Leistung, je stärker die Angina pectoris, je ausgeprägter die ST↓ bei Belastung, um so rascher empfiehlt sich die Abklärung (Intervention!) und um so rascher sollte die Überweisung an kardiologisches Zentrum überdacht werden.

▶ Vom Hausarzt bei der Diagnostik zu berücksichtigen

1. Differentialdiagnostik
2. Progredienz der Erkrankung
3. Dringlichkeit der Symptomatik
4. Lokale ärztliche Versorgungsstruktur: Internist/Kardiologe/Krankenhaus/Kardiologische Abteilung, evtl. mit PTCA-Möglichkeit (Kardiologisches Zentrum)
5. Mögliche therapeutische Konsequenzen (bis zur Myokardrevaskularisation)

Folie 11

Von der Allgemeinpraxis zur invasiven Abklärung

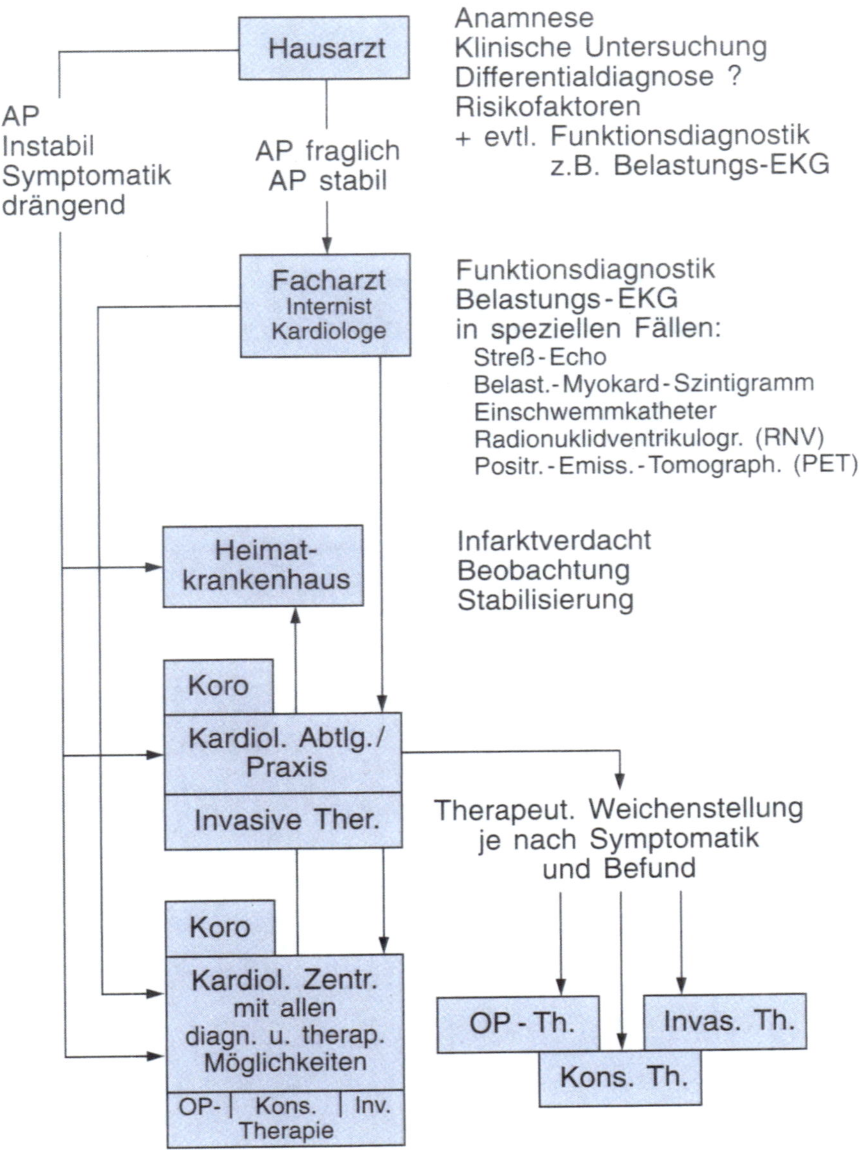

Folie 12

Differentialdiagnostik

Symptomatik	Verdacht auf	Diagnostik
1. Haltungs- und bewegungsabhängige Beschwerden		
Intermittierendes Auftreten, z. T. lange beschwerdefreie Intervalle (Wochen, Monate), z. T. stundenlanges Anhalten. Nicht belastungsabhängig, punktförmiges Stechen parasternal, gelegentliches Ausstrahlen in die Wirbelsäule. „Nicht durchatmen können". Kein Nitroeffekt. Wirbelsäulen-Anamnese.	Muskuloskelettale Beschwerden (z. B. Kostovertebral- Syndrom, Schulter-Arm-Syndrom, HWS-Syndrom).	orthopädische/ chirotherapeutische Diagnostik
2. Atemabhängige Thoraxschmerzen		
Belastungsdyspnoe Leistungsknick Husten	Lungenembolie	Rö-Thorax, Lungen-Szintigraphie Beinvenen?
Atemschmerz Atypische Thoraxbeschwerden Husten, Dyspnoe Gewichtsabnahme Leistungsminderung	Bronchial-Ca	Rö-Thorax
Progrediente Dyspnoe nach stichartigem Schmerz	Pneumothorax	Rö-Thorax

Folie 13

▶ Differentialdiagnostik

Symptomatik	Verdacht auf	Diagnostik
3. Retrosternales Brennen		
Lageabhängigkeit (Liegen) Fehlende Belastungsabhängigkeit Sodbrennen Abhängigkeit von Nahrungsaufnahme Schluckbeschwerden	Ösophagus (Hiatushernie) Ösophagitis Ösophagus-Ca Ösophagusdivertikel	Endoskopie
4. Herz-Kreislaufbeschwerden		
Fieber, Infekt, Entzündungszeichen Allgemeinsymptome Tachykardie, Rhythmusstörungen, Auskultationsbefund	Floride Endo-/ Myo-/Perikarditis	Echokardiographie Labor
5. Plötzlicher, massiver Schmerz zwischen Schulterblättern		
Axthiebphänomen, evtl. Schmerzausbreitung nach kaudal	Aortendissektion	Echokardiographie Angiographie CT
6. Multiple auf das Herz bezogene Beschwerden		
Angstbetonte Schilderung Allgemeine Begleitsymptome wie: Unruhe, Erschöpfbarkeit, Konzentrationsmangel Neigung zu Hyperventilation Fehlende Belastungsabhängigkeit	Angststörungen Panikattacken Hyperventilation Funktionelle Beschwerden	Gezielte psychiatrische, psychosomatische Exploration Parox. Tachykardien? Evtl. Langzeit-EKG

Folie 14

Konservative Behandlungsmaßnahmen

▶ ***Erfassung und Korrektur von Risikofaktoren***

1. **Nikotinkonsum?**
   - Raucheranamnese
   - Motivation? Unterstützende Maßnahmen? Raucherentwöhnung?
2. **Übergewicht?**
   - Ernährungsanamnese
   - Motivation?
   - Ernährungsberatung, evtl. stationäre Einleitung der Ernährungsumstellung in Sonderfällen (z. B. insulinpflichtiger Diabetes mellitus)
3. **Blutfette?**
   - Ernährungsanamnese
   - Ernährungsumstellung, Medikamentöse Optimierung
4. **Blutdruck?**
   - Anamnese?
   - Messung in Ruhe und bei Belastung
   - Körperliche Aktivierung, medikamentöse Optimierung
5. **Diabetes mellitus?**
   - Ernährungsanamnese und -beratung
   - Informationsdefizit des Patienten?
   - Korrekturmöglichkeiten durch Schulung?
   - Diät? Medikamente? Insulin?

5\. **Bewegungsmangel?**
   - Funktionsdiagnostik, Aktivierungsplan
   - Ziele (mittel- und langfristig)?

6\. **Psychosoziale Risikofaktoren?**
   - Anamnese familiäres/berufliches Umfeld
   - Interventionsbedarf und -möglichkeit?
   - Streßbewältigungstraining?

Folie 15

Härter/Tausch (Hrsg.): Qualitätszirkel erfolgreich gestalten Springer-Verlag 1998

Erfassung und Korrektur von Risikofaktoren

- Unterstützung des motivierten Patienten beim Abbau der Risikofaktoren können bieten:
  - Selbsthilfegruppen, Sportvereine
  - Therapeutische Gruppen zur Raucherentwöhnung (z. B. Volkshochschule)
  - Streßbewältigungstraining
  - Koronare Übungsgruppen (Leistung > 75 Watt)
  - Koronare Trainingsgruppen (Leistung > 75 Watt)
- Bei komplexen Problemen:
  - Stationäres Heilverfahren (bei Erwerbstätigen über Rentenversicherung)
- Nach Erkrankung oder Intervention:
  - Ambulante oder stationäre Rehabilitationsmaßnahmen

Folie 16

Medikamentöse Therapie zur Besserung der Symptomatik

- In Abhängigkeit von der Schwere der Symptomatik und von Begleiterkrankungen

- Nitrate
- β-Blocker
- Kalziumantagonisten

Folie 17

Medikamentöse Therapie zur Besserung der Symptomatik

1. **Eine Monotherapie ist bei allen 3 Substanzgruppen zu erwägen:**
   - Bei leichter Angina pectoris: ⇒ Nitrate
   - Bei Angina pectoris und hohen Herzfrequenzen in Ruhe und bei Belastung ⇒ β-Rezeptorenblocker
   - Bei vorwiegend vasospastischer Angina pectoris: ⇒ Kalziumantagonisten
2. **Kombinationstherapie bei schweren Formen der Angina pectoris:**
   - Nitrate und β-Blocker
   - Nitrate und Kalziumantagonisten (*Verapamil*, *Diltiazem*)
   - Antiischämische 3er-Kombination (*Nitrate*, *β-Blocker* und *Nifedipin* oder *Amlodipin*)

Vorteile:

- Stärkere Wirksamkeit, Möglichkeit einer Dosisreduktion der einzelnen Medikamente
- Verminderung bzw. Vermeidung von unerwünschten Wirkungen.
- *Aber:* Vorsichtige Austitration beim Patienten

Folie 18

Medikamentöse Therapie zur Besserung der Symptomatik

▶ Möglichkeiten zur Langzeitmonotherapie der Angina pectoris

a) Isosorbiddinitrat (ISDN) 20 1–1–0 Tbl. oder
b) Isosorbid-5-Mononitrat 20 (ISMN) 1–1–0 Tbl. oder
c) ISDN retard 120 1–0–0 Tbl. oder
d) ISMN 50 1–0–0 Tbl. oder
e) Bei Nitratunverträglichkeit Molsidomin
f) Bei Monotherapie mit Kalziumantagonisten sind die bradykardisierenden Kalziumantagonisten Verapamil oder Diltiazem oder das frequenzneutrale Amlodipin zu empfehlen

Folie 19

Medikamentöse Therapie zur Besserung der Prognose (Sekundärprävention)

1. ASS als Thrombozytenaggregationshemmer

- Reduktion nicht-tödlicher Infarkte (31 %)
- Reduktion nicht-tödlicher Schlaganfälle (42 %)
- Reduktion der gesamten kardiovaskulären Mortalität (13 %) (Antiplatelet Trialists Collaboration 1994)

2. β-Blocker bei Patienten mit KHK und Infarkt

- Reduktion kardialer Mortalität (20 %), Reinfarkt (25 %) und von plötzlichem Herztod (30 %) (Yusuf 1985)

3. Lipidoptimierung führt zu

- Verzögerung der Progression und Begünstigung der Regression von Gefäßveränderungen (zahlreiche angiographische Studien mit medikamentöser Lipidsenkung)
- Reduktion von Mortalität und Morbidität bei KHK (große randomisierte Mortalitäts- und Morbiditätsstudien)

Folie 20

*Sekundärprävention**

▶ Anzustrebende Werte:

- Gesamt-Cholesterin < 180 mg/dl
- LDL-Cholesterin < 100 mg/dl
- HDL-Cholesterin > 40 mg/dl
- LDL/HDL-Quotient < 2
- Triglyzeride < 200 mg/dl

Folie 21

* Windler und Greten 1996

Kommentar

Bemerkungen zu den Mortalitäts- und Morbiditätsstudien:
Bei der Scandinavian Simvastatin-Survival-Study-Group (4 S, 1994) wurde bei 4.444 Koronarpatienten im Alter von 35–70 Jahren und Cholesterinwerten von 212–312 mg/dl unter einer Behandlung mit Simvastatin, die durchschnittlich 5,4 Jahre dauerte, im Vergleich zur Placebogruppe eine Reduktion festgestellt von:

- Gesamtmortalität: –30 %
- Koronarmortalität: –42 %
- Nicht-tödliche Infarkten: –35 %
- Notwendigkeit zur Bypass-Chirurgie: –35 %

Diese positiven Ergebnisse gelten für alle Altersstufen bis 70 Jahre, für Cholesterinausgangswerte ab 212 mg/dl. Sacks et al. (1996) kamen bei der CARE-Studie bei Postinfarktpatienten mit gering erhöhtem Cholesterin zu ähnlich positiven Ergebnissen. Vergleichbare Ergebnisse erzielte Sheperd et al. (1995) in der West of Scotland-Primary-Prevention-Study mit Lipidoptimierung in der Primärprävention (Durchschnittliche Cholesterinwerte bei 272 mg/dl, durchschnittliches LDL-Cholesterin bei 192 mg/dl in der Altersgruppe der45–64jährigen Männer).
Die Konsequenz dieser Ergebnisse ist, die vorliegende Beweisführung zu Gunsten der Patienten in die Praxis umzusetzen. Leider ist die medikamentöse Lipidoptimierung relativ teuer, so daß mancher Hausarzt Bedenken gegen eine Langzeittherapie hat. Volkswirtschaftlich erscheint dies jedoch nicht gerechtfertigt. Behandelt man 100 Patienten über sechs Jahre, so verhindert man:

- 4 von 9 Koronartodesfällen
- 7 von 21 Herzinfarkten
- 6 von 19 Bypass-Operationen

Bei der Kostennutzenrechnung, übertragen auf Bedingungen in den USA, ergaben die eingesparten stationären Behandlungen eine Senkung der stationären Behandlungskosten um 31 % und eine Reduktion der tatsächlichen Medikamentenkosten für Lipidsenker auf 12 % (Senkung von 4.400 auf 528 /Pat./5,4 Jahre), (Pedersen 1996).
Rechnet man die Kosten pro gewonnenem Lebensjahr, so liegen diese bei Dialyse und Nierentransplantation etwa 4mal höher gegenüber der Lipidtherapie in der Sekundärprävention der KHK (Pedersen 1995).

Eigene Notizen:

Medikamentöse Therapie zur Besserung der Prognose nach großem Infarkt

1. Zur Prävention von Herzinsuffizienz bei bedeutsamer, infarktbedingter linksventrikulärer Schädigung:
   $\Rightarrow$ *ACE-Hemmer*
2. Zur Prävention thromboembolischer Komplikationen bei großen Infarkten, Aneurysmen, Behandlung linksventrikulärer Thromben:
   $\Rightarrow$ *Antikoagulation*

Folie 22

Kommentar

▶ *ACE-Hemmer*

Nach großem Infarkt (meist Vorderwand) kann bereits bei asymptomatischer, schwerer linksventrikulärer Schädigung der Einsatz von ACE-Hemmern empfohlen werden, um die Morbidität an einer künftiger Herzinsuffizienz signifikant zu mindern (wohl langjährige Dauertherapie).

▶ *Antikoagulation*

Antikoagulation mit Marcumar in der Sekundärprophylaxe bei Patienten mit großem Infarkt ergab statistisch eine statistisch hochsignifikante Reduktion von Mortalität, Reinfarkt und zerebrovaskulären Ereignissen.

Eigene Notizen:

Invasive Therapie

1. PTCA (perkutane transluminale Koronarangioplastie) „Ballondilatation“ bei Koronarstenosen
2. Rekanalisationsversuch (je nach Symptomatik, Verschlußlänge und Ischämie) bei Koronarverschlüssen
   - Vorteil: Rasch durchführbar, wenig belastend, kurzer stationärer Aufenthalt, wiederholbar
   - Diskussion bei chronischer KHK mit 1 – , 2 – evtl. auch 3 – Gefäßerkrankung, instabiler Angina pectoris, akutem Infarkt

Folie 23

Invasive Therapie

- Indikation je nach Morphologie:
  - Bei symptomatischer Koronarstenose
  - Bei symptomatischem Koronarverschluß
  - Bei symptomatischer Bypass-Stenose nach früherer Operation

- *Aber*: Hohe Rezidivrate (20–50 %) innerhalb von 6 Monaten in Abhängigkeit von Stenosemorphologie. Daher gezielte Information an Patienten über Rezidivmöglichkeit und mögliche Konsquenzen (z. B. Abgang eines großen Gefäßes)

- In speziellen Fällen bei spezieller Gefäßmorphologie (evtl. unter Einsatz von IVUS = intravaskulärer Ultraschall)
  - PTCA mit Stentimplantation (Reduzierte Stenoserate)
  - Hochfrequenz-Rotations-Angioplastie (Rotablator)
  - Direkte koronare Atherektomie
  - Laserangioplastie

Folie 24

Vorbeugung kardiovaskulärer Ereignisse
ist möglich durch

1. Allgemeine Maßnahmen:

a) Kein Nikotin
b) Lipidoptimierung durch Ernährungsumstellung
c) Körperliche Aktivität
d) Gewichtskontrolle und -normalisierung
e) Blutdruckkontrolle und -normalisierung

2. Medikamentöse Maßnahmen:

a) ASS
b) β-Blocker
c) CSE-Hemmer (evtl. Kombinationstherapie)
d) ACE-Hemmer und Antikoagulation (bei großen Infarkten, Ventrikelthrombus, Aneurysma, bedeutsamen Ventrikelschaden)

Folie 25

62jähriger Patient berichtet in der Sprechstunde über Angina pectoris, vor 4 Tagen erstmals aufgetreten mit zunehmender Tendenz.

Aus der Anamnese:

a) Vor 5 Jahren komplikationsloser Hinterwandinfarkt mit bisher völliger Beschwerdefreiheit auch bei hoher Belastung. Eine Koronarangiographie wurde damals nicht durchgeführt.
b) Vor 3 Monaten erfolgreiche PTCA wegen Angina pectoris. Die jetzigen Beschwerden seien ähnlich, nur noch nicht so stark.
c) Vor 3 Jahren PTCA. Seither volle Leistungsfähigkeit ohne Angina pectoris bis vor vier Tagen.
d) Vor 10 Jahren laut Unterlagen Bypass-OP mit 4facher Myokardrevaskularisation bei schwerer koronarer 3-Gefäßerkrankung.

Folie 26

Kommentar

a)

1. Bei Patienten, die anamnestisch bereits einen Herzinfarkt angeben, sprechen neu aufgetretene, pectanginöse Beschwerden für eine Progredienz der Gefäßveränderungen
   - an dem Gefäß, das den früheren Infarkt ausgelöst hat (v. a. wenn keine oder nur eine kleine Narbe im EKG oder in der Echokardiographie sichtbar ist).
   - an einem der anderen Koronargefäße (v. a. wenn frühere Infarktnarbe im EKG vorliegt, Echokardiographie etc.). Damit liegt mindestens eine 2-Gefäßerkrankung vor.
2. In diesem Fall: Bei abgelaufenem Hinterwandinfarkt mindestens 2-Gefäßerkrankung zu erwarten, evtl. RIA-Prozess.
3. **Deshalb:** Rasche Ischämiediagnostik
   - Rasche Koronarangiographie

b)

1. Restenose-Problem nach PTCA (In den ersten 6 Monaten in 25 – 50 %). Symptomatik spricht für Angina pectoris.
2. Dringlichkeit nach Bedeutung des dilatierten Gefäßes, nach Lokalisation der Stenose (proximal oder distal) und nach Ischämiezeichen bei PTCA (schwere Angina? EKG-Veränderungen?).
3. **Procedere:** Direkte Kontaktaufnahme mit der Einrichtung, die den Patienten dilatiert hat. Rascher Termin!

c)

1. Nach 6 Monaten Restenose seltener. Erneute Angina pectoris verdächtig auf neue Stenose an anderem Gefäß.
2. **Procedere:**
   - Funktionsdiagnostik
   - Antianginöse Therapie
   - Rekoronarangiographie

d)

1. Angina pectoris-Symptomatik nach früherer Bypass-OP kann Ausdruck sein von:
   - Progression der Nativgefäße
   - Degenerative Veränderungen am Bypass (Stenose, Verschluß)
2. **Procedere:**
   - Funktionsdiagnostik
   - Antianginöse Therapie
   - Vorstellung am Zentrum, wo Pat. operiert wurde (Berücksichtigung der Vorbefunde)
   - Rekoronarangiographie
   - Bypass-Problem ⇒ PTCA?
   - Progrediente Koronarsklerose ⇒ Re-OP?

Definition

Patienten mit stark limitierender oder instabiler Angina pectoris und hochgradig eingeschränkter Leistungsbreite trotz Ausschöpfung der medikamentösen Therapie ohne erfolgversprechende Möglichkeiten für invasive Therapie und Möglichkeit für Operation oder Reoperation.
Anamnestisch oft bereits abgelaufene Herzinfarkte, häufig kombiniert mit Herzinsuffizienz, evtl. Z. n. mehrfachen Interventionen (PTCA, Bypass-OP).

Procedere

Behandlungsbündnis und übereinstimmendes therapeutisches Konzept zwischen Hausarzt/Facharzt/kardiologischen Zentrum und Patienten.

Ziel

Maximale Mobilisierung der therapeutischen Möglichkeiten von der Motivation über Risikofaktoren-Korrektur zum Bemühen um die jeweils optimale Medikation.

Folie 27

Nicht-medikamentöse Empfehlungen für Patienten

1. *Hören Sie auf zu rauchen!*
   Dies ist die wichtigste Einzelmaßnahme, die Sie durchführen können. Die Nikotinentwöhnung ist für Sie mindestens so wirksam wie die Behandlung mit Medikamenten und hat bei Patienten mit bedeutsamen Einengungen der Herzkranzarterien eine ähnlich günstige Wirkung auf die langfristigen Überlebenschancen wie eine Bypass-OP. Durch diese Maßnahme halbieren Sie Ihr Risiko für einen (weiteren) Herzinfarkt!

2. *Ernähren Sie sich fettarm und kaloriengerecht!*
   Erhöhte Cholesterinspiegel im Blut begünstigen das Fortschreiten der koronaren Herzerkrankung. Durch eine drastische Senkung der Cholesterinspiegel kann das Fortschreiten der Veränderungen in den Herzkranzarterien verlangsamt werden. Einengungen können sich sogar wieder zurückbilden. Dies ist jedoch nur mit einer konsequenten Umstellung der Ernährung möglich!

3. *Senken Sie Ihren Cholesterinspiegel auf > 200 mg/dl!*
   Eine konsequente Kostumstellung ist hierfür Voraussetzung; evtl. sind zusätzlich Medikamente erforderlich.

Folie 28/1

4. *Erreichen Sie Ihr Normalgewicht!*
   Sie verbessern damit Ihren Cholesterinstoffwechsel. Sie entlasten dadurch Ihr Herz. Sie erleichtern die Einstellung eines Bluthochdruckes (Normalgewicht cm über 100 in kg; z. B. bei einer Körpergröße von 170 cm beträgt das Normalgewicht 70 kg).

5. *Erreichen Sie nach Möglichkeit Ihr Idealgewicht!*
   (Idealgewicht cm über 100 – 10 % in kg; z. B. bei einer Körpergröße von 170 cm beträgt das Idealgewicht 63 kg).

6. *Planen Sie regelmäßige körperliche Aktivität in Ihren Tagesablauf ein!*
   2 – 3 max. 20 Minuten/Woche sind schon ein guter Anfang!

7. *Vermindern Sie Ihren Alkoholkonsum!*
   Einschränkung des Alkoholkonsums erleichtert die Einstellung eines Bluthochdruckes und vermeidet mögliche Folgeschäden wie Schlaganfall und Herzversagen. Alkoholverzicht verbessert die Funktion Ihres Herzens. Mehr als 15 g Alkohol/Tag (1/8 l Wein) sollten Sie nicht regelmäßig trinken. (Persönliche Mitteilung nach Prof. Dr. H. Gohlke)

Folie 28/2

Bücher

Halhuber C. & Halhuber M.J. (1992) Sprechstunde Herzinfarkt. Gräfe & Unzer, München

Diehm K. & Wilhelm C. (1997) Gut Leben mit Gerinnungshemmern. Ein Patientenbuch der Deutschen Herzstiftung e.V.

Klepzig H. & Klepzig H. (1997) Das kranke Herz. Ein Patientenbuch der Deutschen Herzstiftung e.V.

Halhuber C. (Hrsg.) (1996) Vor und nach Bypass-Operation oder Ballondilatation. Ein Patientenbuch der Deutschen Herzstiftung e.V. Trias, Stuttgart.

Folie 29

Literatur

1. Antiplatelet Trialists' Collaboration (1994) Collaborative overview of randomized trials of antiplatelet therapy – I: prevention of death, myocardial infarction and stroke by prolonged antiplatelet therapy in various categories of patients. Br Med J, 308, 81 – 106
2. Kübler W, Baller D, Hober H et al. (1983) Instabile Angina pectoris. In: Schaper W & Gottwick MG (Hrsg.) Fortschritte in der Kardiologie, Bd. 49: 25. Steinkopff, Darmstadt
3. Nellessen U, Hecker HL, Lichtlen, PR (1988) Das Krankheitsbild der instabilen Angina pectoris: Klinik, Therapie und Prognose. Thieme, Stuttgart
4. Pedersen TR, Kjekshus J, Berg K et al. (1996) Cholesterol lowering and the use of healthcare resources. Results of the Scandinavian Simvastatin Survival Study. Circulation 93: 1796 – 1802
5. Pedersen TR, Kjekshus J, Boccuzzi SF, Epstein RS. for the 4 s Group (1995) Clinical and resource utilization benefits of the Scandinavian Simvastatin Survival Study (4 s) applied to the U.S. population. Circulation 92: 521
6. Plotnik GD (1979) Approach to the managment of unstable angina. Am Heart Journal 98: 243
7. Sacks FM, Rouleau JL., Moye LA et al.for the CARE investigators (1995) Baseline characteristics in the cholesterol. An recurrent events (CARE) trial of secondary prevention in patients with average serum cholesterol levels. Am J Card 75: 621 – 623
8. Scandinavian Simvastatin Survival Study group (1994) Randomised trial of cholesterol lowering in 4.444 patients with coronary heart disease. Scandinavian Simvastatin Survival Study (4 s). Lancet 344: 1383 – 1389
9. Schwabe UD, Paffrath D (Hrsg.) (1996) Arzneiverordnungs-Report 1996. Gustav Fischer, Stuttgart Jena
10. Shepherd J, Cobbe SM, Ford I et al. for the west of scotland coronary prevention study group. (1995) Prevention of coronary heart disease with pravastatin in men with hypercholesterolemia. New Engl J Med 333: 1301 – 1307
11. Windler E,. Greten H (1996) Lipidtherapie, Ziel und Nutzen in der Prävention der koronaren Herzkrankheit. Internist, 37: 1244 – 1248
12. Yusuf S, Peto J, Lewis J, Collins R, Sleight P (1985) Beta blockade during and after myocardial infarction: an overview of the randomized trials. Progr Cardiovascular Dis 27: 335 – 37

Herz-
insuffizienz

MODERATORMANUAL HERZINSUFFIZIENZ

Gerhard F. Hauf, Bertold Ritter

INHALT

► Häufigkeit und Verlauf

- Prävalenz der Herzinsuffizienz: 0.2 – 2 % (Bangdiwala et al. 1992)
- Inzidenz der Herzinsuffizienz: 0.1 – 0.5 %/Jahr (Roskamm et al. 1996)
- Häufigkeit hat sich in den letzten 15 Jahren verdreifacht
- Die 5 – Jahres-Überlebensrate von Patienten mit schwerer Herzinsuffizienz beträgt unter 50 %
- Herzinsuffizienz ist in ca. 20 % Todesursache bei Herz-/Kreislaufkrankheiten
- Ca. 10 % aller Menschen in der BRD sterben an Herzinsuffizienz

► Sozioökonomische Bedeutung

Herzmittel (Kardiaka, Koronarmittel, Antihypertonika, ACE-Hemmer, Beta-Rezeptorenblocker, Kalziumantagonisten und lipidsenkende Mittel) machten 1995 zusammengenommen 21.1 % des Umsatzes der GKV-Rezepte aus (Schwabe, Paffrath 1996). Ein Teil dieser Kosten geht zu Lasten der Behandlung der Herzinsuffizienz

Folie 1

II. Definition

Herzinsuffizienz ist definiert als Unvermögen des Herzens, den Körper bei Belastung oder in Ruhe ausreichend mit Blut zu versorgen.

Einteilung des Schweregrades der Herzinsuffizienz*

I. Große Belastungen ohne Beschwerden (außergewöhnlich anstrengende körperliche Belastungen können zu Beschwerden führen).

II. Beschwerden bei höheren, nicht ungewohnten Belastungen (z. B. Bergaufgehen). Bei leichten Belastungen beschwerdefrei.

III. Beschwerden schon bei leichteren Belastungen (z. B. Gehen in der Ebene). In Ruhe beschwerdefrei.

IV. Beschwerden in Ruhe: Keine der o. g. Belastungen möglich.

Folie 2

* nach New York Heart Association (NYHA) 1964

Fall 1

45jähriger Büroangestellter mit großem Vorderwandinfarkt (Auswurffraktion unter 30 %), ehemaliger Raucher, keine Beschwerden bei alltäglichen Belastungen.

Dauermedikation: ASS 100 mg/die, Atenolol 100 mg/die, Enalapril 5 mg/die.

Verlauf: Über 5 Jahre Beobachtungszeitraum keine kardiale Symptomatik. Patient setzt dann schrittweise alle Medikamente ab. In den folgenden 2 Jahren weiter beschwerdefrei.

Fall 2

63jähriger Rentner, jahrzehntelang Hochdruckanamnese, zweimal Krankenhausaufenthalt wegen Linksherzdekompensation. Zur Zeit Dyspnoe nach 2 Etagen Treppensteigen. RR 185/105 mmHg.

Dauermedikation: Digitalis, Diuretikum, Nifedipin 320 mg, bei Bedarf zusätzlich Furosemid oral.

Verlauf: Stat. Aufnahme wegen zunehmender Dyspnoe, RR weiter hoch. Nierenretentionswerte leicht erhöht. Rekompensation mit Furosemid i. v.

Folie 3

Fall 3

77jährige Frau, Diabetikerin, kompensierte Niereninsuffizienz, Zustand nach stummen Vorder- und Hinterwandinfarkt, mittelschwerer Myokardschaden, Dyspnoe nach 3 – 4 Etagen Treppensteigen, im täglichen Leben beschwerdefrei.

Dauermedikation: ACE-Hemmer, Digitalis, leichtes Diuretikum, ASS 100, ISDN 20 1 – 0 – 1.

Verlauf: Ab und zu Schwindel bei Hypotonieneigung, eine Präsynkope. Im Regelfall Dyspnoe nur bei hoher Belastung. Patientin räumt nach hartnäckiger Befragung ein, daß sie ab und zu ein paar Tage lang die Medikamente weglasse, sie „wolle sich doch mit den vielen Medikamenten nicht vergiften!"

Folie 4

Kommentar

Fall 1

- Diskussion: Muß man dem Patienten die weitere Einnahme der Medikamente aufdrängen?
- Aus Sicht des Klinikers: Ja!
  a) Prognostische Aspekte (ACE-Hemmer verbessern die Lungenfunktion und Prognose)
  b) Prävention, d.h. Zweiterkrankung verhindern (KHK/Risikofaktoren), ggf. „Therapieanpassung".

Fall 2

- Diskussion: Welche Medikation wäre optimal? Ist ein ACE-Hemmer unumgänglich? Könnte dieser auch ambulant neu angesetzt werden?
- Aus Sicht des Klinikers: Zur geregelten Therapie immer erst Ätiologie abklären: KHK? Ist gezielte Intervention möglich? Renale Genese der Hypertonie?

Fall 3

- Diskussion: Hat die Patientin nicht recht?
- Aus Sicht des Klinikers: Nicht bei ACE-Hemmern!
  Bei restlicher Medikation kann nach Symptomatik und objektiven Meßverfahren (RR, Langzeit-EKG) vorgegangen werden. Bei ISDN, verabreicht morgens und abends, ist wohl längst Tachyphylaxie erreicht.
  Optimal wäre ISDN 20 1 – 1 – 0, abhängig von subjektiver Symptomatik (Auslaßversuch).

Eigene Notizen:

▶ Myokardiales Versagen

- Drucküberlastung (z. B. Hypertonie)
- Volumenüberlastung (z. B. Aorteninsuffizienz)
- Myokardzelluntergang (z. B. koronare Herzkrankheit)
- Verlauf von Herzmuskelkrankheiten (z. B. Kardiomyopathie)

▶ Rhythmusstörungen

- Erregungsbildungsstörungen (z. B. Vorhofflimmern)
- Erregungsleitungsstörungen (z. B. höhergradiger AV-Block)

▶ Mechanische Behinderung der Ventrikelaktion

- Behinderung des Blutflusses durch die Kammern (z. B. Klappenvitien)
- Behinderung der Motilität (z. B. hypertensive Herzkrankheit mit Relaxationsstörung des linken Ventrikels, Perikarditis konstrictiva)

***Folgerung:* Ursachen beseitigen!**

Folie 5

Stufenschema

▶ Basisdiagnostik

1. **Anamnese:** Leitsymptome Dyspnoe, Nykturie, Herzrhythmusstörungen, Ödembildungen

2. **Klinische Untersuchung:**

   a) EKG (Hinweis auf KHK, Myokarditis, Rhythmusstörungen)

   b) Echokardiographie und/oder Röntgen-Thorax (Stauungszeichen? Herzgröße? Klappenfehler? Kardiomyopathie? Infarkt? Hypertoniefolgen?)

▶ Aufgrund der Basisdiagnostik

1. Ergometrie ⇒ Katheterdiagnostik (Dilatation, OP), evtl. Primärkatheter

2. Langzeit-EKG ⇒ Elektrophysiologie (Schrittmacher)

3. Langzeit-RR

4. Labor (Stoffwechselerkrankung)

Folie 6

Härter/Tausch (Hrsg.): Qualitätszirkel erfolgreich gestalten Springer-Verlag 1998

Ziele der Therapie

I. Beschwerdelinderung

II. Prognoseverbesserung

III. Prävention

Frage: Welche Arzneigruppen können I, II, und III zugeordnet werden?

Wesentliche Gesichtspunkte der Behandlung

- Stabilisierung, wenn möglich Verbesserung des klinischen Bildes
- Steigerung der Lebensqualität
- Verbesserung der körperlichen Belastbarkeit
- Verbesserung der Prognose

Folie 7

Prognoseverbesserung und Prävention

▶ Kausale Behandlung

- Koronare Herzerkrankung
- Myokarditis
- Infektionen
- Rheumatische Erkrankungen
- Metabolische Störungen
- Hormonale Erkrankungen
- Herzrhythmusstörungen
- Beseitigung der Ursachen für akute/chronische Druck- oder Volumenbelastungen
  - Arterielle Hypertonie
  - Vitien

▶ Prognoseverbesserung

- Prognosebestimmende Faktoren der Herzinsuffizienz bzw. Prädiktoren für ungünstige Prognose:
  a) Ätiologie (koronare Herzkrankheit)
  b) Ventrikelzustand (erniedrigte Ejektionsfraktion, erhöhter linksventrikulärer Füllungsdruck, reduzierter kardialer Index)
  c) Neurohormonale Faktoren (erhöhte Plasmanoradrenalinkonzentration)
  d) Serumelektrolyte (erniedrigte Serumnatriumkonzentration)
  e) Herzrhythmusstörung (Lown Stadium IVa/b)
  f) Belastungstoleranz (Reduzierte maximale Sauerstoffaufnahme, VO_2 max.)
  g) Klinische Beschwerden (NYHA III/IV)

Folie 8

Medikamentöse Behandlung

▶ Medikamente zur Beschwerdelinderung

- Diuretika (Schleifendiuretika/Aldosteron-Antagonisten) ⇒ (A)
- Digitalis (besonders bei Vorhofflimmern) ⇒ (B, C)
- ACE-Hemmer ⇒ (A, D, F)
- Nitrate ⇒ (A)

▶ Medikamente zur Prognoseverbesserung

- ACE-Hemmer ⇒ (A, D, F)
- Beta-Blocker (individuell) ⇒ (C, D)

▶ Prävention

- ACE-Hemmer ⇒ (A, D, F)
- Antikoagulantien ⇒ (E)
- Risikofaktorenkorrektur (Lipide, Nikotin, Alkohol, usw.)

▶ Therapieprinzipien der Herzinsuffizienzbehandlung

A) Senkung der Vor- und Nachlast
B) Steigerung der Kontraktilität
C) Verlängerung der diastolischen Füllungszeit
D) Hemmung von Gegenregulationsmechanismen
E) Verhinderung von Thromboembolien
F) Verhinderung einer fortschreitenden Myokardschädigung

Folie 9

Medikamentöse Behandlung*

▶ *Allgemeine Basismedikation (Stufenschema)*

- ACE-Inhibitor + Diuretikum, evtl. Digitalis + Diuretikum
- ACE-Inhibitor + Digitalis + Diuretikum
- ACE-Inhibitor + Digitalis + Diuretikum + Nitrate

▶ *Bei Kontraindikation für ACE-Inhibitoren*

- Digitalis + Diuretikum + Nitrate + Dihydralazin

▶ *Individuelle Zusatzmedikation*

- Beta-Blocker
- Antikoagulation/Aggregationshemmer
- Antiarrhythmika
- Nicht glykosidartige positiv-inotrope Substanzen

---

* Bangdiwala et al. 1992
CIBIS Investigators 1994
The Digitalis Investigation Group 1997
Packer et al. 1996
The SOLVD Investigators 1991, 1992

Folie 10

Nicht-medikamentöse Empfehlungen für Patienten*

1. **Lebensstil ändern:**
   - „Auch eine nicht mehr so volle Batterie kann noch sehr lange halten. Es gibt aber eine Voraussetzung: Man muß sie sparsam nutzen."
2. **Behandlung der Herzinsuffizienz:**
   - Anpassung der körperlichen Belastung an die kardiale Leistungsfähigkeit
   - Psychische Schonung
   - Diätische Maßnahmen (Kochsalz- und Flüssigkeitsrestriktion)
   - Vermeidung von Noxen
   - Korrektur von Risikofaktoren
   - Physikalische Maßnahmen/Physiotherapie
3. **Bewegungstherapie:**
   (z. B. „Koronarsport", Radfahren)
   - Keine Belastungen, die zu Blutdruckspitzen führen (z. B. Hanteltraining)
   - „Lerne laufen ohne zu schnaufen!" in NYHA – Stadium I und II
   - Körperliche Ruhe in NYHA – Stadium III und IV

Merke: Eine Prognoseverbesserung der Herzinsuffizienz durch „Sport" ist nicht gesichert. Es tritt jedoch durch „Ökonomisierung" eine Verbesserung der peripheren Muskelarbeit auf.

Folie 11

* Roskamm und Reindel 1996; Samek, Hauf und Jadue 1991

- *Provokative Frage:* Bis zu welchem Alter ist eine Prognoseverbesserung sinnvoll?

- *Provokative Feststellung:* Vor 10 Jahren wurden in Deutschland 6x mehr Digitalis als in Großbritannien oder USA verordnet. Dies weist auf eine andere Bewertung der Herzinsuffizienz hin.

Folie 12

Patientenratgeber

Diehm K. & Wilhelm C. (1997) Gut Leben mit Gerinnungshemmern. Ein Patientenbuch der Deutschen Herzstiftung e.V.

Klepzig H. & Klepzig H. (1997) Das kranke Herz. Ein Patientenbuch der Deutschen Herzstiftung e.V.

Halhuber C. (Hrsg.) (1996) Vor und nach Bypass-Operation oder Ballondilatation. Ein Patientenbuch der Deutschen Herzstiftung e.V. Trias, Stuttgart

Halhuber, C. & Halhuber, M.J. (1992) Sprechstunde Herzinfarkt. Gräfe & Unzer, München

Folie 13

Literatur

1. Bangdiwala SI, Weiner DH, Bourassa MG et al. (1992) Studies of left ventricular dysfunction (SOLVD) registry: Rationale, design, methods and description of baseline characteristics. Am J Cardiology 70: 347 - 353
2. CIBIS Investigators and Committees (1994) A randomized trial of β-blockade in heart failure. The cardiac insufficiency bisoprolol study (CIBIS). Circulation 90: 1765 - 1773
3. Criteria Commitee of the New York Heart Association (1964) Diseases of the heart and blood vessels: nomenclature and criteria for diagnosis, 6th edition. Little & Brown, Boston
4. The Digitalis Investigation Group (1997) The effect of Digoxin on mortality and morbiditiy in patients with heart failure. New Engl J Med 336(8): 525 - 533
5. Packer M, Bristow MR, Cohn JN et al US Carvedilol Heart Failure Study Group (1996) The effect of Carvedilol on morbidity and mortality in patients with chronic heart failure. New Engl J Med 334: 1349 - 55
6. Roskamm H, Reindell H (Hrsg.) (1996) Herzkrankheiten. Pathophysiologie Diagnostik Therapie. Springer, Berlin
7. Samek L, Hauf GF, Jadue AA et al. (1991) Anpassungsvorgänge in der Arbeitsmuskulatur durch Training bei Patienten mit schwerer linksventrikulärer Schädigung (Abstract). Zeitschr für Kardiologie 80 (3): 160
8. Schwabe UD, Paffrath D (Hrsg.) (1996) Arzneiverordnungs-Report 1996. Gustav Fischer, Stuttgart Jena
9. The SOLVD Investigators (1991) Effect of enalapril on survival in patients with reduced left ventricular ejection fractions and congestive heart failure. New Engl J Med 325: 293 - 302
10. The SOLVD Investigators (1992) Effect of enalapril on mortality and the development of heart failure in asymptomatic patients with reduced ventricular ejection fractions. New Engl J Med 327: 685 - 691

MODERATORMANUAL CHRONISCHE BRONCHITIS

Wilhelm Niebling, Gerhard Würtemberger

INHALT

- Häufigkeit (Prävalenz) der folgenden Symptome der Bevölkerung in der Bundesrepublik:
  Husten: 14 %
  Husten und Auswurf: 4 %
  Husten und Dyspnoe: 7 %

- Prävalenz der chronisch (obstruktiven) Bronchitis in den westlichen Industrienationen bei Männern: 14–20 % (3–8 %),
  bei Frauen: 8 % (2–4 %)

- Die Häufigkeit der Beschwerden Husten, Auswurf, Dyspnoe ist abhängig von:
  1. Lebensalter (Zunahme im Alter)
  2. Rauchverhalten (Raucher 4× häufiger Beschwerden)
  3. Geschlecht (Männer/Frauen 5 : 1)
  4. Lebenswohnraum (Stadt-/Landbevölkerung 2 : 1)

- Die ätiologische Bedeutung der Luftverschmutzung für die chronische Bronchitis ist umstritten (Überlagerung durch inhalatives Rauchen). Bekannt ist, daß chemische Dämpfe und Gase sowie Industriestäube am Arbeitsplatz (Ammoniak, Isozyanate, Nitrosegase, Chlorgasverbindungen, Zinknebel, Lösungsmitteldämpfe, Metallstäube, Kohle, Silikate, Zementstäube, Getreide, beim Schweißen entstehende Dämpfe) die Ausbildung einer chronischen Bronchitis begünstigen.

Folie 1

Härter/Tausch (Hrsg.): Qualitätszirkel erfolgreich gestalten Springer-Verlag 1998

Versorgungssituation und Kosten

- Der Umsatz der zu Lasten der GKV verordneten Bronchospasmolytika lag 1993 bei 1,5 Mill. DM. Antitussiva und Expektorantien nahmen 1993 mit 74,4 Mio. Verordnungen (Umsatz: 1.067 Mio. DM) den 2. Platz unter allen verordneten Indikationsgruppen ein (Schwabe & Paffrath 1994).

- Rund 60 % aller Verordnungen systemischer Antibiotika erfolgten wegen bronchopulmonaler Infekte.

- Die chronische Bronchitis führt in der Regel zu einer um 10 Jahre vorgezogenen Invalidität! Lediglich Herz-/Kreislauferkrankungen und Gelenkleiden haben eine stärkere sozialmedizinische Bedeutung (Ulmer 1995).

Folie 2

II. Patientenbeispiele

Fall 1

36jährige Patientin, seit 20 Jahren Raucherin

- Nach Infekt vor 2 Jahren durchgehend morgendlicher Husten mit Auswurf, intermittierend eitrig. Besonders morgens Dyspnoe, die sich erst nach Bronchialtoilette bessert. Beschwerden gehäuft im Herbst und Frühjahr.
- Bisherige Behandlung mit „Hustensäften, Hustenblockern und Homöopathika". Bisher nur einmal für 2 Wochen Behandlung mit β_2-Sympathikomimetikum (Dosieraerosol). Mehrfach Antibiose.
- Zusätzlich rezidivierende Sinusitiden mit mehrfachen Spülbehandlungen. Beide Eltern leiden an Pollinosis, der Vater zusätzlich an einem atopischen Ekzem.

Fall 2

68jähriger Patient, starker Raucher. Über Jahrzehnte Tätigkeit als Maurer, war auch mit Abbrucharbeiten beschäftigt. Tätigkeiten mit der Flex. Frühberentung mit 57 Jahren wegen schwerer obstruktiver Bronchitis und respiratorischer Partialinsuffizienz.

- Sauerstoffpartialdruck 60 mm/Hg, Vitalkapazität auf 60 % der Norm eingeschränkt, Residualvolumen 220 % der Norm!
- Symptome: Giemen, beginnende Ruhedyspnoe, Husten und ständiger Auswurf, häufig eitrig.
- Begleiterkrankungen: Arterielle Hypertonie; koronare Herzkrankheit mit Verdacht auf abgelaufenen, stummen Myokardinfarkt; chronische arterielle Verschlußkrankheit.
- Behandlung: Bei Bedarf inhalative Glukokortikoide (ohne Spacer genommen), Antibiotika, Kardiaka, Antihypertensiva, Saluretika.

Folie 3

Kommentar

Fall 1
Kritische Punkte

- Keine konsequente Diagnostik (kein Ausschluß eines Milbenasthmas)
- Keine konsequente Therapie (chronische Erkrankung chronische Behandlung!)
- Mangelhafte Sensibilität von Patientin und Arzt für die anfangs noch banalen Symptome sind die Gründe für eine unterbliebene, rechtzeitige Diagnostik, Behandlung und frühzeitige Prävention
- Behandelt wurde der Husten, nicht aber die Krankheit Bronchitis
- **Therapievorschlag:** Besserung der Compliance über eine Patientenschulung

Fall 2
Kritische Punkte

- Fehlende umfassende Behandlung mit bronchopulmonal wirksamen Therapeutika (konsequent β_2-Sympathikomimetikum inhalieren, evtl. Kombination mit Ipratropiumbromid, Theophylline etc.. Bei Exazerbation zusätzlich Glucocorticoide)
- Mehrfach ungezielte Antibiosen in kurzer Zeit
- **Therapievorschlag:** Patientenschulung und -führung durch Arzt und Therapeuten (KG), Peak-Flow-Messungen, Inhalationstherapie, Therapie mit dem Flutter zur Sekretmobilisation.

Eigene Notizen:

III. Pathogenese der chronischen Bronchitis

- Durch Einwirkung der exogenen Noxen kommt es zu einer:

- Störung der mukoziliären Clearance
- Hyperkrinie und Dyskrinie
- Bronchialen Obstruktion

- Der entscheidende Faktor für die Ausbildung von Spätfolgen der chronischen Bronchitis ist die bronchiale Obstruktion. Spätfolgen sind:

1. Deformierende Bronchitis, ggf. Bronchiektasen
2. Atemwegsobstruktion mit/ohne Emphysem
3. Respiratorische Partial- oder Globalinsuffizienz
4. Pulmonale Hypertonie
5. Cor pulmonale

Folie 4

III. Pathogenese der chronischen Bronchitis*

▶ Wesentliche pathogenetische Faktoren der chronischen Bronchitis sind:

1. Konstitutionelle Prädisposition (u. a. IgA-Mangel, α_1-Proteaseninhibitor-Mangel, Mukoviszidose, bronchiale Hyperreagibilität)
2. Endogene Faktoren (Lebensalter, Geschlecht, allergische Diathese, mechanische Faktoren)
3. Exogene Faktoren (Inhalationsrauchen, Luftverschmutzung, berufliche Noxen)

▶ Diese führen zu:

- Störung der bronchialen Clearance
- sekundäre bakterielle Infekte
- Chronischer Bronchitis

Folie 5

* aus Cherniak 1990

Definition und Einteilung der chronischen Bronchitis

Definition

Atemwegserkrankung, die durch die Symptome Husten und Auswurf gekennzeichnet ist. Die Symptome müssen nach der WHO-Definition in 2 aufeinanderfolgenden Jahren mindestens 3 Monate pro Jahr vorhanden sein*

▶ *Einteilung*

1. Nach dem Krankheitsverlauf:
   - Akute Bronchitis
   - Chronische Bronchitis
2. Nach der Lokalisation:
   - Tracheobronchitis
   - Bronchitis
   - Bronchiolitis, selten, meist bei Kindern
3. Nach der Pathophysiologie:
   - Obstruktive Bronchitis
   - Nicht-obstruktive Bronchitis

Folie 6

* Ciba Guest Symposium Report 1959

Leitsymptome der chronischen Bronchitis

- Husten
- Auswurf
- Dyspnoe

Vermehrter Auswurf, begleitet von chronischem Husten, können über Jahre als alleiniges Leitsymptom führen. Die Dyskrinie als wichtige Ursache einer Atemwegsobstruktion ist für die später folgende Dyspnoe wesentlicher Auslöser.

Folie 7

▶ Anamnese

Erhebung einer sorgfältigen Familien- und Eigenanamnese incl. der beruflichen Anamnese mit Schilderung der Tätigkeiten am Arbeitsplatz und Schilderung der Freizeitaktivitäten.

- Frage nach den Rauchgewohnheiten und durchgemachten viralen und bakteriellen Infekten im Bereich der oberen und unteren Luftwege.
- Frage nach früheren stationären Behandlungen wegen Atemwegserkrankungen, insbesondere frühere Beatmungsnotwendigkeit im Rahmen einer Dekompensation.
- Zuhilfenahme von Fragebogen oder Symptomkalendern (s. Service-Box Folie 18).

Folie 8

► Klinische Aspekte

Merkmale verschiedener Emphysemtypen		
Befunde	Typ A	Typ B
	emphysematös „pink puffer“	bronchitisch „blue bloater“
Dyspnoe	ausgeprägt	mäßig
Husten	mäßig	ausgeprägt
Auswurf	spärlich, mukös	reichlich, purulent
Habitus	mager bis kachektisch	untersetzt bis adipös
Thoraxform	Faßform	meist normal
Atemgeräusch	leise	häufig bronchitische Nebengeräusche
Hämotokrit	normal	erhöht
akute respiratorische Insuffizienz	oft terminal Überblähung	wiederholt keine Überblähung
Röntgen	schlankes Herz	verbreitertes Herz
PaO_2 (mmHg)	65 – 75	45 – 60
$PaCO_2$ (mmHg)	35 – 40	45 – 60
Cor pulmonale	spät, wenn überhaupt	frühzeitig deutlich erhöht
Atemwegwiderstand	leicht erhöht	

Folie 9

Diagnostische Interventionen

- Sputumdiagnostik
- Bronchoskopie
- Allergologische Diagnostik

Folie 10

Kommentar

▶ *Sputumdiagnostik*

Diese ist mit einer Reihe von Schwierigkeiten verbunden, da der abgehustete Bronchialauswurf häufig mit Keimen der Mundflora kontaminiert ist. Vor dem Abhusten ist eine gründliche Mundtoilette erforderlich (2× gründliches Mundspülen mit Leitungswasser, nicht mit desinfizierenden Substanzen).

Bakteriologische Untersuchung des Sputums nur, wenn in Gramfärbung > 25 neutrophile Granulozyten/Gesichtsfeld und < 5 Plattenepithelien/Gesichtsfeld. Weiterhin ist daran zu denken, daß die Leitkeime bei normalen Postversand innerhalb von 24 – 36 Stunden absterben können.

Cave: Falsch negative Befunde bzgl. H. Influenzae und Pneumokokken, falsch positive bzgl. Pseudomonas aeruginosa und Enterobacteriaceae. Eine bakteriologische Untersuchung bei Exazerbation einer chronischen Bronchitis ist nur dann sinnvoll und erforderlich, wenn nach einer eingeleiteten antibiotischen Therapie binnen 72 Stunden keine eindeutige klinische Besserung eintritt.

Häufige Erreger:

- Streptococcus pneumoniae (30 – 70 %) und
- Haemophilus influenzae (20 – 50 %)
- Entweder isoliert oder als Mischinfektion
- Alle anderen Bakterien wie Moxarella catarrhalis, Streptococcus pyogenes u. a. sind selten

▶ *Bronchoskopie*

Indikation bei chronischem Husten unklarer Genese, dann insbesondere zur differentialdiagnostischen Klärung. Zusätzlich Möglichkeit der Bronchiallavage und Gewinnung von Bronchialsekret zur bakteriologischen und zytologischen Untersuchung.

▶ *Allergologische Diagnostik*

- Gezielte Anamnese (fragliche Allergene „einkreisen")
- Hauttestung (Pricktest mit Standardallergenen)
- In-vitro-Test (IgE und Rast-Test, fakultativ)
- Nasale, konjunktivale und inhalative Provokationstestungen (fakultativ)
- Ggf. unspezifische bronchiale Provokationstestung zum Nachweis einer bestehenden bronchialen Hyperreagibilität mit Cholinergika (z. B. Acetylcholin, Carbachol)
- Ggf. spezifische bronchiale Provokation vor einschneidenden Maßnahmen (z. B. Berufswechsel, Umbaumaßnahmen)

Flußdiagramm zum Vorgehen bei Patienten mit Husten*

Merke: Husten, der innerhalb von 3 Wochen auf keine Therapie anspricht, bedarf einer eingehenden Diagnostik. Bronchialkarzinom? Latente Herzinsuffizenz?

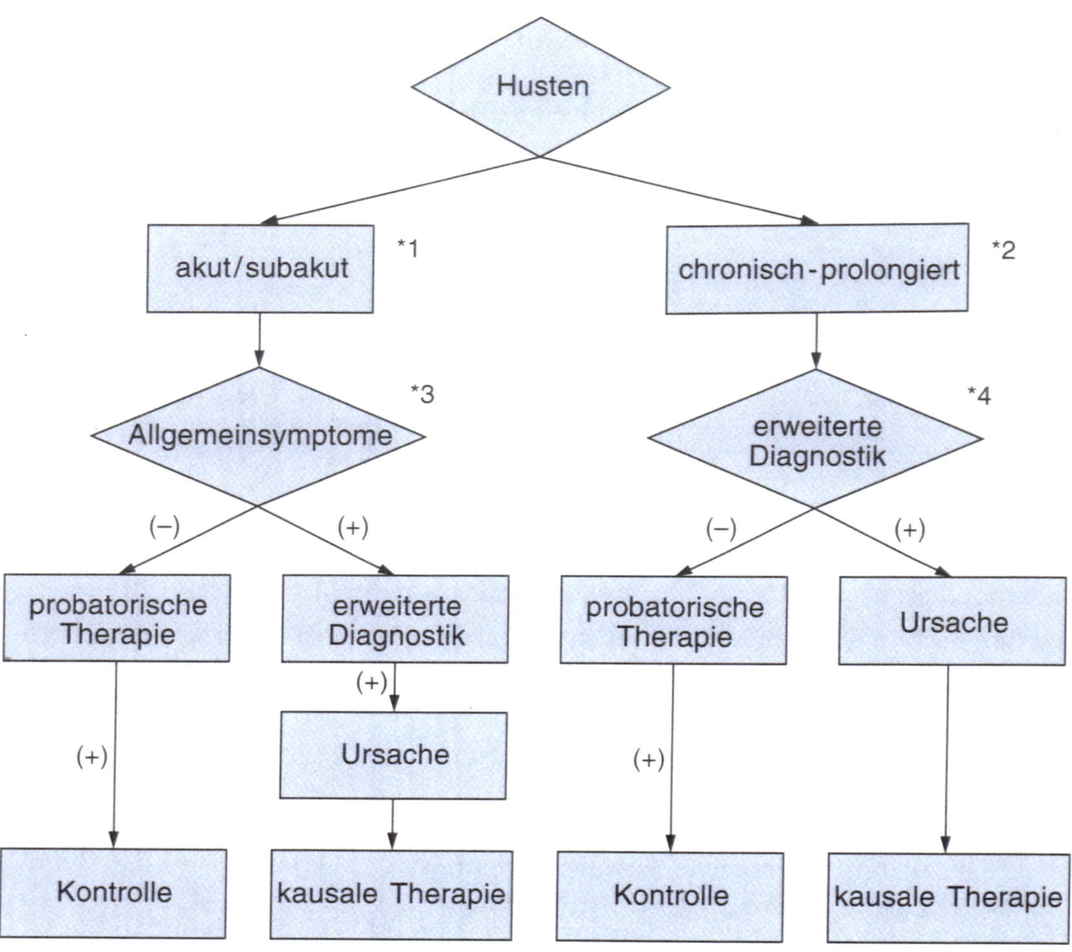

Abb. 1. Symbole: (+)auffälliger Befund/vorhanden, (-)unauffälliger Befund/nicht vorhanden. ***1** < 3 Wochen. ***2** >3 – 6 Wochen. ***3** z. B. Fieber. ***4** Basislabor, Rö.-Thorax, Lungenfunktionsprüfung, Ruhe-EKG, ggf. weitere Maßnahmen zur Tumorsuche (z. B. Thorax-CT), Bronchoskopie, bronchoalveoläre Lavage (BAL)

Folie 11

* aus Ulmer 1995

VI. Differentialdiagnose Husten*

Leitsymptome und häufige Ursachen

1. Trockener Husten über 3 – 5 Tage, später Auswurf, geröteter Rachen, gelegentlich retrosternales Wundgefühl ⇒ Virusinfektion der oberen Luftwege
2. Schmerzhafter Husten mit purulentem Auswurf, grobblasige RG's ⇒ akute Bronchitis
3. Husten, mindestens 3 Monate im Jahr in 2 aufeinanderfolgenden Jahren, mittelblasige RG's, (in spätem Stadium zusätzlich Obstruktion) ⇒ chronische (obstruktive) Bronchitis
4. Exspiratorische Dyspnoe, nächtlicher Husten, Obstruktion, glasiger Auswurf ⇒ Asthma
5. Subfebrile Temperatur, z. T. trockener, über Wochen persistierender Husten, Gewichtsabnahme ⇒ Lungen-Tbc
6. Sehr früh diskretes, endexspiratorisches Giemen (Differentialdiagnose Asthma), nächtliche Atemnot, geringer Auswurf, Hüsteln, Nykturie ⇒ Linksherzinsuffizienz
7. Starke Atemnot, ggf. Orthopnoe, schaumiger Auswurf, gelegentlich Obstruktion ⇒ Lungenödem
8. Gewichtsabnahme, Leistungsminderung, anhaltender trockener Husten, im Spätstadium nicht selten Hämoptoe ⇒ Tumoren, Metastasen
9. Morgendlicher Husten, Auswurf ⇒ Reizstoffe, Nikotin
10. Trockener Husten ⇒ Medikamente (insbesondere ACE-Hemmer)
11. Kurzer, trockener Husten in Belastungssituationen ⇒ Psychogener Husten
12. Anhaltend trockener, z. T. quälender Husten ⇒ Hyperreagibles Bronchialsystem

Folie 12

* modifiziert nach Keseberg 1994

Allgemeines

▶ *Therapieziel*

- Besserung und Linderung der Beschwerden, Verhindern von Spätschäden

▶ *Grundlage der Behandlung*

- Elimination von Noxen, insbesondere absolutes Rauchverbot
- Ggf. Berufswechsel bei starker Staubexposition
- „Informierter Patient", da nur dieser compliant
- Konsequenzen aufzeigen

▶ *Medikamentöse Therapie*

- Entzündungshemmung durch topisch angewandte Glukokortikoide
- Behandlung der Atemwegsobstruktion mit Bronchodilatantien, eventuell additiv Glukortikosteroiden
- Behandlung der Verschleimung mit Bronchodilatantien, Mukolytika und Expektorantien, Inhalationen

▶ *Sekretmobilisation*

- Lagerungsdrainage, Vibrationsmassage und Atemgymnastik (Therapie mit dem sog. Flutter)

Folie 13

Härter/Tausch (Hrsg.): Qualitätszirkel erfolgreich gestalten Springer-Verlag 1998

Stufentherapie bei chronisch obstruktiver Bronchitis

1. Stufe

- Inhalativ Glukokortikoide
- β_2-Sympathomimetika
  - Primäre Wahl: Inhalativ, 4–6 Anwendungen/Tag (kurz wirksam)
  - Nur bei Koordinationsstörungen, ggf. zur Nacht: Oral, 1–2 Retardtabletten/Tag oder
  - 2× täglich einen Hub (langwirkend)
- Oder ggf. kombiniert mit Anticholinergika
- Inhalativ, 2–4 Anwendungen/Tag

2. Stufe (bei ungenügender Besserung)

- Theophyllin-Retard-Präparat
  - 400–900 mg/Tag, Ziel: Serumkonzentration 5–15 mg/l
  - *Cave:* Große Unterschiede im Theophyllinmetabolismus erfordern in der Einstellphase wiederholte Serumspiegelkontrollen.

3. Stufe (bei ungenügender Besserung)

- Oral Prednisonäquivalent
  - 20–40 mg/Tag über 2 Wochen

4. Stufe (bei ungenügender Besserung)

- Absetzen

5. Stufe (Besserung)

- Orale Erhaltungsdosis bis auf 10 mg reduzieren

Folie 14

Therapie der obstruktiven Atemwegserkrankung bei Kindern*

Inhalative Therapie (Inhaliersystem: Düsenvernebler mit Kompressor)

1. **Akutbehandlung (Dosierungsangaben/pro Tag)**
   - Fenoterol (0,5 % ige Lösung): 3 – 4 mal 3 – 5 Tropfen (0,01 – 0,03 ml/kg Körpergewicht [KG])
   - Salbutamol (0,5 % ige Lösung): 3 – 4mal 3 – 7 Tropfen (etwa 0,03 ml/kg KG)
   - Ipratropiumbromid: 3 – 4mal 10 – 15 Tropfen (etwa 0.05 ml/kg KG) oder
   - In Kombination mit Fenoterol: 3 – 4mal 1 – 2 Hübe oder 3 – 4mal 2 – 8 Tropfen
   - Oxitropiumbromid: 2 – 3mal 6 – 12 Tropfen (jeweils in 1 – 2 ml NaCl 0,9 %)
2. **Dauerbehandlung**
   - DNCG: 3 – 4mal 20 mg
   - Inhalierbares Steroid, 2mal 100 (bis 200) μg

Folie 15

* aus Leupold 1994

Therapie der obstruktiven Atemwegserkrankung bei Kindern*

Inhalative Therapie (Inhaliersystem: Dosieraerosol mit Spacer und Maske)

1. **Akutbehandlung (Dosierungsangaben/pro Tag)**
   - Fenoterol (zu 1000 µg): 4mal 2 Hübe
   - Salbutamol: 4mal 2 Hübe
   - Terbulatin: 4mal 2 Hübe
   - Ipratropiumbromid: 4mal 2 Hübe oder
   - In Kombination mit Fenoterol: 3 – 4mal 1 Hub
   - Oxitropiumbromid: 2mal 2 Hübe
2. **Dauerbehandlung**
   - DNCG: 3 – 4mal 2 Hübe
   - Inhalierbares Steroid: 2mal 100 (bis 200) µg

Orale Therapie (Dosierungsangaben/pro Tag)

- **β_2-Sympathomimetika:**
  - Clenbuterol: 2mal 0.6 µg/kg KG
  - Procaterol: 2mal 1 – 1,5 mg/kg KG
  - Salbutamol: 2mal 4 mg
  - Tulobuterol: 2mal 0,02 – 0,08 mg/kg KG
- **Theophyllin:**
  15 – 29 mg/kg KG in Abhängigkeit vom Serumspiegel. Bei fieberhaften Infekten über 24 Stunden: Reduktion der Dosis auf 50 %

Folie 16

* aus Leupold 1994

Nicht-medikamentöse Behandlungsempfehlungen für Patienten

- Absolutes Rauchverbot. Gilt in eigenen vier Wänden auch für Mitbewohner (Passivrauchen).
- Vermeiden Sie, soweit möglich, den Aufenthalt in rauch- oder staubbelasteter Umgebung.
- Lassen Sie sich die Inhalationstechnik von Dosieraerosolen von Ihrem Arzt oder erfahrenen Praxismitarbeitern genau erklären (bei hohen Tagesdosen, z. B. mehr als 8 Hübe, ist entweder die Inhalationstechnik nicht korrekt oder eine Modifikation der Therapie notwendig).
- Tägliches Monitoring (am besten morgens) dient sowohl einer Verbesserung der Compliance als auch dem Verständnis des Krankheitsverlaufes.
- Lassen Sie sich von Ihrem Arzt ein Peak-flow-Gerät aushändigen bzw. verordnen und in die Anwendung dieses Gerätes einweisen.
- Suchen Sie Ihren Hausarzt auf bei:
  - einer Zunahme des Sputumvolumens mit Verfärbung,
  - einer Einschränkung des Peak flows um mehr als 50 %,
  - Fieber über 38,5°C.
- Achten Sie auf eine ausreichende Flüssigkeitszufuhr (d. h. 50 ml/kg Körpergewicht);
  Ausnahme: Herzinsuffizienz.

Folie 17

Patientenratgeber

Wagner A. (1994). *Asthma und chronische Bronchitis.* Humboldt, München

Anhand der erlebten Untersuchungabläufe in einer Lungenarztpraxis wird in diesem Buch Wissen vermittelt, z. B. über Untersuchungsmethoden, Medikamente und Krankheitsverlauf. Besonderer Wert wird darauf gelegt, dem Patienten das richtige Verhalten - auch im Notfall - zu erklären.

Patientenbroschüren

Mein Asthma-Tagebuch

Zu beziehen gegen eine Spende bei der Geschäftsstelle der Atemwegsliga. Ein Heft zum regelmäßigen Eintragen von Peak-Flow-Werten und Atembeschwerden.

Anschriften

Patientenliga Atemwegskrankheiten e.V.
Wormser Str. 81
55276 Oppenheim
Tel. 06133/332023 Fax: 06133/332024

Deutsche Atemwegsliga e.V.
Burgstr. 12
33175 Bad Lippspringe
Tel.: 05252/954506 Fax: 05252/954506

Folie 18/1

Buchtip

Lode H., Scherer H. & Schaberg T. (Hrsg.) (1993). *Atemwegsinfektionen in der Praxis.* Walter de Gruyter
Eine aktuelle Bestandsaufnahme über Diagnostik und Therapie von Atemwegsinfektionen. Der Schwerpunkt wird auf Maßnahmen gelegt, die in der hausärztlichen Praxis zu beachten sind.
Würtemberger G. (1994). *Chronisch obstruktive Bronchitis. Diagnostik – Therapie – Prognose.* Dustri, München – Deisenhofen

Audiovisuelle Lehrmittel

Würtemberger G. & Murphy R.C.H. (1997). *Auskultationskurs Lunge.* Thieme, Stuttgart New York

Folie 18/2

Literatur

1. Cherniak L (1990) Chronic obstructive pulmonary disease. Saunders, London
2. Ciba Guest Symposium Report (1959) Thorax: 14: 286 - 299
3. Costabel U, Teschler H (1993) Diagnostik obstruktiver Atemwegserkrankungen. Deutsches Ärzteblatt 90 (46): 15 - 20
4. Deutsche Atemwegsliga (1994) Chronisch obstruktive Bronchitis - die neuen Therapierichtlinien. Forschung Praxis 13 (189): 24 - 27
5. Keseberg A (1994) Husten ist das häufigste respiratorische Symptom überhaupt. Forschung Praxis 12 (173): 14 - 17
6. Leupold W (1994) Die Asthmatherapie bei Klein- und Schulkindern ist etwas Besonderes. Forschung Praxis 13 (189): 11 - 16
7. Schwabe U, Paffrath D (1994) Arzneiverordnungs-Report '94. Gustav Fischer, Jena
8. Servicebox (1995) Zeitschr Allgemeinmedizin 6 (71): 440
9. Ulmer WT (1995) Husten als Leitsymptom. Pneumologische Notizen, 1: 24 - 26
10. Würtemberger, G (1994) Chronisch obstruktive Bronchitis. Diagnostik - Therapie - Prognose. München-Deisenhofen, Dustri
11. Würtemberger, G & Murphy RCH (1997) Auskultationskurs Lunge. Thieme, Stuttgart, New York

Ulkus-
krankheit

MODERATORMANUAL ULKUSKRANKHEIT

JENS W.F. RASENACK, JAN GELDMACHER

INHALT

I. Epidemiologie und volkswirtschaftliche Bedeutung*

▶ Häufigkeit der Ulkuskrankheit

- Die Prävalenz der Ulkuskrankheit beträgt in den industrialisierten Ländern 1,3 – 2,5 %, die Lebensprävalenz beträgt 3,4 – 13,5 %
- In der Bundesrepublik beträgt die Prävalenz der peptischen Ulzera ca. 1,5 %, d. h. etwa 1,2 Mio. Einwohner der Bundesrepublik haben ein Ulkus

▶ Sozioökonomische Bedeutung

- Werden Prävalenz und Krankschreibungsrate auf die Gesamteinwohnerzahl der Bundesrepublik umgerechnet, so werden pro Jahr etwa 510.000 Personen wegen Oberbauchbeschwerden krank geschrieben
- Die zehn häufigsten Symptomkomplexe verursachen 54 % aller Gesundheitskosten
- Die Magen-Darmerkrankungen liegen dabei mit 21 % an zweiter Stelle

Folie 1

* Soll 1994

Härter/Tausch (Hrsg.): Qualitätszirkel erfolgreich gestalten Springer-Verlag 1998

▶ Verlauf der Ulkuskrankheit

- Die Spontanheilungsrate innerhalb von 6 Wochen beträgt in Abhängigkeit vom Studiendesign und der untersuchten Patientengruppe 8 – 80 % (Bianchi, Porro & Petrillo 1988)
- Die Rezidivrate beträgt innerhalb eines Jahres 50 – 100 % (Gudman-Hoyer et al. 1978, Sontag 1988)
- Im Laufe der Beobachtungszeit reduziert sich die Rezidivhäufigkeit, sodaß nach 10 Jahren 50 % der Patienten kein Rezidiv mehr haben
- Zu Beginn der Ulkuskrankheit ist die Mortalität erhöht, nach 2 Jahren ist die Lebenserwartung nicht mehr reduziert
- Die medikamentöse Therapie hat einen extremen Rückgang der klassischen Magenchirurgie verursacht. Notfalloperationen wegen Blutungen oder Perforationen sind jedoch nicht seltener geworden

Folie 2

*Umsätze von Magen-Darm-Mitteln**

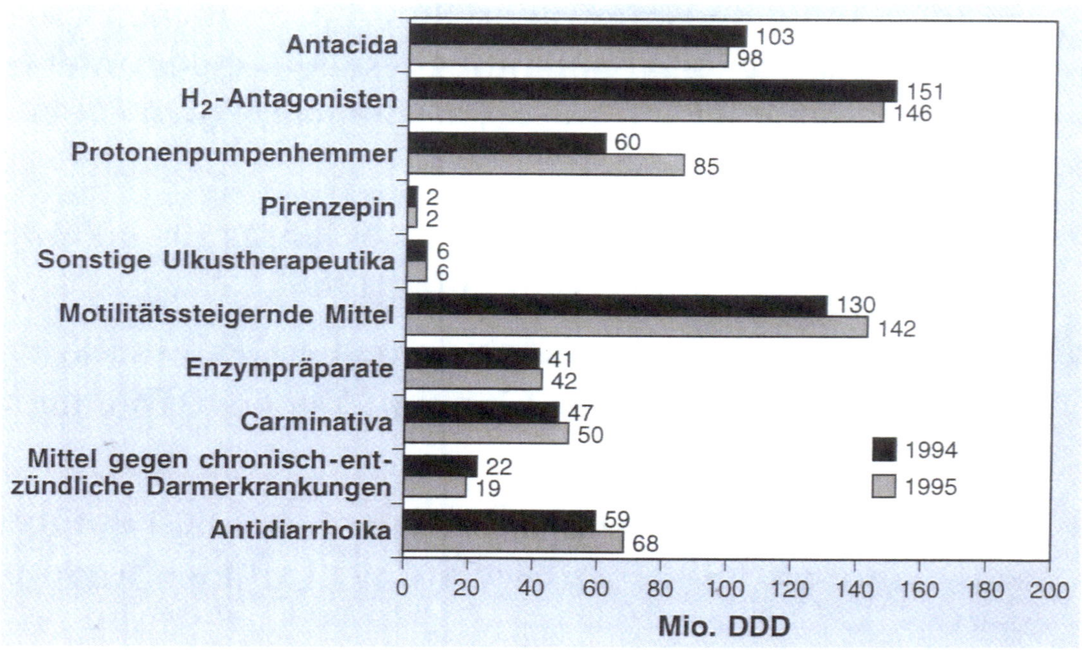

Abb. 1. Verordnungen von Magen-Darm-Mitteln 1994/95. DDD der 2000 meistverordneten Medikamente (gesamte BRD)

Folie 3

* siehe Schwabe und Paffrath 1996

I. Epidemiologie und volkswirtschaftliche Bedeutung

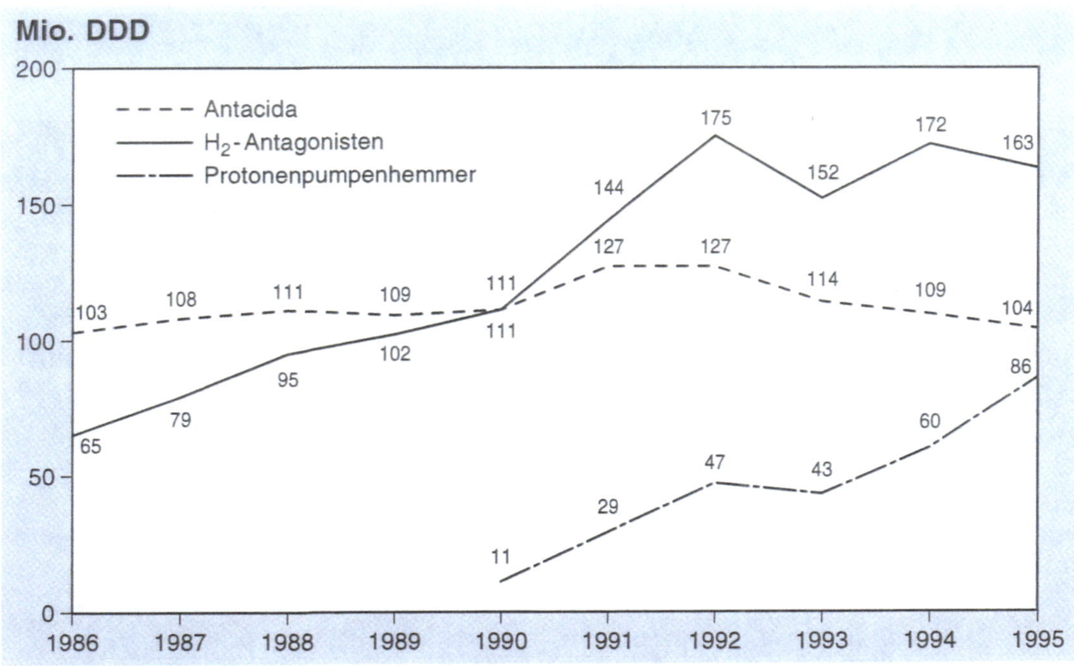

Abb 2. Verordnungen von Ulkustherapeutika in DDD 1986–1995 (ab 1991 mit neuen Bundesländern). Es fällt auf, daß trotz Verordnung neuerer und teurerer Medikamente nicht wesentlich weniger alte Präparate verordnet wurden. Allerdings erbrachte die Einführung der H_2-Antagonisten einen drastischen Rückgang von Magen-OPs

Folie 4

* siehe Schwabe und Paffrath 1996

II. Patientenbeispiele

Fall 1

23jähriger Patient, starker Raucher (2 Schachteln täglich). In der Praxis gut bekannt, klagt über seit 14 Tagen bestehenden Schmerzen unter dem rechten Rippenbogen und im Epigastrium. Er erwacht nachts wegen der Beschwerden und ißt eine Kleinigkeit. Nach dem Mittag- und Abendessen Oberbauchdruck. Er will eine Krankschreibung und Medikamente.
Die Gastroduodenoskopie zeigt trotz nüchternem Patienten am Morgen noch Essensreste im Magen. Pylorus eng und verschwollen. Im Bulbus 2 einander gegenüberliegende Ulzera mit massiver Schleimhautschwellung in der Umgebung.

Fall 2

27jähriger Patient, Krankenpfleger. Rezidivierendes Ulkus duodeni. Z. n. Vagotomie. Kommt wegen erneuter Oberbauchschmerzen, v. a. nüchtern. Seit 2 Tagen Teerstuhl.

Fall 3

32jähriger Patient, Facharbeiter. Klagt über seit 14 Tagen bestehende Oberbauchschmerzen, leichte Übelkeit, Druck nach dem Essen eher etwas stärker, aber auch nachts Beschwerden. Keine Kolliken, keine Änderung des Stuhlgangsverhaltens, kein Gewichtsverlust.
Vor 10 Tagen ohne Erfolg mit Diät versucht. Kurzfristig auch Eigenmedikation mit Ranitidin. Unwesentliche Linderung der Beschwerden.
Seit 10 Jahren rezidivierende Oberbauchschmerzen, wiederholtes Röntgen des Magens und Gastroskopie. Es sei auch einmal ein Geschwür festgestellt worden. Verschreibung von Ranitidin vor 3 Jahren, jetzt habe er die letzten Tabletten eingenommen. Möchte wirksameres Medikament, da er unbedingt weiterarbeiten müsse.

Folie 5

Kommentar

Fall 1

Bei dem jungen Patienten ist anzunehmen, daß er *Helicobacter pylori*-positiv ist.

- Es sollte daher eine Eradikationsbehandlung unter Einschluß eines Protonenpumpenhemmers (siehe unten) erfolgen.
- Eine Regastroskopie ist bei Beschwerdefreiheit nicht notwendig. Der Zigarettenkonsum sollte beendet werden.

Fall 2

Diagnostische Maßnahmen: Eine Gastroduodenoskopie zeigt erneut ein blutendes Duodenalulcus.

- Es sollte geprüft werden, ob der Patient *Helicobacter pylori*-positiv ist. Falls ja, ist auch bei ihm eine Eradikationsbehandlung indiziert.
- Ein Zollinger-Ellison-Syndrom ist auszuschließen (nicht unter Säuresekretionshemmung). Trotz der Vagotomie kann die Säuresekretion noch vorhanden sein, eine Rolle beim Ulkus duodeni spielen und daher inhibierbar sein.
- Sollte der Patient tatsächlich nur eine Vagotomie erhalten haben, ist voraussichtlich eine Pyloroplastik notwendig.

Fall 3

- Frage nach Erfüllung des Verordnungswunsches und notwendiger Diagnostik?
- Zunächst Verordnung eines Antacidums mit dem Vorschlag, dies bei Bedarf einzunehmen.

▶ *Diagnostik*

Laborwerte zeigen eine geringe Erhöhung von γGT und SGOT. Die Sonographie ergibt bei sonst unauffälligem Befund diskrete Hinweise auf eine Fettleber ohne Organvergrößerung. Eine Gastroduodenoskopie zeigt eine diskrete Rötung des distalen Ösophagus. Im Magen mit Außnahme einer Rötung und Schwellung der pylorusnahen Antrumschleimhaut unauffälliger Befund. Ein Test auf *Helicobacter pylori* ist positiv. Im Bulbus duodeni geringe Schleimhautrötung und Schwellung, kein Ulkus, postbulbäres Duodenum unauffällig.

▶ *Therapeutisches Vorgehen*

Beschwerden resultieren mit großer Wahrscheinlichkeit weder aus der endoskopisch diagnostizierten Schleimhautrötung im Magen und Duodenum („Gastritis“ und „Duodenitis“) noch aus der Helicobacter pylori Infektion.

Sie könnten jedoch durch die Refluxösophagitis bedingt sein. Ein Therapieversuch mit einem Protonenpumpenhemmer (Lansoprazol 2 × 30 mg, Omeprazol 2 × 40 mg oder Pantoprazol 2 × 40 mg) über 2–4 Wochen ist indiziert. Bei Erfolg ist diese Therapie über längere Zeit fortzuführen.

Ist der Therapieversuch erfolglos, sollte eine psychosomatische Abklärung vorgeschlagen werden, da es sich möglicherweise um funktionelle Beschwerden handelt.

Mögliche Prinzipien der Pathogenese

I. Zuviel Säure

II. Zu lange Säureeinwirkung

III. Zuviel Pepsin

IV. Schleimhautbarriere defekt (Schleim)

V. Durchblutung gestört (z. B. Rauchen)

VI. Helicobacter pylori

Folie 6

1. Krankheitsdauer < 14 Tage:

- Probeweise Therapie mit Antazida ohne Diagnostik. Unabhängig vom Therapieerfolg nach 14 Tagen absetzen (siehe auch Krankheitsdauer > 14 Tage).

2. Krankheitsdauer > 14 Tage:

- Sonographie
- Gastroduodenoskopie und *Helicobacter pylori*
- Diagnostik
- Evtl. Labordiagnostik
- Evtl. EKG, KHK-Diagnostik
- Evtl. Koloskopie

Merke: Bei eher harmlosen, nicht sehr ausgeprägten Symptomen scheint ein Zuwarten und eine „Ex-juvantibus-Therapie" für maximal 14 Tage gerechtfertigt, insbesondere bei jüngeren Patienten.

Folie 7

V. Behandlung*

▶ Ziele der Therapie

I. Beschwerdefreiheit des Patienten

II. Beschleunigung der Ulkusheilung und Verhinderung von Komplikationen

III. Prophylaxe des Ulkusrezidivs

▶ Therapeutische Standards

- Je besser die Prognose einer Erkrankung, desto wirkungsvoller und nebenwirkungsfreier muß ein Medikament sein, damit es für eine Behandlung in Frage kommt.
- Von geringerer Bedeutung ist die Kenntnis des Wirkungsmechanismus eines Medikamentes. Sie ist bestenfalls für den Therapeuten beruhigend, keinesfalls aber für seine Entscheidung ausschlaggebend.

Folie 8

* Blum und Siewert 1978

Medikamentöse Therapie und Dosierungsvorschläge

1. **Antazida:**
   - In der Regel 3×/die zwischen den Mahlzeiten

2. **H_2-Antagonisten:**
   - Cimetidin: 800 mg/die
   - Famotidin: 40 mg/die
   - Nizatidin: 300 mg/die
   - Ranitidin: 300 mg/die
   - Roxatidin: 150 mg/die

3. **Protonenpumpeninhbitoren:**
   - Lansoprazol: 2 × 30 mg
   - Omeprazol: 2 × 40 mg
   - Pantoprazol: 2 × 40 mg

4. **Wismut:**
   - Wismutgalat: 50 mg/-nitrat 100 mg (3 × 2/die)
   - Wismutsalizylat: 3 × 600 mg

5. **Sucralfat:**
   - 3 × 1 g (zeitlichen Abstand zu anderen Medikamenten einhalten)

6. **Eradikation von *Helicobacter pylori***

Folie 9

Eradikationstherapie bei Nachweis von Helicobacter pylori

► *Italienische Triple Therapie (7 Tage)*

- Protonenpumpenhemmer, 2 × Standarddosis/die
- Clarithromycin, 2 × 250 mg/die
- Metronidazol, 2 × 400 mg/die

Kosten: ca. 203 DM. *Therapieabbruch:* > 5 %. *Nebenwirkungen:* 15 %.

► *Französische Triple Therapie (7 Tage)*

- Protonenpumpenhemmer, 2 × Standarddosis/die
- Clarithromycin, 2 × 500 mg/die
- Amoxiallin, 2 × 1 g/die

Kosten: ca. 320 DM. *Therapieabbruch:* > 5 %. *Nebenwirkungen:* 30 %.

► *Reserveschema*

- Protonenpumpenhemmer, 2 × Standarddosis/die, Tag 1–10
- Wismut, 4 ×/die, Tag 4–10
- Tetrazyklin, 4 × 500 mg/die,Tag 4–10
- Metronidazol, 3 × 400 mg/die, Tag 4–10

Kosten: ca. 228 DM. *Therapieabbruch:* 5–10 %. *Nebenwirkungen:* 80 %.

Folie 10

▶ Therapiefehler

- Der *Hauptfehler* in der Therapie des Ulkusleidens und von Oberbauchbeschwerden besteht darin, daß relativ häufig ohne entsprechende diagnostische Maßnahmen auch teure Therapien langfristig durchgeführt werden.
- Insbesondere bei länger bestehendem Krankheitsbild ist eine Klärung des psychischen bzw. sozialen Hintergrundes erforderlich.
- Inwieweit eine Interventionsmöglichkeit vorliegt, kann man nur im Einzelfall und unter Hinzuziehung eines Spezialisten (Psychiater, Verhaltenstherapeut) herausfinden.

Folie 11

Verhaltensmedizinische Maßnahmen bei Ulzera*

I. **Entspannungstraining** zur Steigerung der psychophysischen Belastbarkeit, wobei

   a) *Progressive Muskelrelaxation* (PMR) nach Jacobson sich als effizienter erwiesen hat als *Autogenes Training.*

   b) Es häufig nur dann wirksam ist, wenn es eingebettet in weitere verhaltenstherapeutische Maßnahmen angewendet wird.

II. Bewährt haben sich spezifische Therapieprogramme zur Angst- und Streßbewältigung. Die Effizienz beim hypaziden Ulcus ventriculi ist allerdings eher gering, beim hyperaziden Ulcus duodeni hingegen gut.

Folie 12

* Tarow 1989

Kommentar

Die *progressive Muskelrelaxation* nach Jacobson ist ein Entspannungsverfahren, bei dem der Patient zunehmend die Fähigkeit erwirbt, sich für den Unterschied zwischen aktiver Muskelanspannung und nachfolgender -entspannung zu sensibilisieren. Hierdurch erwirbt er neben der Fähigkeit zur Entspannung auch die Fähigkeit, die geringsten Anspannungszeichen in Streßsituationen an diversen Muskelgruppen wahrzunehmen und so rechtzeitig gegenzusteuern.

Eigene Notizen:

Nicht-medikamentöse Empfehlungen

*Allgemeinmaßnahmen**

1. Du sollst deine Mahlzeiten wie gewohnt einnehmen, aber am späten Abend nichts mehr essen.
2. Du brauchst nicht reichlich Milch und Sahne trinken.
3. Du darfst dein Essen normal würzen und alles essen, was dir bekommt.
4. Du kannst unbesorgt Kaffee trinken, wenn er Dir bekommt.
5. Du kannst auch Alkohol trinken, jedoch nicht zu hochprozentigen, nicht auf leeren Magen und nicht zu viel.
6. Du sollst nicht rauchen.
7. Du sollst Medikamente meiden, die ulzerogen sind (und das sind nicht alle, die dafür gelten).
8. Du sollst dich nicht ängstigen, ärgern oder erregen.
9. Du sollst Streß meiden (das ist leichter gesagt als getan).
10. Du kannst dich einer stationären Ulkustherapie unterziehen, einen entscheidenden Vorteil bringt es aber nicht.

Folie 13

* Ewe 1978

Kommentar

Während früher die einzige Therapiemöglichkeit in Allgemeinmaßnahmen wie Ruhe, Diät und Rollkur (z. B. mit Kamillentee) bestand, was pharmakologisch gesehen keine eindeutige Wirkung haben konnte, aber dennoch oft zu einer Besserung führte, kam es durch die Einführung von Antazida effizient zu einer schnellen subjektiven Besserung. Dennoch hat sich die Heilungsrate hierdurch nicht gebessert, die Zahl von Operationen bei Komplikationen nicht wesentlich reduziert.

Erst durch die Einführung von H_2-Antagonisten und neuerdings von Protonenpumpeninhibitoren ist es zu einer deutlichen Erhöhung der Heilungsraten gekommen. Operationen wegen Ulkusleiden oder Ulkusblutungen kommen so gut wie nicht mehr vor.

Die Betrachtung der Verordnungsgewohnheiten zeigt allerdings, daß die Zunahme der Verordnungen von H_2-Antagonisten und Omeprazol keine entsprechende Abnahme von Verordnungen anderer Ulkustherapeutika zu Folge hatte. Wahrscheinlich werden mehrere Medikamente nebeneinander polypragmatisch verwendet.

In neuerer Zeit werden wieder – besonders im angelsächsischen Raum – Wismutsalze eingesetzt, die einen antibakteriellen Effekt auf *Helicobacter pylori* haben.

Eigene Notizen:

55jährige Patientin stellt sich vor. Sie litt vor 14 Tagen an Oberbauchbeschwerden, die sich unter H_2-Antagonisten bereits weitgehend gebessert haben. Der Hausarzt ist im Urlaub. Sie wünscht eine Endoskopie zur Klärung. Diese zeigt einen unauffälligen Befund an Magen und Duodenum.
Eine Woche später stellt sich die Patientin erneut vor mit der Frage, ob sie eine längere Auslandsreise antreten könne. Dies wird befürwortet. Etwa 4 Monate später erscheint die Patientin wieder wütend in der Praxis: Eine gute Woche nach Eintreffen in Südafrika war es zu einem Ileus gekommen. Die Ursache der Beschwerden war ein Kolonkarzinom gewesen, was bis dahin völlig unbekannt war.

Frage: Was hätte man besser machen können?

Folie 14

Literatur

1. Bianchi Porro B, Petrillo M (1988) The history of ulcer disease: The influence of H_2-antagonist treatment. Scand J Gastroenter 2: 46–52
2. Blum AL, Siewert JR (Hrsg.) Ulcus-Therapie. Springer, Berlin, Heidelberg, New York.
3. Dancygier H (1997) Memorix Gastroenterologie und Hepatologie. Chapman and Hall
4. Ewe (1978) In Blum AL, Siewert JR (Hrsg.) Ulcus-Therapie. Springer, Berlin, Heidelberg, New York
5. Goebell H (1992) Gastroenterologie. Urban & Schwarzenberg, München, Wien, Baltimore
6. Gudman-Hoyer F, Jensen KB, Krag E, Rask-Madsen J, Rahbek I (1979) Prophylactic effect of cimetidine in duodenal ulcer disease. Br Med J 1: 1095–99
7. Layer P, Goebell H (1996) Praktische Gastroenterologie. Urban & Schwarzenberg, München, Wien, Baltimore
8. Schölmerich J, Lausen M, Gerok W, Farthmann EH (1994) Memo Gastroenterologie und Hepatologie. Ferdinand Enke, Stuttgart
9. Schwabe U, Paffrath D (1996) Arzneiverordnungsreport 1996. Gustav Fischer, Stuttgart
10. Soll AH (1994) Gastric, duodenal, and stress ulcer. In Sleisinger MH, Fordtran M (eds) Gastrointestinal Disease, 5th ed. Saunders, Philadelphia, London
11. Sontag SJ (1988) Current status of maintenance therapy in peptic ulcer disease. Am J Gastroenter 83: 607–614
12. Tarlow G (1989) Clinical Handbook of Behavior Therapy. Adult Medical Disorders. Brooklin Books, Cambridge

Diabetes mellitus

MODERATORMANUAL DIABETES MELLITUS

MICHAEL BERGER

INHALT

I. Epidemiologie und volkswirtschaftliche Bedeutung*

Diabetes mellitus als Volkskrankheit (Prävalenz ca. 5 %)

- 10–20 % aller Patienten in der hausärztlichen Sprechstunde leiden unter Diabetes mellitus
- Häufigste Erblindungsursache von Erwachsenen
- Häufigste singuläre Ursache des terminalen Nierenversagens
- Amputationen 33 × häufiger als in der Gesamtbevölkerung

Probleme und Aufgaben

- Prävention von Akutkomplikationen (Koma diabeticum, schwere Hypoglykämie)
- Prävention, Früherfassung und Behandlung von Folgeschäden
- Schulung der Patienten zur Stoffwechselselbstkontrolle und Eigentherapie
- Korrekte Indikationsstellung der Pharmakotherapie
- Vermeiden falscher Ernährungsrichtlinien

Folie 1

* Berger 1995

Hauptdefizite der Versorgungspraxis

1. **Therapie mit oralen Antidiabetika häufig ohne korrekte Indikationsstellung:**

   Nach den Richtlinien der Deutschen Diabetes Gesellschaft (1983) bedürfen 20 – 30 % der Typ II-Diabetiker einer Behandlung mit oralen Antidiabetika. Tatsächlich werden in Deutschland ca. 70 – 80 % der betroffenen Patienten mit diesen Medikamenten behandelt.

2. **Verordnung von Medikamenten ohne Wirksamkeitsnachweis oder mit erwiesener fehlender Wirksamkeit bei Patienten mit diabetischen Folgeschäden:**

   - Ohne Wirksamkeitsnachweis: α-Liponsäure bei diabetischer Polyneuropathie (z. B. Jahresumsatz 1995 für *Thioctacid:* 100,5 Mio. DM)
   - Mit bewiesener fehlender Wirksamkeit: Calciumdobesilat bei diabetischer Retinopathie (z. B. Jahresumsatz 1995 für *Dexium:* 46,1 Mio. DM)

3. **Dokumentationsdefizite bei:**

   - Individueller Festlegung der Therapieziele für den einzelnen Patienten
   - Blutdruck, systematischer Fußuntersuchung sowie augenärztlichen Befunden

Folie 2

Fall 1

74jährige Frau, seit 15 Jahren Diabetes. 160 cm, 74 kg. Blutzucker postprandial 289 mg%, HbA_{1C} 9,5 %; Glukosurie +++, Acetonurie negativ. Nykturie 2×, Blähungen, Bauchschmerzen. Blutdruck 148/92 mmHg.

Medikamente: Glibenclamid N 2 – 0 – 1, Metformin 1 – 1 – 1, Acarbose 200 1 – 1 – 1, Calciumdobesilat 1 – 0 – 1, Pentoxyfillin 1 – 1 – 1, Digoxin 0,2 1 – 0 – 0.

Fall 2

53jähriger Mann, Verwaltungsangestellter. Neu manifestierter Diabetes, keine Symptome, bei Routinekontrolle festgestellt. 175 cm, 83 kg. Nüchtern-Blutzucker 200 mg%. Blutdruck 166/94 mmHg. Gamma-GT 90 U/l, SGPT 40 U/l, SGOT 20 U/l, Cholesterin 265 mg%, Triglyceride 350 mg%.

Medikamente: Seit 4 Jahren Bezafibrat 1 – 0 – 0 wegen Hyperlipoproteinämie.

Folie 3

Kommentar

Fall 1

Therapieziel: Symptomfreiheit, Vermeidung von akuten Komplikationen.
Therapie: Behandlung der Patientin nach Ziffer 15 (strukturiertes Therapie- und Schulungsprogramm für Patienten mit nicht-insulin-behandeltem Diabetes mellitus Typ II). Urinzucker-Selbstkontrolle. Alle Medikamente bis auf Digoxin absetzen, Digoxin-Indikation überprüfen.

Fall 2

Diagnostik: Augenhintergrundsuntersuchung, EKG bzw. Belastungs-EKG, Untersuchung der peripheren Nerven (Reflexe, Sensibilität, Tiefensensibilität), Gefäßstatus.
Therapieziel: Stoffwechsel- und Blutdrucknormalisierung.
Therapie: Strukturiertes Therapie- und Schulungsprogramm nach Ziffer 15. Systematische Urinzucker-Selbstkontrolle. Kalorienreduktion, Alkoholabstinenz, körperliche Belastung. Bezafibrat absetzen.

Eigene Notizen:

Regelmäßige Kontrolluntersuchungen in der Langzeitführung des Diabetes mellitus Typ II

1. Bei jeder Konsultation:
   - Durchsicht der Stoffwechselselbstkontrollaufzeichnungen
   - Blutdruck
   - Gewicht
   - Blutglukosespiegel

2. Alle 3 Monate: HbA_{1C}

3. Alle 6 – 12 Monate:
   - Augenhintergrund (fachärztlicher Befundbogen)
   - Bei jüngeren Patienten Blutfette, EKG, Fußstatus (Pulse, Stimmgabel etc.). Proteinurie/Mikroproteinurie

Folie 4

Vergleich Diabetes mellitus Typ I und II

	Typ I Diabetes	Typ II Diabetes
Patienten in der BRD	200.000	4 Mio.
Pathogenese	Autoimmun-Prozeß	Genetisch bedingt: Insulin-Sekretion verändert Erworben: Insulinresistenz (z. B. durch Adipositas, fehlende Bewegung, Medikamente)
Primäre Therapie	Insulinbehandlung	Nicht-medikamentöse Therapie
Therapieführung	Basis: Stationäres strukturiertes Therapie- und Schulungs-Programm (z. B. 5-Tages-Programm) Langfristig: Hausarzt gemeinsam mit Spezialambulanz oder Schwerpunktpraxis	Domäne der hausärztlichen Praxis

Folie 5

Therapieziele

1. Normalisierung des Stoffwechsels bei jüngeren Patienten (< 60 – 65 J.) zur Prävention mikroangiopathischer Folgeschäden an Augen/Nieren und von Neuropathien ⇒ *Normalisierung des HbA_{1C}-Wertes* (durch Diät, Medikamente, Insulin).

2. Symptomfreiheit bei schlechter Einstellung. Vermeidung von Nebenwirkungen bei sinnlosen diätetischen Restriktionen und medikamentöser Therapie ⇒ *Keine strikte Normalisierung* des Stoffwechsels erforderlich.

3. Vermeidung akuter Stoffwechselentgleisungen (Koma diabeticum, schwere Hypoglykämien) und Prävention von Fußkomplikationen. *Adäquate Schulung der Patienten* erforderlich

4. Häufige Begleiterkrankungen und Folgeschäden rechtzeitig erkennen und behandeln ⇒ *Regelmäßige Screening-Untersuchungen* (Blutdruck, Augen, Gefäße, Nerven)

5. Die Therapieziele müssen für jeden Patienten individuell festgelegt werden.

Folie 6

Nicht-medikamentöse Therapie bei Diabetes mellitus Typ II

Die Grundlage der Therapie des Diabetes mellitus Typ II ist die nicht-medikamentöse Behandlung.

- Zur Erreichung ihrer individuell festgelegten Therapieziele können mindestens 2/3 aller Typ II Diabetiker nicht-medikamentös behandelt werden.
- Grundlage ist eine adäquate Schulung des Patienten (z. B. nach dem Programm/Ziffer 15 der KV), die systematische Urinzuckerselbstkontrolle und ein entsprechendes Ernährungsverhalten. In vielen Fällen kann auch eine Steigerung der körperlichen Aktivität hilfreich sein.

Merke: Meist ist schon ein Gewichtsverlust von wenigen Kilogramm für den Typ II Diabetiker ausreichend, um sein Therapieziel zu erreichen.

Folie 7

Behandlung von Begleiterkrankungen

- In der Mehrzahl der Fälle ist der Diabetes mellitus Typ II eine geriatrische Erkrankung mit entsprechender Multimorbidität.
  ⇒ Mittleres Alter der Diabetiker in der primärärztlichen Versorgung 68 Jahre.
- In der Mehrzahl der Fälle sind bei Diabetes mellitus Typ II folgende Begleiterkrankungen vorhanden (Metabolisches Syndrom): Hypertonie, Hyper-/Dyslipoproteinämie, Hyperurikämie, Makroangiopathie (Arteriosklerose).
- Beim älteren Patienten ist eine Normalisierung von Blutzucker, Körpergewicht oder Blutfetten indiziert. Hypertoniebehandlung und Nikotinentwöhnung sind altersunabhängig indiziert.

Folie 8

Unzureichende Wirkung der nicht-medikamentösen Maßnahmen beim Diabetes mellitus Typ II

Erreicht ein Patient mit Diabetes mellitus Typ II seine Therapieziele mit einer nicht-medikamentösen Behandlung (trotz Gewichtsverlust oder trotz normalen Körpergewichts) nicht, ist eine medikamentöse Therapie indiziert:

1. Besonders bei jüngeren Patienten unmittelbar eine Insulintherapie ($1-2 \times$ Kombinationsinsulin oder präprandial Normalinsulin vor den Hauptmahlzeiten)
2. Zunächst eine Therapie mit oralen Antidiabetika

Folie 9

Orale Antidiabetika

Substanz-gruppe	Vorteile	Nachteile
Sulfonyl-harnstoffe	Senken wirkungsvoll den Blutzucker. Blutzuckersenkung über Steigerung der Insulinse-kretion (falls β-Zellen noch stimulierbar). Billig. Wenig Nebenwirkungen	Hypoglykämiegefahr bei Überdosierung
Biguanide	Blutzuckersenkung v. a. bei deutlichem Übergewicht (angeblich durch lipidsen-kende Wirkung) Keine Hypoglykämien	Wirkmechanismus unbe-kannt Nur in Kombination mit anderen oralen Anti-diabetika oder mit Insulin einzusetzen Begrenzte Effektivität Viele Nebenwirkungen sub-jektiver und objektiver Art Viele Kontraindikationen. Teuer
α-Glucosidase-Hemmer	Keine Hypoglykämien	Begrenzte Effektivität Sehr hohe Nebenwirkungs-rate Langzeit-(Neben-) Wirkungen nicht bekannt Sehr teuer

Merke: Unter Experten wird kontrovers diskutiert, in welcher Reihenfolge die Substanzgruppen eingesetzt werden sollen.

Folie 10

Härter/Tausch (Hrsg.): Qualitätszirkel erfolgreich gestalten Springer-Verlag 1998

Andere Medikamente bei Diabetes mellitus Typ II

Aufgrund der häufigen Begleiterkrankungen und der Spätfolgen des Diabetes mellitus werden oft Medikamente eingesetzt, von denen eine Vielzahl überflüssig ist, da keine Beweise für ihre Wirksamkeit vorliegen bzw. ihre fehlende Wirksamkeit erwiesen ist.

- Medikamente zur Therapie/Prävention der Retinopathie:
  - Calciumdobesilat, z. B. Dexium mit 39,1 Mio. DM Jahresumsatz 1995
- Medikamente zur Therapie/Prävention der diabetischen Polyneuropathie:
  - α-Liponsäure, z. B. Thioctazid mit 100,5 Mio. DM Jahresumsatz 1995; Milgamma 30,8 Mio. DM Jahresumsatz 1995
- Vasoaktiva und Rheologika:
  - Gingko-Extrakte, z. B. Tebonin (156 Mio. DM Jahresumsatz 1995),
  - Pentoxifyllin, z. B. Trental (99 Mio. DM Jahresumsatz 1995)
- Bei Patienten mit koronarer Herzkrankheit ist der Einsatz von Acetylsalicylsäure, kardioselektiven β-Blockern (Metropolol, Bisoprolol, Atenolol) und Cholesterinsynthesehemmern in seinem prognostischen Nutzen gesichert. Die sekundäre Hyperlipoproteinämie bei Diabetes mellitus bessert sich durch die Behandlung der Glucosestoffwechselstörung.
- Bei älteren Menschen (> 65 – 70 Jahre) gibt es keine Belege, daß eine Lipidsenkung zur Prävention der koronaren Herzkrankheit/Arteriosklerose dient.

Folie 11

Patientenschulung bei Diabetes mellitus Typ II

I. Qualifikation von Vertragsärzten (bisher ca. 12.000) und Arzthelferinnen in einem selbst zu finanzierenden Fortbildungskurs des Zentralinstituts der KBV zu folgenden Inhalten:

a) Allgemeiner Hintergrund und Effektivität des Programms (ganztägig)
b) Erarbeitung und Diskussion der 4 Unterrichtseinheiten (ganztägig)
c) Pädagogik der Diabetikerschulung und praktisches Lehrerverhaltenstraining (jeweils3 halbe Tage, nur Praxispersonal)
d) Vertiefungs- und Abschlußdiskussion

II. Patientenschulung mit von der KBV zur Verfügung gestelltem Schulungs- und Informationsmaterial für den Patienten in 4 Unterrichtseinheiten in wöchentlichen Abständen zu folgenden Themen:

a) Selbstmessung der Uringlucose mittels Teststreifen
b) Durchführung einer Reduktionskost (bei Adipositas)
c) Zumindest zeitweises Absetzen oraler Antidiabetika
d) Durchführung einer auf die Erkrankung bezogenen Fußpflege

Folie 12

Härter/Tausch (Hrsg.): Qualitätszirkel erfolgreich gestalten Springer-Verlag 1998

Nicht-medikamentöse Empfehlungen

I. *„Diabetesdiät kann ich mir nicht leisten!“*
Diabetesdiät kann mit Nahrungsmitteln zusammengestellt werden, die in jedem Lebensmittelgeschäft oder Supermarkt zu kaufen sind. Es kommt nur auf die richtige Auswahl an.

II. *„Die wenigen Zigaretten schaden mir auch nicht mehr!“*
Rauchen ist für jeden Menschen schädlich, besonders aber für Diabetiker.

III. *„Immer nach Sport oder Anstrengung geht mein Zukker nach unten.“*
Körperliche Bewegung senkt den Blutzucker, verstärkt die Insulinwirkung, reduziert Übergewicht und verbessert die Lebensqualität von Diabetespatienten.

IV. *„Diabetes? Da kann man nichts tun!“*
Wie wohl Du Dich fühlst, wie gut es Dir geht, wieviel Ärger Du mit Deinem Diabetes hast, hängt ausschließlich von Dir ab! Es ist Dein Diabetes!

Folie 13

VI. Zusammenfassung

Necesse est:

1. Definition der individuellen Therapieziele
2. Patientenschulung zur Stoffwechselselbstkontrolle und Eigentherapie
3. Systematische Kontrolluntersuchungen
4. Dokumentation der Befunde
5. Vermeidung falscher medikamentöser und diätetischer Therapie und Diagnostik
6. Urteilsbildung des behandelnden Arztes im Hinblick auf den Experten-Nonkonsensus

Folie 14

Patientenratgeber

Jörgens V., Grüßer M., Kronsbein P. (1995) Wie behandle ich meinen Diabetes. 8. Auflage, Kirchheim-Verlag, 134 Seiten, 24,80 DM

Jörgens V., Grüßer M., Berger M. (1996) Mein Buch über den Diabetes mellitus. Ausgabe für Typ-I-Diabetiker. 10. Auflage, Kirchheim-Verlag, 158 Seiten, 29,80 DM

Jörgens V., Grüßer M., Kronsbein P. (1995) Mit Insulin geht es mir wieder besser. Für Typ-II-Diabetiker, die Insulin spritzen. Kirchheim-Verlag, 134 Seiten, 24,80 DM

Folie 15

Literatur

1. Berger M (1995) Diabetes mellitus. Urban & Schwarzenberg, München
2. Hartmann P, Boot U, Grüßer M, Kronsbein P, Jörgens V (1995) Effects of peer-review-groups on physicians' practice. Eur J Gen Prac 1: 107-112
3. Schwabe U, Paffrath D (1996) Arzneiverordnungs-Report '96. Gustav Fischer, Jena

MODERATORMANUAL RÜCKENSCHMERZEN

MARTIN HÄRTER, WILHELM NIEBLING

INHALT

I. Epidemiologie und volkswirtschaftliche Bedeutung

1. 75 % der Bevölkerung westlicher Industrienationen erkranken mindestens einmal in ihrem Leben an Rückenschmerzen.*

2. 20 % aller Arbeitsunfähigkeitsbescheinigungen beruhen auf Erkrankungen des Stütz- und Bewegungsapparates, v. a. auf Rückenschmerzen (bei Männern an erster Stelle, bei Frauen an zweiter Stelle bzgl. Arbeitsunfähigkeitstagen).**

3. Nach 6 Monaten Arbeitsunfähigkeit wegen Rückenschmerzen können noch ca. 45 %, nach einjähriger Arbeitsunfähigkeit nur noch ca. 25 % der Patienten in den Arbeitsprozeß reintegriert werden.***

4. Analgetika, insbesondere nichtstereoidale Antirheumatika, sind seit Jahren die verordnungsstärkste Indikationsgruppe (116.1 Mio. Verordnungen, 1.937,2 Mio. DM Umsatz im Jahr 1995).****

5. Kosten für Diagnose, Therapie und Rehabilitation von Patienten mit Rückenbeschwerden betragen jährlich ca. 33 Mrd. DM.****

---

* Hildebrandt et al. 1996
** Härter 1994
*** Bundesministerium für Gesundheit 1996
**** Schwabe und Paffrath 1996

Folie 1

Fall 1

Eine 46jährige Patientin, die ihnen seit längerem wegen rezidivierenden Lumbalbeschwerden ohne eindeutiges somatisches Korrelat bekannt ist, kommt in die Praxis und verlangt ein Rezept für Fangopackungen und Massage.

Fall 2

Ein 39jähriger Feinmechaniker (Zustand nach Bandscheiben-OP L4/L5 rechts im Jahre 1986) hatte erneut eine Lumboischialgie, die sich unter konservativer Behandlung zunächst besserte. Jetzt Zehenheberparese.

Fall 3

22jähriger Student mit tiefsitzenden, v. a. nachts auftretenden Rückenschmerzen, möchte ein starkes Schmerzmittel.

Folie 2

Kommentar

Fall 1

Verdacht auf *myogene* bzw. *funktionelle Rückenschmerzen.*

Therapievorschlag: Aktivierung, ergonomische Maßnahmen (Rückenschule etc.). Klärung auslösender und aufrechterhaltender Faktoren der Beschwerden. Empfehlungen aus grünem Rezept vermitteln, ggf. wenige Tage NSAR.

Fall 2

Verdacht auf Rezidiv eines *Bandscheibenvorfalls* bzw. *-protrusion.* Abklärung in Koordination mit Neurologen/Orthopäden.

Therapievorschlag: Zunächst konservative Behandlung (krankengymnastische Übungsbehandlung, ambulante multimodale Rehabilitation etc.) mit engmaschiger Verlaufskontrolle.

Fall 3

Verdacht auf *Morbus Bechterew* bzw. andere *Autoimmunerkrankung* des rheumatischen Formenkreises. Diagnostik: Labor (BSG, HLA-B27 etc.), Röntgen, Szintigramm, ggf. in Kooperation mit Rheumatologen/Orthopäden.

Therapievorschlag: Während Abklärungszeit NSAR.

Eigene Notizen:

Probleme der Diagnose, z. B.

- ca. 90 % der Rückenschmerzen sind ohne pathomorphologisches Korrelat
- meist muskuläre Verspannungen

Probleme der Therapie, z. B.

- Monokausaler Behandlungsansatz überwiegt
- zu viele Injektionen
- „passive" balneophysikalische Maßnahmen statt „aktivierenden" Therapiemaßnahmen immer noch zu sehr im Vordergrund

Probleme der Prävention und Rehabilitation, z. B.

- Vermittlung von Gesundheitsverhalten (Rückenschule, sportlicher Ausgleich)
- Aufklärung über „Gutartigkeit" von Rückenbeschwerden

Probleme beim Umgang mit Kreuzschmerzpatienten, z. B.

- Hohe Erwartungshaltung der Patienten
- Rückenschmerz nur als Symptom psychosozialer Probleme

Folie 3

Kommentar

Probleme der Diagnose

Rückenschmerzen sind keine Krankheit per se, sondern ein Syndrom bzw. Symptomkomplex. Die lange Liste der diagnostischen Begriffe (Lumbago, Diskopathie, lumbales Bandscheibensyndrom etc.) ist Ausdruck der unscharfen nosologischen Einordnung. Die diagnostischen und therapeutischen Schwerpunkte sind in hohem Maß davon abhängig, welche Ärzte vom Patienten in Anspruch genommen werden. Symptome und klinische Befunde haben bei Rückenschmerzen eine geringe Spezifität und das Ausmaß der morphologischen Veränderungen korreliert *nicht* mit der Intensität von Beschwerden. „Demzufolge reduziert sich auch die Bedeutung der klinischen Untersuchung und die Auswahl der zahlreichen nichtinvasiven und invasiven Untersuchungsverfahren darauf, eine akute Gefährdung des Patienten auszuschließen“ (Kochen 1992).

Probleme der Therapie

- Ein mehrdimensionaler Krankheitsprozeß erfordert eine Vernetzung von therapeutischen Optionen (s. Behandlung). Eine lediglich auf Schmerzlinderung ausgerichtete Therapie versagt – zumindest beim chronisch rezidivierenden Rückenschmerz – häufig.
- Es gibt keine pharmakologische Notwendigkeit, ein Analgetikum intramuskulär zu verabreichen, abgesehen von einem nur geringfügig schnelleren Wirkungseintritt. Diese Maßnahme eröffnet dagegen viele Möglichkeiten, in einen Behandlungsfehlerprozeß verwickelt zu werden (N. ischiadicus-Schädigung, Spritzenabszeß, allergische Reaktionen).
- Der Einsatz von Muskelrelaxantien ist sehr umstritten (evtl. nur kurzfristig bei tastbarem, schmerzhaften Muskelhartspann).
- Die Verordnung von längerfristiger Bettruhe ist nicht sinnvoll. Therapiekonzepte, die sehr auf Verordnung von Ruhe und Schonung ausgerichtet sind, fördern Konditionsverlust und einen allgemeinen Abbau der Muskulatur.

Probleme der Prävention und Rehabilitation

Rezidivprophylaxe durch

- Aufklärung über die „Gutartigkeit“ des Leidens bei Fehlen organischer Korrelate
- Aufklärung über funktionelle Ursachen, wie z. B. Fehl- oder Überbelastung, Trainingsmangel oder muskuläre Verspannung
- Vermittlung von genauen Instruktionen über rückengerechtes Verhalten im Alltag, während der Arbeit und beim Sport (s. a. Rückenschule)

Rehabilitationsmaßnahmen

- Dürfen dem Patienten nicht als Vorläufer dauernder Arbeitsunfähigkeit und schließlich Erwerbsunfähigkeit vermittelt werden

Probleme beim Umgang mit Rückenschmerzpatienten

- Hohe Erwartungshaltung des Patienten (Spritze, Massagen, AU, Kur, Rente)
- Wunsch des Patienten nach Zuwendung
- Ablehnung aktivierender Maßnahmen durch den Patienten
- Schwierigkeiten, dem Patienten seinen sekundären Krankheitsgewinn begreiflich zu machen
- Rückenschmerz als Symptom schwerwiegender psychosozialer Probleme

1. Ziele der Diagnostik und Anamnese

- Ausschluß akut gefährdender Prozesse (z. B. Kompressionssyndrom der Cauda equina)
- Unterscheidung radikulärer/nichtradikulärer Rückenschmerz (mit entsprechend modifizierter Therapie)

2. Selten übersehen werden

- Vertebragene Ursachen
- Myogene Ursachen
- Psychogene Ursachen

3. Häufig übersehen werden

- Gynäkologische/urologische Erkrankungen
- Anorektale Erkrankungen
- Infektionserkrankungen

Folie 4

IV. Diagnostik

1. Anamnese

- *Schmerzbeginn, -auftreten* (plötzlich/allmählich, nachts, in Ruhe/bei Belastung)
- *Schmerzlokalisation* (umschrieben, ausstrahlend, diffus, wechselnd)
- *Schmerzauslöser* (Traumen, körperliche/psychosoziale Belastungen, spontan)
- *Schmerzmittelkonsum*
- *Frühere und Begleiterkrankungen*
- *Wirbelsäulenunspezifische Symptome* (z. B. Fieber, Gewichtsverlust)

2. Weitere Diagnostik

- *Klinische Untersuchung: Inspektion* (Haltung, Deformierungen), *Palpation* (Schmerz-, Druckpunkte, muskulärer Tonus), *Perkussion, Stauchung, Funktionsprüfung der Wirbelsäule* (Beweglichkeit, Paresen, Lasègue, PSR, ASR, Sensibilität)
- *Röntgenübersicht:* Bei unkompliziertem Lumbalsyndrom nicht routinemäßig indiziert, sondern bei Verdacht auf nichtdegenerative Wirbelsäulenerkrankung, extravertebrale Schmerzursachen (Osteolysen) oder Therapieresistenz
- *CT und MRT:* Bei Hinweisen auf schwere Grunderkrankung wie z. B. Tumorleiden, therapieresistente Wurzelreizsyndrome
- *Laboruntersuchungen:* BSG, Blutbild, ggf. gezielt, je nach Verdacht, andere zur Differentialdiagnose erforderliche Parameter

Folie 5

Schmerzcharakter und auslösende Faktoren

1. Schmerzbeginn

- *Plötzlich* ⇒ V. a. Bandscheibenvorfall, pathologische Frakturen, Spondylolisthesis
- *Allmählich* ⇒ V.a. Osteoporose, M. Scheuermann, M. Bechterew

2. Schmerzlokalisation

- *Diffus* ⇒ V. a. Osteoporose, Osteochondrose
- *Umschrieben* ⇒ V. a. Spondylolisthesis, Metastase

3. Auslösende Faktoren

- *Körperliche Belastungen* ⇒ V. a. muskuläre Insuffizienz, Bandscheibenprolaps
- *Psychische Belastungen* ⇒ V. a. depressive Erkrankung, psychosoziale Belastungen
- *Rückenfremde Faktoren*

Folie 6

Vertebrale Ursachen

- *Degenerativ* ⇒ Osteochondrose, Spondylarthrose, Bandscheibenschaden
- *Endokrin/Metabolisch* ⇒ Osteoporose, Osteomalazie, Hyperparathyreoidismus, Akromegalie
- *Fraktur* ⇒ Traumatisch, pathologisch (Tumor, Osteoporose)
- *Variationen, Fehlbildungen, statische Störungen* ⇒ Spondylolisthesis, Sakralisation des 5. LWK, Skoliose
- *Statisch* ⇒ Übergewicht, Gon- oder Coxarthrose, Fußdeformität
- *Entzündlich/Immunologisch* ⇒ M. Bechterew, rheumatische Erkrankungen, Psoriasis, M. Reiter, M. Crohn, M. Whipple, Colitis ulcerosa, Infektionen (Osteomyelitis, Tuberkulose)
- *Entwicklungsstörung* ⇒ M. Scheuermann
- *Tumore* ⇒ Knochentumore und -metastasen
- *Myogen* ⇒ Myogelosen, Lumbago

Folie 7

Extravertebrale Ursachen

- *Psychogen* ⇒ Chronifizierte Rückenschmerzen, depressive Syndrome, Somatisierungsstörung
- *Gynäkologische Erkrankungen* ⇒ Erkrankungen von Uterus und Adnexen
- *Retroperitoneale Prozesse* ⇒ Tumormetastasen
- *Anorektale Prozesse* ⇒ Rektumkarzinom, Abszesse
- *Urologische Erkrankungen* ⇒ Urolithiasis, Nierentumoren, Hydronephrose, Pyelonephritis
- *Vaskuläre Erkrankungen* ⇒ Aortenaneurysma, spinale Gefäßinfarkte
- *Infektiöse Erkrankungen* ⇒ Tbc, Borreliose etc.

Folie 8

Hinweise für spezifische Ursachen

- Erstmaliges Auftreten von Rückenschmerzen bei Altersgruppen unter 20 und über 50 Jahren
- Nachtschmerzen bei entzündlichen Prozessen oder Neoplasien
- Fieber als Hinweis auf Spondylodiszitis oder Osteomyelitis
- Vernichtungsschmerz bei Aortendissektion oder -ruptur
- In Ruhe zu- und bei Bewegung abnehmende Schmerzen bei Jugendlichen und jungen Erwachsenen als Hinweis auf rheumatische Spondylitis

Folie 9

Körperliche Untersuchung

- Haltung, Beweglichkeit und Tastbefund der Wirbelsäule
- Konsistenz und Trainingszustand der körperlichen Muskulatur
- Neurologischer Befund (Beinreflexe, Blasen- und Mastdarmfunktion, Sensibilität, Motorik)
- Abschätzung der kardiovaskulären Leistungsfähigkeit
- Rektale Untersuchung bei älteren Patienten
- Bei Bedarf Weiterleitung zur gynäkologischen Abklärung bei älteren Patientinnen

Folie 10

Neurologische Lokalisationsdiagnostik

► ***L4-Wurzel***

- *Kennmuskel*: M. quadrizeps (PSR), prüfbar z. B. durch Stuhlsteigen
- *Sensibilität*: Oberschenkelvorderseite bis Innenknie

► ***L5-Wurzel***

- *Kennmuskel:* M. extensor hallucis longus, prüfbar durch Hochziehen der Großzehe
- *Sensibilität:* Schienbeinkante bis Großzehe

► ***S1-Wurzel***

- *Kennmuskel:* M. triceps surae (Fußsenker). ASR, prüfbar durch Einbeinzehenstand
- *Sensibilität:* „Generalstreifen"

► ***S2-S5-Wurzel***

- *Kennmuskel:* Blasenentleerung, Sphinkter ani und Erektion
- *Sensibilität:* Äußere Genitalien und „Reithosenzone"

Folie 11

Stufenplan zur Diagnostik und Behandlung des Rückenschmerzes

Anamnese

- Akute oder chronische Rückenschmerzen?
- Auslösende Faktoren?

Körperliche Untersuchung

- Vorläufiger Ausschluß gefährdender Prozesse
- Klärung: Radikuläre oder nichtradikuläre Symptomatik

Bei Verdacht auf spezifische Ursachen

- Röntgen
- Abklärung (neurologisch, gynäkologisch, urologisch)
- Gezielte Laboruntersuchungen, evtl. Liquoruntersuchung
- Evtl. stationäre Einweisung

Folie 12/1

Bei radikulären Symptomen

- Sofortige Operation bei Cauda-equina-Syndrom
- Neurologische Abklärung bei Paresen, sensiblen und/oder motorischen Ausfällen
- Sonst konservative Therapie mit Ruhigstellung, Stufenbett, NSAR, physikalischer Therapie

Bei nichtradikulärem Rückenschmerz

- Aktivierende Maßnahmen
- Mehrdimensionales Behandlungskonzept

Bei chronischem, nichtradikulären Rückenschmerz

- Interdisziplinäre Therapie (Schmerzambulanz, Reha-Klinik, Psychotherapie)
- Ziel: Verhinderung dauernder Invalididät

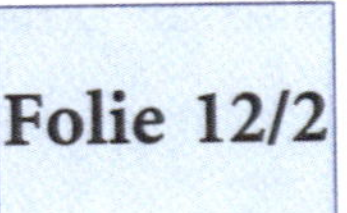

IV. Diagnostik

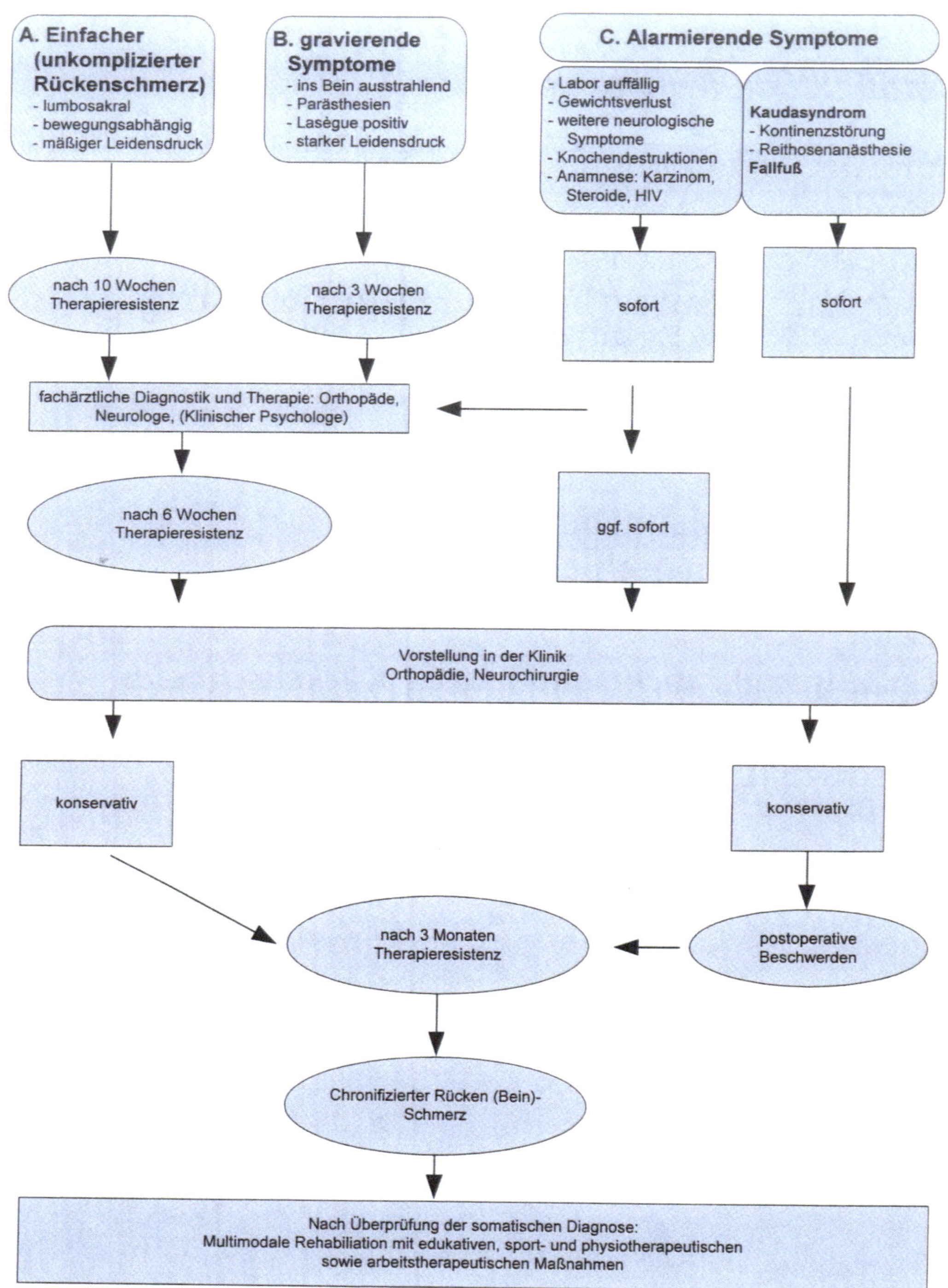

Abb. 1. Synopsis zur Diagnostik von Rückenschmerzen (aus Arzneimittelkommission der deutschen Ärzteschaft 1997)

Folie 13

Vor- und Nachteile bildgebender Verfahren

Röntgenübersichtsaufnahme

(eventuell ergänzt durch Tomographie, Schräg- oder Funktionsaufnahmen)

- *Vorteile:*
  a) Kostengünstig und leicht anzufertigen
  b) Orientierung über Statik, Anomalien und degenerative Veränderungen
  c) Ausschluß oder Nachweis von Frakturen oder knochendestruierenden Prozessen
- *Nachteile:*
  a) Keine hinreichende Aussagefähigkeit bzgl. einer „lumbalen Diskopathie"

Computertomographie

- *Vorteile:*
  a) Gute Darstellung der anatomischen Strukturen, auch von weit lateral gelegenen Bandscheibenvorfällen
  b) Unterscheidung postoperatives Narbengewebe vs. Rezidivprolaps
  c) Leicht wiederholbar, nicht invasiv
- *Nachteile:*
  a) Da leicht wiederholbar, Gefahr der Fehlindikation
  b) Gefahr der Fehlinterpretation symptomloser oder -armer Bandscheibenvorfälle

Folie 14

Vor- und Nachteile bildgebender Verfahren

NMR

- *Vorteile:*
  a) Maximale Aussage zur Anatomie
  b) Fehlende Strahlenbelastung
- *Nachteile:*
  a) Aufwendig und teuer
  b) Einschränkung durch magnetisierbare Implantate oder Fremdkörper

Lumbale Myelographie

- *Vorteile:*
  a) Dynamische Fließdarstellung der Liquorräume und deren Verlagerung
  b) Möglichkeit der gleichzeitigen Liquoruntersuchung
- *Nachteile:*
  a) Nur indirekte Erfassung des Bandscheibenvorfalles
  b) Invasive Methode

Myelo-CT (CT nach Myelographie)

Evtl. bei Diagnostik des Rezidivprolaps

MR-Myelographie

Rein rechnerische Darstellung des Liquorraumes ohne Einbringen von Kontrastmittel

Folie 15

Ziele

- Patienten möglichst schmerzfrei und funktionsfähig zu halten, damit tägliche Aktivitäten ohne wesentliche Behinderung möglich bleiben
- Unterbrechung des Teufelskreises von Schmerz ⇒ Verspannung ⇒ Fehlhaltung ⇒ Schmerz
- Verhinderung einer Chronifizierung durch rasches Einsetzen sekundärpräventiver Maßnahmen (Krankengymnastik, Rückenschule, etc.)

Folie 16/1

Akutstadium*

Medikamente

- Analgetika
- Nichtsteroidale Antirheumatika
- Evtl. Muskelrelaxantien (umstritten)

Weitere Maßnahmen

- Entlastende Körperstellung (Stufenbett)
- Wärme- oder Kälteanwendungen
- Kurze Bettruhe
- Krankengymnastik
- Baldige Wiederaufnahme der Arbeit
- Aufklärung über „Gutartigkeit“ der Störung

Merke: Bei Kompressionssyndrom der Cauda equina sofortige chirurgische Intervention!

Folie 16/2

* ergänzt nach Keel und Diethelm 1993

Medikamentöse Schmerztherapie

- Die medikamentöse Schmerztherapie ist nur eine (und sicher nicht die wichtigste!) von vielen Behandlungsmöglichkeiten
- Das Nebenwirkungsspektrum der nichtsteroidalen Antiphlogistika (NSAR) ist zwar graduell unterschiedlich, jedoch prinzipiell gleich
- Bei der Kombination von NSAR und Kortikoiden kommt es zu einer wechselseitigen Verstärkung der Nebenwirkungen
- Berücksichtigung individueller Besonderheiten wie Alter, chronische Begleiterkrankungen, Leber- und Nierenfunktion
- Bei NSAR mit langer Halbwertszeit Gefahr der Akkumulation (z. B. Piroxicam, Tenoxicam)
- Auch bei der Behandlung des chronischen Rückenschmerzes sollte die Therapie stufenweise erfolgen
- Therapeutischer Nutzen von externen Antirheumatika nur für Topika mit effektiven NSAR-Wirksubstanzen nachgewiesen.

Folie 17

Ratschläge für den Einsatz nichtsteroidaler Antiphlogistika*

1. Keine Dauerbehandlung, sondern nur befristet während der Schmerzperioden
2. Einzeldosis so niedrig wie möglich, aber so hoch wie nötig
3. Nichtsteroidale Antiphlogistika bei Patienten im höheren Alter:
   - Bevorzugung von Substanzen mit möglichst geringer gastrointestinaler Toxizität und kurzer Halbwertszeit
   - Engmaschige Überwachung von Gastrointestinaltrakt (Cave: Mehr Ulzera, besonders bei Frauen) und Nierenfunktion
   - Altersadaptierte Minderung der Tagesdosis.

Folie 18

* aus Arzneimittelkommission der deutschen Ärzteschaft 1997

Pharmakokinetik (Eliminationshalbwertszeiten, mittlere Tagesdosen) wichtiger und häufiger nichtsteroidaler Antiphlogistika (NSAR)*

Eliminationshalbwertszeit	Mittlere Tagesdosis (mg), oral
Kurz (bis 5 Std.)	
z. B.	
Acetylsalicylsäure	bis 3000
Diclofenac	100 – 150
Ibuprofen	2400
Ketoprofen	150 – 300
Mittelfristig (5 – 20 Std.)	
z. B.	
Indometacin	50 – 150
Naproxen	500 – 1250
Lang (> 20 Std.)	
z. B.	
Meloxicam	7,5 – 15
Piroxicam	20
Tenoxicam	20

Folie 19

* aus Arzneimittelkommision der deutschen Ärzteschaft 1997

Wichtige unerwünschte Wirkungen nichtsteroidaler Antiphlogistika (NSAR)

- *Magen und Darm:* Magen-Darm-Geschwüre, Unverträglichkeitserscheinungen
- *Allergische und pseudoallergische Reaktionen*: Exantheme, Bronchospasmus, Schock und Schockfragmente
- *Haut und Schleimhaut:* Gesteigerte Lichtempfindlichkeit
- *Blut:* Leukozytopenie, aplastische Anämie, Thrombozytopenie, Verzögerung der Plättchenaggregation
- *Leber:* Cholestatische Hepatose
- *Niere und Harnwege:* Kreatininanstieg, Nierenversagen
- *Herz- und Kreislauf:* Ödeme, Blutdruckanstieg
- *Arzneimittelinteraktionen*: Besonders mit oralen Antikoagulantien, Antihypertensiva, Lithium und Methotrexat beachten.

Folie 20

Differentialdiagnose akuter und chronischer Rückenschmerzen

Akut	Schmerz ↓	Chronisch
Nur kurz andauernd	**Dauer**	Lang andauernd bzw. wiederkehrend (mehr als 3 Monate)
Bekannt und therapierbar, z. B. Verletzung, Entzündung	**Ursache**	Unbekannt oder vielschichtig, oder bekannt und nicht therapierbar
„Warnfunktion“	**Funktion**	Meist keine „Warnfunktion“
Akute Behandlung der Schädigung, z. B. durch medikamentöse Behandlung, Schonung	**Behandlung**	Langfristige Behandlung der schmerzfördernden Bedingungen, z. B.: Schmerz-Auslöser (Streß) bearbeiten, Lebenszufriedenheit fördern
Beseitigung der Ursachen, Schmerzfreiheit	**Behandlungsziele**	Linderung der Schmerzen, besserer Umgang mit dem Schmerz

Folie 21

Behandlungsziele bei chronischen Rückenschmerzen:

- Beschwerdelinderung und besserer Umgang mit den Schmerzen
- Verzicht auf unnötige Abklärungen und unwirksame Behandlungen
- Vermeidung psychisch bedingter Krankheitsfixierung und Chronifizierung
- Eingehende Aufklärung des Patienten
- Verhinderung von längerdauernder Arbeitsunfähigkeit, Berentung und Behindertenstatus
- Strenge Indikation zu chirurgischen Interventionen

Folie 22

Faktoren, die eine Chronifizierung durch den Arzt begünstigen

- Mangelhafte Information des Patienten („Gutartigkeit" der Erkrankung)
- Überbewertung radiologischer Befunde
- Zu lange Krankschreibung
- Verordnung vorwiegend passiver therapeutischer Maßnahmen (Vernachlässigung präventiver Maßnahmen)
- Mangelhafte Differentialdiagnostik und -therapie
- Unreflektierte Verschreibung von Medikamenten über längere Zeiträume
- Übermäßige/ungezielte lokale Injektionsbehandlung, insbesondere beim unspezifischen Rückenschmerz
- Nichtbeachtung psychosozialer Faktoren
- Nichterkennen psychischer Erkrankungen (z. B. Depression, Somatisierungsstörung)

Folie 23

Differentialdiagnose psychosomatischer und organischer Wirbelsäulenbeschwerden

Psychosomatische Wirbelsäulenbeschwerden	Organische Wirbelsäulenbeschwerden
• Nicht positionsabhängig	• Positionsabhängig
• Ungenaue Schmerzlokalisation („die ganze linke Seite“)	• Genaue Schmerzlokalisation
• Werden als anhaltend, unerträglich geschildert. Häufiger Gebrauch von Superlativen	• Einsehbare Kausalität durch exogene Faktoren
• Sprechen nicht auf einschlägige Therapie an	• Wechselhafter Schmerz, der nach Lagerung, Extension und Analgetika erträglich wird
• Verschwinden bei Ablenkung	• Werden bei Ablenkung nur etwas gemildert
• Patient wird nicht vom Schmerz geweckt, wacht so auf	• Der typische Schmerz weckt den Patienten, wenn er nachts unwillkürlich die „falsche Position“ einnimmt

Folie 24

Nicht-medikamentöse Empfehlungen für Patienten

Was ist günstig?

- Regelmäßige körperliche Bewegung
- Fahrradfahren, Rückenschwimmen, Skilanglauf, Wandern
- Teilnahme an einer „Rückenschule", kompetent geführtes apparatives Krafttraining, verbunden mit Aufwärm- und Dehnungsgymnastik.
- Ergonomische Anpassungen am Arbeitsplatz (richtige Tischhöhe, keilförmiges Sitzkissen)
- Erlernen von Entspannungstechniken (progressive Muskelrelaxation nach Jacobson, autogenes Taining)
- Bei nicht zu beseitigenden Schmerzen Erlernen von Schmerzbewältigung (z. B. Verhaltenstherapie, Ablenkungsstrategien, Analyse persönlicher Problembereiche mit sekundärem Krankheitsgewinn)

Was ist ungünstig?

- Zu langes Stehen und Sitzen
- Tennis, Squash, Reiten, Kegeln, Skiabfahrtslauf
- Wirbelsäulenbelastungen durch extreme Drehbewegungen
- Übergewicht
- Nikotinabusus (Bandscheibenprolaps ist bei Rauchern 3 × häufiger)
- Geringe körperliche Kondition
- Monotone, unangenehm erlebte Arbeit
- Vibrationsexposition (z. B. Baumaschinen)

Folie 25

- Voroperierte Patienten mit Rest- bzw. neuen Beschwerden
- Posttraumatische Rückenschmerzen mit anhängigen versicherungsrechtlichen Fragen (Rente, finanzielle Kompensation)
- Rückenschmerz in der Schwangerschaft (DD Extrauteringravidität, retroflektierter Uterus, vorzeitige Wehen, Aufstau der Harnwege etc.)

- Eigene Erfahrungen?

Folie 26

Literatur

1. Arzneimittelkommission der deutschen Ärzteschaft (1997) Empfehlungen zur Therapie von Rückenschmerzen. Arzneiverordnung in der Praxis, Sonderheft 6
2. Bundesministerium für Gesundheit (1996) Therapeutische Versorgung von Patienten mit chronischen Kopf-, Rücken- und Tumorschmerzen – Vorschläge für Leitlinien. Bonn
3. Keel P, Diethelm U (1993) Chronifizierung von Rückenschmerzen. Allgemeinarzt 4: 246–252
4. Härter M (1994) Graduierung von Schmerzen und Funktionseinschränkungen bei Erkrankungen am Stütz- und Bewegungsapparat. Peter Lang, Frankfurt
5. Kochen MM (1992) Allgemeinmedizin. Hippokrates, Stuttgart
6. Schwabe U, Paffrath D (1996) Arzneiverordnungsreport 1996. Gustav Fischer, Stuttgart

Patientenratgeber

Castro WHM, Schilgen M (1995) Kreuzschmerzen. Springer, Berlin

MODERATORMANUAL KOPFSCHMERZEN

Gunter Haag, Martin Härter

INHALT

Lebenszeitprävalenz in der Allgemeinbevölkerung*

- Kopfschmerzen: Ca. 50 – 70 %
  a) Migräne: 27 %
  b) Kopfschmerz vom Spannungstyp: 30 – 40 %
  c) Andere Kopfschmerzen: 6 %

Folie 1

* aus Göbel 1994

II. Patientenbeispiele

Fall 1

Eine 25jährige Frau kommt notfallmäßig in die Praxis, klagt über vor einer Stunde erstmals aufgetretene, starke Kopfschmerzen mit Sprach- und Sehstörungen, Parästhesien und Lähmungserscheinungen an den Händen.

Fall 2

Ein 35jähriger Computerfachmann, der in den letzten Jahren erfolgreich einen eigenen Betrieb aufgebaut hat und seit einem Jahr geschieden ist, klagt über in der letzten Zeit zunehmende Kopfschmerzen, verbunden mit Leistungseinbußen und Schlafstörungen.

Fall 3

Eine 40jährige Lehrerin, die seit mehr als 20 Jahren unter attackenartigen Kopfschmerzen leidet, berichtet über in den letzten Jahren zusätzlich aufgetretenen, dumpfen Dauerkopfschmerz mit geringerer Schmerzstärke. Dieser werde an manchen Tagen von Kopfschmerzattacken überlagert, die von Übelkeit und Erbrechen begleitet werden.

Folie 2

Kommentar

Fall 1

Diagnose: Verdacht auf Migräne mit Aura
Diagnostik: Kopfschmerz- und Familienanamnese (bzgl. Kopfschmerzen)
Differentaldiagnose: Raumfordernder Prozeß (Aneurysma, Tumor etc.). Überweisung an Neurologen, neurologisches Zentrum (CCT).
Therapie: Siehe Folien 18–26

Fall 2

Diagnose: Verdacht auf chronischen Kopfschmerz vom Spannungstyp
Diagnostik: Kopfschmerzanamnese, -tagebuch
Differentaldiagnose: Depression
Therapie: Siehe Folie 28

Fall 3

Diagnose: Verdacht auf medikamenteninduzierten Kopfschmerz
Diagnostik: Kopfschmerz- und Medikamentenanamnese, Kopfschmerztagebuch
Differentaldiagnose: Kombinationskopfschmerz (Migräne und Spannungskopfschmerz), Migräne und Depression
Therapie: Siehe Folien 32–34

Eigene Notizen:

III. Klassifikation der Kopfschmerzen

Seit 1988 gibt es eine neue Klassifikation der Internationalen Kopfschmerzgesellschaft (Headache Classification of the International Headache Society 1988), die diagnostische Kriterien für Kopfschmerzerkrankungen, Kopfneuralgien und Gesichtsschmerz enthält. Es werden folgende 13 Hauptgruppen unterschieden, wobei die Hauptgruppen 1–4, die sogenannten *primären Kopfschmerzen*, für die ärztliche Praxis am wichtigsten sind:

1. **Migräne**
2. **Kopfschmerz vom Spannungstyp**
3. **Clusterkopfschmerz und chronische paroxysmale Hemikranie**
4. **Verschiedenartige Kopfschmerzformen ohne begleitende strukturelle Läsion**
5. Kopfschmerz nach Schädeltrauma
6. Kopfschmerz bei Gefäßstörungen
7. Kopfschmerz bei nichtvaskulären intrakraniellen Störungen
8. Kopfschmerz durch Einwirkung von Substanzen oder deren Entzug
9. Kopfschmerz bei einer primär nicht den Kopfbereich betreffenden Infektion
10. Kopfschmerz bei Stoffwechselstörungen
11. Kopfschmerz oder Gesichtsschmerz bei Erkrankungen des Schädels sowie im Bereich von Hals, Augen, Ohren, Nase, Nebenhöhlen, Zähnen, Mund oder anderen Gesichts- oder Kopfstrukturen
12. Kopf- oder Gesichtsneuralgien, Schmerz bei Affektion von Nervenstämmen und Deafferenzierungsschmerzen
13. Nichtklassifizierbarer Kopfschmerz

Folie 3

Mögliche Auslösefaktoren einer Migräneattacke

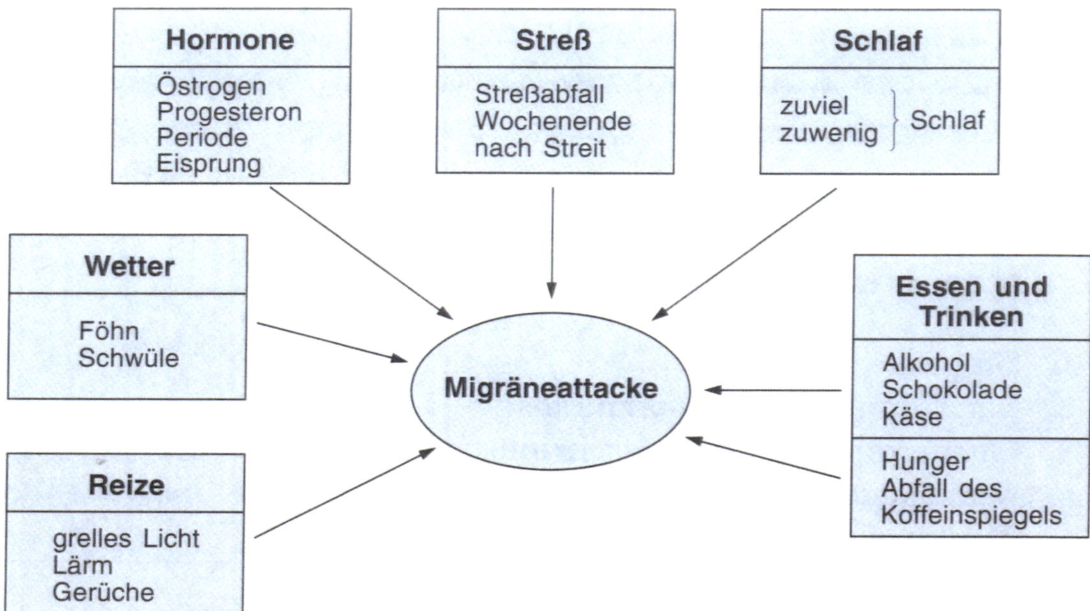

Abb. 1. „Auslösende Faktoren für einzelne Migräneattacken dürfen nicht mit der eigentlichen Ursache der Migräne verwechselt werden. Sie können lediglich für die Auslösung der jeweiligen Migräneattacke verantwortlich gemacht werden" (Diener 1992)

Merke: Eine genaue Suche nach Auslösern einer Migräne ist der erste Schritt zur Vorbeugung der Migräne.

Folie 4

Neurogene Migränetheorie

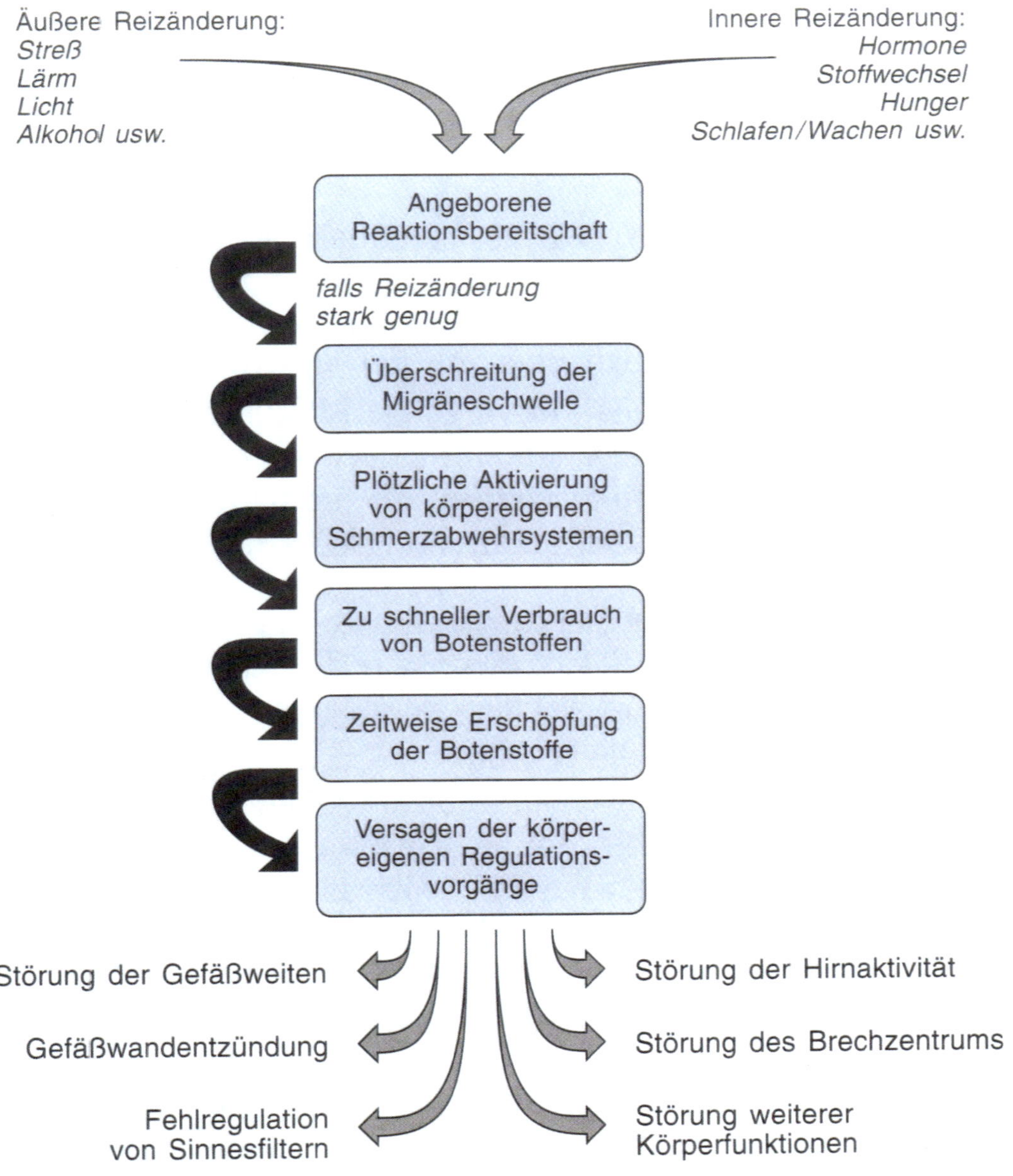

Abb. 2. Nach der neurogenen Migränetheorie besteht bei Migränepatienten eine angeborene Besonderheit der Reizverarbeitung im Gehirn

Folie 5

* aus Göbel 1994

Theorien zur Entstehung der Migräne*

- Das Wahrnehmungssystem steht in ständiger Überbereitschaft und bleibt auch bei Reizwiederholungen „hochgespannt".
- Annahmen über die Vererbung dieser besonderen Reizverarbeitung stützen sich auf die typische familiäre Häufung der Migräne.
- Plötzliche interne oder externe Veränderungen, sog. Trigger (Streß, Emotionen, Ernährung, Lärm, Licht etc.) sollen zu Überreaktionen von Steuerungsvorgängen im Hirn führen.
- Interne Zeitgeber können über die Beeinflussung zirkadianer Rhythmen auf die Regulationsvorgänge Einfluß nehmen.
- Durch die Triggerfaktoren soll eine plötzliche Aktivierung von Nerven im Gehirn bedingt werden. Dadurch werden zu viele Transmitter, insbesondere Serotonin, aktiviert. Diese werden abgebaut.
- Durch den schnellen Abbau des übermäßig freigesetzen Transmitters Serotonin schließt sich eine Phase der Serotoninerschöpfung an. Bis Serotonin wieder nachgebildet ist, ist die Informationsverarbeitung im Gehirn gestört.
- In dieser Phase der Serotoninerschöpfung können die Erregungen des N. trigeminus durch Ausfall der körpereigenen Schmerzabwehrsysteme zu einer neurogenen Entzündung an bestimmten Gefäßabschnitten führen.
- Durch eine Störung des regionalen Blutflusses in diesen Gefäßabschnitten können neurologische Symptome (Aura) erzeugt werden.
- Die verstärkte Schmerzempfindlichkeit des entzündeten Gefäßabschnittss erklärt den umschriebenen, pochenden Migräneschmerz.
- Nach Neubildung der übermäßig verbrauchten Transmitter normalisieren sich die Regulationsvorgänge wieder.

Folie 6

* aus Göbel 1994

Hauptformen der Migräne

a) Migräne ohne Aura
- früher auch „einfache Migräne" genannt
- 80 – 90 % der Patienten

b) Migräne mit Aura
- früher auch „klassische Migräne" genannt
- 10 – 20 % der Patienten

Diagnosekriterien Migräne

Nach den Diagnosekriterien der Internationalen Kopfschmerzgesellschaft kann die Diagnose einer Migräne gestellt werden,
wenn *Patienten mindestens fünf Kopfschmerzattacken mit einer Dauer von 4 – 72 Stunden gehabt haben,* wobei *zwei der folgenden Charakteristika* vorhanden sein sollten:

- Einseitige Lokalisation
- Pulsierender Schmerzcharakter
- Erhebliche Behinderung der Tagesaktivität
- Verstärkung bei körperlicher Aktivität
  Zusätzlich muß noch mindestens eines der folgenden Kriterien erfüllt sein:
- Übelkeit
- Erbrechen
- Licht- und/oder Lärmempfindlichkeit

Folie 7

Diagnosekriterien *Migräne mit Aura*

Die Diagnose *Migräne mit Aura* kann dann gestellt werden, wenn *zwei oder mehr Kopfschmerzattacken mit mindestens drei der folgenden Charakteristika vorhanden waren:*

- Ein (oder mehrere) vollreversible(s) Aurasymptom(e) als Ausdruck einer fokalen Funktionsstörung im zerebralen Cortex und/oder im Hirnstamm.
- Wenigstens ein Aurasymptom entwickelt sich allmählich über mehr als 4 Minuten hinweg bzw. 2 oder mehrere Symptome treten in Folge auf.
- Kein einzelnes Aurasymptom dauert länger als 60 Minuten. Diese Zeitgrenze kann überschritten werden, wenn mehrere Aurasymptome auftreten.
- Die Kopfschmerzphase folgt der Aura mit einem freien Intervall von weniger als 60 Minuten, kann aber gelegentlich vor oder gleichzeitig mit der Aura beginnen.

Sonderformen der Migräne

1. *Basiläre Migräne*
   (Gesichtsfeldausfälle, Sprachstörungen, Schwindel, Ohrgeräusche, Hörstörungen, Doppelbilder, Gangstörungen, Bewußtseinsstörungen)
2. *Ophthalmoplegische Migräne*
   (Lähmung von Augenmuskeln, wodurch die Beweglichkeit eines Augapfels eingeschränkt wird)
3. *Hemiplegische Migräne*
   (mit Schwäche oder Lähmung einer Körperhälfte)

Folie 8

Kommentar

Definition Aura

Die fokale Funktionsstörung im zerebralen Cortex oder im Hirnstamm äußert sich vor allem in Sehstörungen. Diese treten üblicherweise als Fortefikationsspektren auf. Darunter versteht man sternförmige Figuren in der Nähe des Fixationspunktes, die sich allmählich nach rechts oder links ausdehnen, eine lateralkonvexe Form mit gezackter, flimmernder Randzone annehmen und in ihrem Zentrum ein graduell unterschiedliches absolutes oder relatives Flimmerskotom hinterlassen.

Ein weiteres, häufiges Aurasymptom sind Sensibilitätsstörungen in Form nadelstichartiger Parästhesien, die sich vom Ausgangspunkt allmählich ausdehnen und größere oder kleinere Abschnitte einer ganzen Körperseite und des Gesichtes erfassen können. Im Zentrum dieser Sensibilitätsstörungen entwickelt sich ein sensibles Defizit, das bisweilen auch als alleiniges Symptom auftreten kann.

Weniger häufige Aurasymptome sind Sprachstörungen, üblicherweise als Dysphasie, die sich oft nicht näher einordnen lassen, sowie eine einseitige motorische Schwäche. Gewöhnlich treten die Symptome nacheinander auf, beginnend mit visuellen Symptomen, gefolgt von Sensibilitätsstörungen, Dysphasie und motorischer Schwäche. Auch eine umgekehrte Reihenfolge oder andere Reihungen kommen vor.

Eigene Notizen:

Ursachen des Kopfschmerz vom Spannungstyp

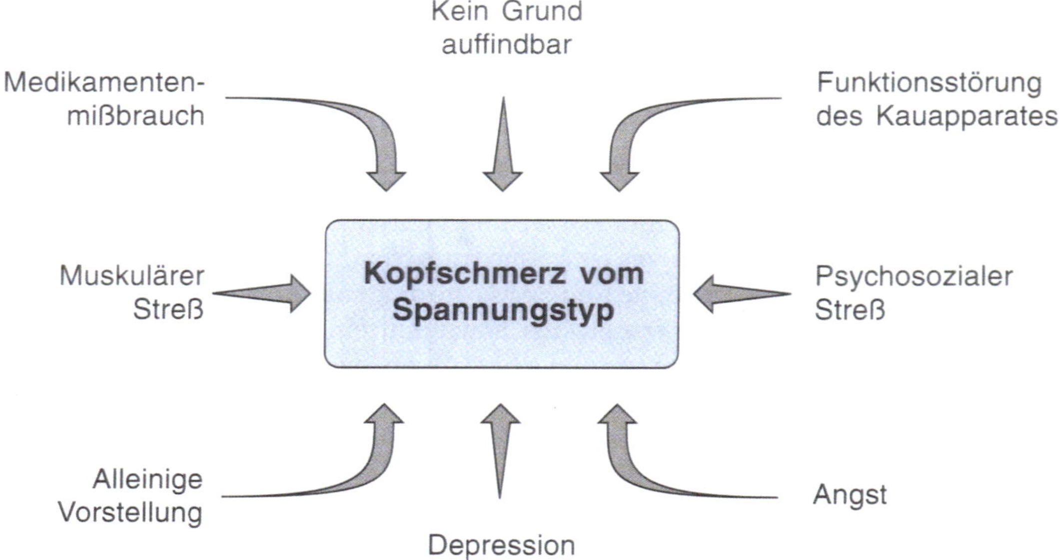

Abb 3. Nach der neurogenen Migränetheorie besteht bei Migränepatienten eine angeborene Besonderheit der Reizverarbeitung im Gehirn

Folie 9

* aus Göbel 1994

Diagnosekriterien *Kopfschmerz vom Spannungstyp*

1. Unterschied zur Migräne:

   Der Kopfschmerz vom Spannungstyp ist in seiner Intensität meist deutlich geringer als die Migräne. Dieser Schmerz ist nicht attackenförmig, hat einen eher drükkenden, beengenden Charakter und ist beidseitig lokalisiert. Begleitsymptome wie Übelkeit, Erbrechen, Lärm- und Lichtscheu sind meist nicht oder nur schwach vorhanden.

2. Unterformen:

   Bei Patienten mit weniger als 180 Kopfschmerztagen im Jahr spricht man vom *episodischen*, bei mehr als 180 Kopfschmerztagen pro Jahr vom *chronischen Kopfschmerz vom Spannungstyp*. Die neue Klassifikation unterscheidet sowohl beim *episodischen* als auch beim *chronischen Kopfschmerz* vom Spannungstyp solche ohne und solche mit erhöhter Schmerzempfindlichkeit perikranialer Muskeln.

Folie 10

Kriterien des *episodischen Kopfschmerzes vom Spannungstyp*

- Episodendauer:
  - Unbehandelt 30 min. - 7 Tage
- Schmerzcharakteristika:
  - Drückend bis ziehend, nicht pulsierend
  - Alltagstätigkeiten werden nicht nachhaltig behindert
- Körperliche Aktivität verstärkt Kopfschmerz nicht
- Weitere Bedingungen:
  - Keine Übelkeit
  - Kein Erbrechen
  - Von den folgenden Symptomen maximal eines: Licht- oder Lärmempfindlichkeit
- Schmerzdauer:
  - Mindestens 10 vorangegangene Episoden an weniger als 15 Tagen im Monat

Folie 11

Kriterien des *chronischen Kopfschmerzes vom Spannungstyp**

- Schmerzcharakteristika (mindestens 2):
  - Drückend bis ziehend, nicht pulsierend
  - Übliche Aktivität wird nicht nachhaltig behindert
  - Beidseitiger Kopfschmerz
  - Körperliche Aktivität verstärkt Kopfschmerz nicht
- Weitere Bedingungen:
  - Kein Erbrechen
  - Von folgenden 3 Symptomen eines: Übelkeit, Licht- oder Lärmempfindlichkeit
- Schmerzdauer:
  - Wenigstens 15 Kopfschmerztage pro Monat. Die Symptomatik besteht seit mindestens 6 Monaten.

Folie 12

* aus Göbel 1994

Clusterkopfschmerz

1. Diese früher auch als *Bing-Horton-Syndrom, Erythroprosopalgie* oder *Histaminkopfschmerz* bezeichnete Erkrankung ist relativ selten (weniger als 1 % der Bevölkerung) und ist durch schwerste Schmerzen mit einer Dauer von 15 Minuten – 3 Stunden charakterisiert.
2. Die Attacken treten bis zu achtmal täglich in Wochen bis Monate dauernden Clusterepisoden auf.
3. Zwischen den Attackenphasen sind die Patienten schmerzfrei, wobei diese schmerzfreie Zeit Monate bis Jahre dauern kann.
4. Die vorwiegende Lokalisation der Schmerzen ist immer einseitig orbital, supraorbital oder temporal und ist von mindestens einem der folgenden Symptome begleitet:
   - Konjunktivitis
   - Tränenfluß
   - Nasenverstopfung
   - Rhinorrhoe
   - Vermehrtem Schwitzen einer Gesichtshälfte
   - Lidödem, Miosis oder Ptosis

Folie 13

Härter/Tausch (Hrsg.): Qualitätszirkel erfolgreich gestalten Springer-Verlag 1998

IV. Ätiologie

Angst vor der Folter im Kopf
Medikamenten-einnahme
Steigerung der Einnahmehäufigkeit um funktionsfähig zu bleiben
Allmähliche Steigerung der Schmerzempfindlichkeit
Einnahme von Kombinations-präparaten
Stärkere und häufigere Kopfschmerzen
Der Teufelskreis des medikamenten-induzierten Dauerkopfschmerzes

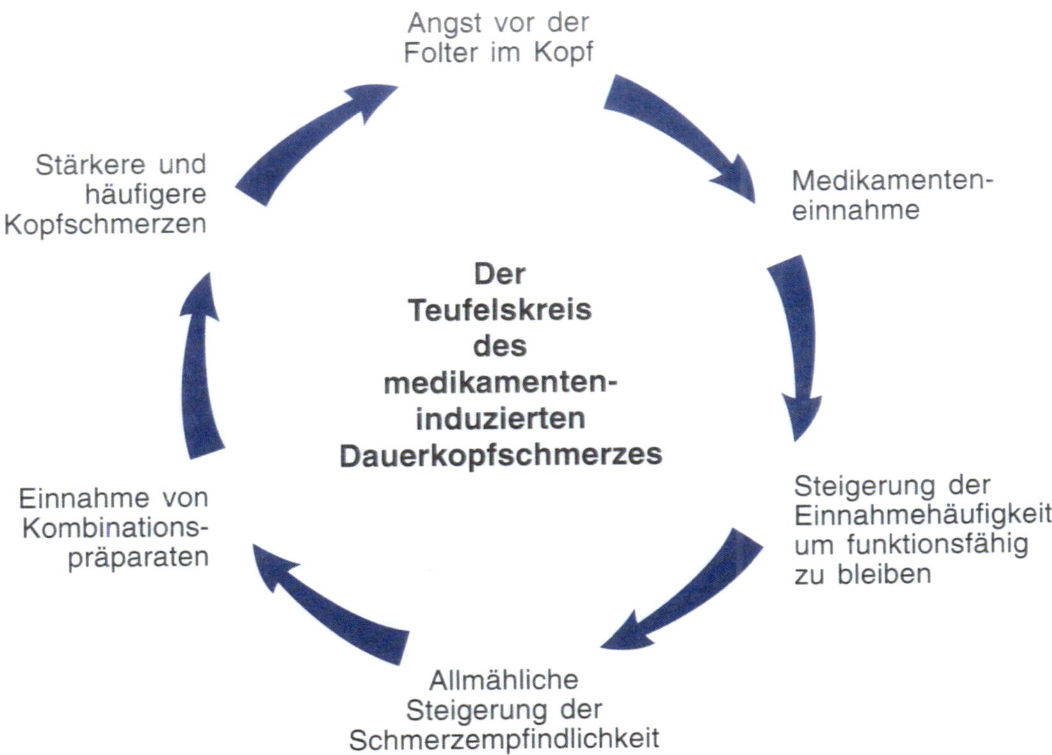

Abb 4. Ätiologie des medikamenteninduzierten Dauerkopfschmerzes

Folie 14

Diagnosekriterien des *medikamenteninduzierten Kopfschmerzes*

1. Der medikamenteninduzierte Kopfschmerz ist in der Regel ein Dauerkopfschmerz mit geringer bis mäßiger Intensität. Sein Charakter ähnelt dem Spannungskopfschmerz (dumpf, drückend, oft diffuse Lokalisation).
2. Dieser Dauerkopfschmerz kann bei Patienten mit Migräne oder Spannungskopfschmerzen durch den chronischen Gebrauch von Analgetika oder ergotaminhaltigen Präparaten, vor allem Mischpräparaten, entstehen.
3. Entsteht der medikamenteninduzierte Kopfschmerz auf dem Boden einer Migräne, dann klagen die Patienten üblicherweise nach mehrmonatiger Medikamenteneinnahme über einen sich entwickelnden Dauerkopfschmerz und außerdem über zusätzliche Migräneattakken.
4. Er entsteht nach täglicher Medikamenteneinnahme von mehr als 3 Monaten.
5. Eine erforderliche Mindestdosis der Medikamente muß eingenommen worden sein.
6. Der Kopfschmerz tritt an mindestens 15 Tagen pro Monat auf.
7. Der Kopfschmerz klingt innerhalb eines Monats nach Absetzen der Medikamente ab.

Folie 15

Anamnese bei Kopfschmerzen

1. Lebensalter bei Erstmanifestation der Kopfschmerzen
2. Frequenz, Dauer und Intensität
3. Schmerzcharakter
4. Lokalisation und Seitenbetonung
5. Begleitende Symptome (Übelkeit, Erbrechen, Lärm- und Lichtempfindlichkeit etc.)
6. Prodromi (z. B. Aura)
7. Kürzliche Änderung der Symptomatik
8. Alter und Geschlecht
9. Provokation
10. Kopfschmerzmedikation, Hormontherapie
11. Gynäkologische Anamnese, Periodenstörung und -abhängigkeit
12. Allgemeine internistische Anamnese, Trauma in der Vorgeschichte
13. Familienanamnese
14. Umfang und Ergebnisse früherer Untersuchungen

Folie 16

Indikation für CT

1. Pathologischer neurologischer Status
2. Anfallsanamnese
3. Synkopen
4. Persönlichkeitsveränderungen
5. Akuter Kopfschmerz nach starker psychischer und physischer Belastung
6. Kopfschmerz nach Trauma
7. Kürzliche Kopfschmerzmanifestation
8. Kürzliche und deutliche Änderung der Kopfschmerzsymptomatik

Folie 17

Behandlung der *Migräne*

I. *Leichter Anfall*

- Antiemetikum:
  - 10 – 20 mg Metoclopramid p.o./20 mg rektal *oder*
  - 20 – 30 mg Domperidon
- 15 Minuten warten, dann:
  - 1000 mg ASS *oder*
  - 1000 mg Paracetamol *oder*
  - 500 mg Naproxen *oder*
  - 400 mg Ibuprofen

II. *Mittelschwere bis schwere Attacke*

- Antiemetikum:
  - 10 – 20 mg Metoclopramid p.o. *oder*
  - 20 mg rektal *oder*
  - 20 – 30 mg Domperidon
- 15 Minuten warten, dann:
  - Ergotamintartrat (2 mg rektal, 1 – 2 mg p.o.)
  - Sumatriptan (25 – 100 mg oral, 25 mg rektal oder Nasal-Spray, 6 mg s.c.)
  - Zolmitriptan (2,5 mg oral)
  - Natatriptan (2,5 mg oral)

Folie 18

Behandlung der *Migräne*

III. Status migraenosus

- 1000 mg ASS i. v.
- 6 mg Sumatriptan s.c.

IV. Notfallmäßige Behandlung in der Praxis

- 500 – 1000 mg ASS i. v.
  - 1 mg DHE i.m.
  - 500 mg Metamizol langsam i. v.
- 6 mg Sumatriptan s.c.
- Keine Indikation für:
  - Opiate
  - Zentral wirksame Analgetika

Therapieempfehlungen der Deutschen Migräne- und Kopfschmerzgesellschaft.

Folie 19

Behandlung der *Migräne*

Empfehlungen zum Medikament Ergotamintartrat

- Vorsicht bei der Therapie mit Ergotalkaloiden!
  Die übermäßige Einnahme von Ergotamin kann sehr schnell die Häufigkeit und Intensität von Migräneattakken verschlimmern. Sehr leicht kann ein ständiger Kopfschmerz entstehen (medikamenteninduzierter Dauerkopfschmerz).
- Den Ergotamingebrauch streng einteilen!
  - Nicht mehr als 2 mg Ergotamin pro Tag.
  - Nicht mehr als 6 mg Ergotamin pro Woche (ca. 6 Tabletten oder Zäpfchen).
  - Nicht mehr als 20 mg Ergotamin pro Monat.
  - Nur Präparate verwenden, die ausschließlich Ergotamin enthalten. Weitere Zusätze können die Gefahr von Nebenwirkungen und insbesondere die Gefahr der Abhängigkeit erhöhen!

Folie 20

Behandlung der *Migräne*

► *Vorteile der Triptane*

- Sie wirken nach bisherigen Forschungsergebnissen gezielt nur an den Stellen im Körper, an denen der Migräneschmerz entsteht, d.h. an den betroffenen Gehirnblutgefäßen bzw. am Ncl. caudatus des N. trigeminus.
- Die Besserung des Migräneschmerzes kann bereits nach 10 Minuten eintreten.
- Sie können als Tablette, Suppositorium, Spray oder auch als Fertigspritze zur Selbstbehandlung durch den Patienten mit einem speziell entwickelten Gerät (Autoinjektor) angewendet werden.
- Ein guter Behandlungserfolg wird bei ca. 70–80 % der behandelten Patienten erzielt.
- Sie können zu jedem Zeitpunkt während der Migräneattacke ohne Wirkungsverlust gegeben werden, müssen also nicht sofort zu Beginn eingesetzt werden.
- Da die Substanzen sehr schnell im Körper abgebaut wird, ist die Gefahr einer Überdosierung gering.

Folie 21

Behandlung der *Migräne*

▶ *Besonderheiten der Triptanbehandlung*

- Die Substanzen werden im Körper schnell abgebaut. Bei lang anhaltenden Migräneattacken kann der Kopfschmerz erneut auftreten (sog. Wiederauftretenskopfschmerz), und es muß erneut die Gabe der Medikamente erfolgen.
- Es darf bisher nicht bei Menschen, die jünger als 18 oder älter als 65 Jahre sind, angewendet werden, da Erfahrungen für diese Altersgruppe noch nicht ausreichend vorliegen.
- Es muß eine ausführliche ärztliche Untersuchung einschließlich Elektrokardiogramm (EKG) und Beratung vor dem Einsatz erfolgen.
- Bei Anwendung der Fertigspritzen mit dem Autoinjektor muß die erste Behandlung unter ärztlicher Aufsicht durchgeführt werden.
- Es müssen, wie bei jedem Medikament, unerwünschte Nebenwirkungen und Situationen, bei denen die Medikamente nicht eingesetzt werden dürfen (Kontraindikationen), beachtet werden. Triptane sind im Vergleich zu anderen, neu entwickelten Medikamenten anderer Indikationen zwar ähnlich teuer, im Vergleich zu den bisherigen Medikamenten der Migränetherapie aber wesentlich teurer.

Folie 22

Behandlung der *Migräne*

▶ ***Indikation für Triptane***

▶ Patienten mit Migräne:

- mit schweren Attacken, die auf eine Therapie entsprechend den DMKG-Richtlinien nicht ansprechen;
- die auf einen raschen Effekt angewiesen sind, z. B. im Beruf, auf Reisen und in privaten Belastungssituationen;
- mit regelmäßiger Arbeitsunfähigkeit durch die Attakke;
- mit frühem Erbrechen oder Durchfällen (Sumatriptan s.c.);
- mit intolerablen Nebenwirkungen unter DMKG-Attackentherapie.

▶ ***Kontraindikation für Triptane***

▶ Patienten mit Migräne:

- mit Schmerzmittel- und Ergotaminmißbrauch;
- mit häufigen Attacken (zuerst Migräneprophylaxe versuchen!);
- mit KHK, stummer kardialer Ischämie, Hypertonie und M. Raynaud;
- in der Schwangerschaft und in der Stillzeit.

Härter/Tausch (Hrsg.): Qualitätszirkel erfolgreich gestalten Springer-Verlag 1998

Behandlung der *Migräne*

Migräne in der Schwangerschaft

- Erlaubt ab 13. SSW:
  - Attackenbehandlung: ASS oder Paracetamol
  - Prophylaxe: Nur β-Blocker

> *Merke:* 60 – 80 % der Migränepatientinnen sind relativ beschwerdefrei ab Ende des 3. Schwangerschaftsmonates.

Pharmakotherapie der kindlichen Migräne

- Attackenbehandlung: Domperidon, 500 mg Paracetamol, 200 mg Ibuprofen oder 500 mg ASS
- Prophylaxe nur β-Blocker: 1,5 mg/kg KG Metoprolol, 2 mg/kg KG Propranolol
- Frühzeitig Verhaltenstherapie einleiten.

Folie 24

Unwirksame Migränetherapien

- Massagen
- Fangopackungen
- Bewegungsbäder
- Schanz-Krawatten
- Fußreflexzonenmassage
- Amalgamentfernung
- Spritzen in die Kopfhaut oder in den Nacken
- Reizstrombehandlung
- Einrenken der Halswirbelsäule
- Blutwäsche
- Schröpfen
- Frischzellenbehandlung
- Ozonbehandlung
- Elektroschock
- Neuraltherapie
- Homöopathie
- Antihypotonika
- Dauer- oder Heilschlaf
- Magnetfeldtherapie
- Kieferhöhlenspülung
- Mandeloperation
- Zahnextraktion
- Thymusextrakt
- Psychophonie

Folie 25

Medikamentöse Migräneprophylaxe*

▶ Eine medikamentöse Vorbeugung (Prophylaxe) sollte immer dann erfolgen, wenn:

- Patienten zwei oder mehr Migräneattacken pro Monat erleiden,
- Die Migräneattacken länger als 48 Stunden andauern,
- Migräneattacken auf eine Behandlung mit Tabletten oder Zäpfchen nicht ansprechen,
- Die Migräneattacken unerträglich schwer verlaufen.

▶ ***Substanzen der 1. Wahl***

- Metoprolol 50 - 200 mg
- Propranolol 30 - 240 mg

▶ ***Substanzen der 2. Wahl***

- Flunarizin 5 - 10 mg
- Cyclandelat 400 - 1600 mg

Folie 26

* aus Göbel 1994

Behandlung des *episodischen Spannungskopfschmerzes*

▶ *Nichtmedikamentöse Therapie*

- Psychotherapie: Verhaltenstherapie, kognitive Therapie nach Beck
- Streßbewältigung
- Entspannungsübungen
- EMG-Biofeedback
- Ausgleichsgymnastik
- Wärmeanwendungen

▶ *Medikamentöse Therapie*

- Acetylsalicylsäure
- Paracetamol
- Ibubrofen
- Pfefferminzöl

Merke: Kein nachgewiesener Effekt für unkonventionelle Verfahren.
Unwirksam oder gefährlich sind Ergotamin, Opioide, Benzodiazepine, Koffein.

Folie 27

Behandlung des *chronischen Spannungskopfschmerzes**

▶ ***Nichtmedikamentöse Behandlung***

- Psychotherapie: Verhaltenstherapie, kognitive Therapie nach Beck
- Streßbewältigung
- Entspannungsübungen
- EMG-Biofeedback
- Ausgleichsgymnastik
- Wärmeanwendungen
- Massagen

▶ ***Medikamentöse Therapie***

Keine regelmäßige Einnahme von Schmerzmitteln!

▶ Zur Vorbeugung:

- Trizyklische Antidepressiva (z. B. Amitriptylin, Amitriptylinoxid, Doxepin, Imipramin)
- MAO-Hemmer

Merke: Kein nachgewiesener Effekt für unkonventionelle Verfahren.
Unwirksam oder gefährlich sind Ergotamin, Codein, Benzodiazepine, Schmerzmittel, Koffein, Betablocker, Neuroleptika.

Folie 28

* aus Göbel 1994

Medikamentöse Prophylaxe von Spannungskopfschmerzen*

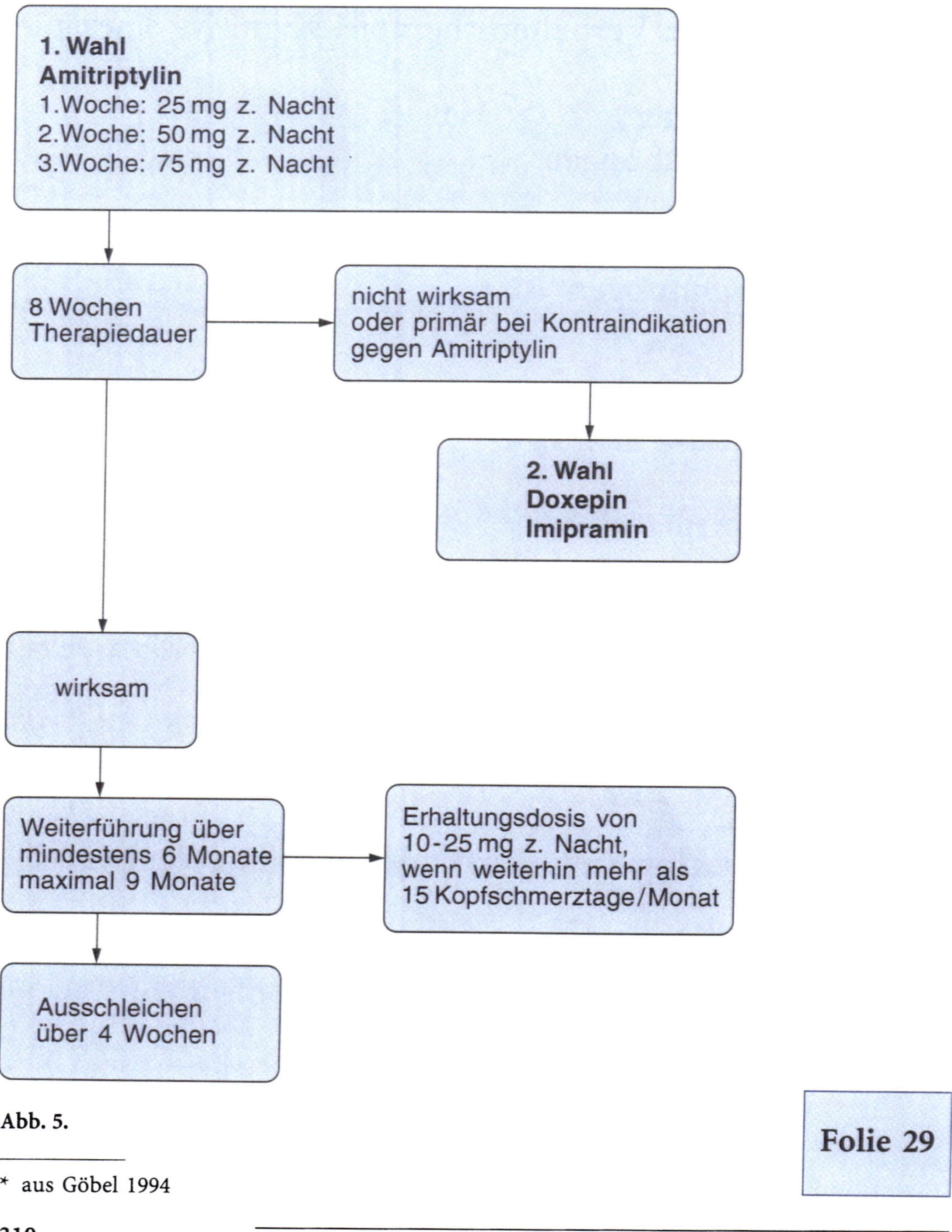

Abb. 5.

Folie 29

* aus Göbel 1994

Therapie von *Clusterkopfschmerzen**

1. Sauerstoff
   - 7 Liter/Min. 100 %
   - Gesichtsmaske
   - Sitzende Position
   - Erfolgsquote ca. 50 % (tragbare Geräte können verschrieben werden)

► ***Bei Mißerfolg***

2. Ergotamintartrat
   - Aerosol-Spray (z. B. Ergotamin-Medihaler®),
   - Dosis: 3 × 0.35 mg

► ***Bei Mißerfolg***

3. Lokalanästhesie der Fossa sphenopalatina
   - 1 ml 4 % Lidocain
   - Kopf 45° rekliniert
   - Kopf 30° zur Seite gedreht
   - Ipsilaterales Nasenloch

► ***Bei Mißerfolg***

- Sumatriptan: 6 mg s.c.
- 74 % schmerzfrei bzw. nur noch leichte Kopfschmerzen nach 15 Minuten

Folie 30

* aus Göbel 1994

Prophylaxe des *Clusterkopfschmerzes*

1. Verapamil (3 – 4 × 80 mg/die)
2. Prednison (additiv beim chronischen CK)
3. Lithiumkarbonat (600 – 1500 mg/die)
4. Methysergid (2 × 4 mg/die)

► **Substanzen mit unsicherer Wirkung oder nicht ausreichend untersucht**

1. Pizotifen (Sandomigran®)
2. Lisurid (Cuvalit®)
3. Valproat (z. B. Ergenyl®)

► **Unwirksame Substanzen und Verfahren**

- Analgetika
- Carbamazepin
- Phenytoin
- Beta-Blocker
- Thymoleptika
- Histaminantagonisten
- Biofeedback
- Akupunktur
- Physikalische Therapie
- Lokale Injektion
- Psychotherapie

Folie 31

Härter/Tausch (Hrsg.): Qualitätszirkel erfolgreich gestalten Springer-Verlag 1998

Therapie des *medikamenteninduzierten Dauerkopfschmerzes**

1. Aufklärung über Mechanismen und therapeutische Möglichkeiten
2. Zunächst Führung eines Kopfschmerztagebuches und Registrierung eingenommener Medikamente (einschließlich frei verkäuflicher Präparate)
3. Entscheidung über ambulanten oder stationären Entzug
4. Analgetika und Ergotamin abrupt absetzen
5. Barbiturate und Tranquilizer langsam ausschleichen
6. Überbrückung mit 2 × 500 mg Naproxen p.d. oder in schweren Fällen ASS 500 mg – 1000 mg i. v. (alle 8 Stunden)
7. Bei Bedarf Antiemetika (Metoclopramid, Domperidon)
8. Begleitende oder nachfolgende Verhaltenstherapie
9. Nach dem Entzug Migräneprophylaxe oder prophylaktische Behandlung des Spannungskopfschmerzes

Folie 32

* aus Göbel 1994

Behandlung während der akuten Entzugsphase des *medikamenteninduzierten Dauerkopfschmerzes**

- Parenterale Gabe eines Antiemetikums (wenn notwendig), z. B. 3 × 1 Amp. Metoclopramid
- Flüssigkeitssubstitution per infusionem (heftiges Erbrechen führt zu Exsikkose, die ihrerseits den Kopfschmerz verstärkt)
- Erste 10 Tage der Entzugsphase bei mittelschweren Entzugskopfschmerzen: 2 × 500 mg Naproxen p.d.
- Bei starken Entzugskopfschmerzen max. alle 8 Std. 500 - 1000 mg ASS i. v.
- Bei erforderlicher Sedierung: niedrigpotente Neuroleptika, z. B. 30 - 60 mg Thioridazin

Folie 33

* aus Göbel 1994

Prädiktoren für Therapieversager bei *medikamenteninduzierten Dauerkopfschmerzen**

- Mangelnde Einsichtsfähigkeit
- Kombination von Analgetika mit Benzodiazepinen
- Kopfschmerzdauer mehr als 5 Jahre
- Chronischer Spannungskopfschmerz als primärer Kopfschmerz
- Sekundärer Krankheitsgewinn
- Chronisch neurotische Fehlentwicklung
- Mehrfache erfolglose Selbstentzüge
- Mangelnde Unterstützung durch die Familie
- Nicht abgeschlossene Renten- oder Versicherungsverfahren bei posttraumatischen Kopfschmerzen

Folie 34

* aus Göbel 1994

Nicht-medikamentöse Behandlung der *Migräne*

- Führung und Beratung
- Kopfschmerztagebuch
- Sport
- Entspannung (Muskelrelaxation nach Jacobson)
- Biofeedback
- Streßbewältigungstraining
- Schmerzbewältigungstraining

Folie 35

Nicht-medikamentöse Behandlung der *Migräne*

▶ ***Aspekte der Beratung****

1. Information über Ätiologie und Pathogenese der Migräne, mögliche Triggerfaktoren, Gefahr des Medikamentenmißbrauchs.
2. Ratschläge zur allgemeinen Lebensführung:
   - Ausreichende Schlafquantität, regelmäßiger Schlaf-Wach-Rhythmus,
   - Vermeidung exzessiver Ernährungsgewohnheiten (Alkohol, eventuell attackenauslösende Nahrungsmittel),
   - Vermeidung exzessiver psychischer und/oder physischer Belastungen.
3. Aufzeigen ungünstiger Verhaltensmuster (z. B. Perfektionismus, Versagensangst).
4. Führen eines Migräne-/Kopfschmerz-Tagebuches.
5. Information über die Möglichkeiten der medikamentösen sowie der nichtmedikamentösen Akut- und/oder Intervalltherapie.
6. Aufzeigen der Vorteile eines multimodalen Vorgehens.

Folie 36

* aus Göbel 1994

Kommentar

Folgende nicht-medikamentöse Verfahren haben sich bei der Behandlung und Vorbeugung von Migräneattacken bewährt:

1. **Sporttherapie:**
   Ausdauersportarten wie Jogging, Rudern, Schwimmen und Radfahren haben eine günstige Wirkung auf die Migräne. Kampfsportarten oder Sportarten, bei denen Ehrgeiz gefragt ist, sind weniger geeignet.
2. **Streßbewältigungstraining:**
   Hierbei wird davon ausgegangen, daß belastende Alltagssituationen, die mit Streß und Hektik verbunden sind, Migräneanfälle auslösen können. In regelmäßigen Sitzungen mit einem Psychologen bzw. in einer Gruppe von Patienten mit der gleichen Erkrankung sollen die Patienten streßauslösende Situationen erkennen und vermeiden lernen.
3. **Muskelrelaxationstraining nach Jacobson:**
   Bei diesem Verfahren werden nacheinander einzelne Muskelgruppen kurzfristig angespannt und dann wieder entspannt. Dies führt bei regelmäßigem Training schnell zu tiefer Entspannung.
4. **Vasokonstriktions-Biofeedbacktraining:**
   Diese Behandlung geht davon aus, daß es bei der Migräne zu Veränderungen der Gefäßweite kommt. Den Patienten wird ein kleiner Meßfühler auf eine Arterie an der Schläfe aufgelegt. Sie lernen, über eine Rückmeldung der Pulsation dieser Arterie auf einem Fernsehschirm im Lauf einiger Trainingssitzungen die Weite dieses Gefäßes willkürlich zu beeinflussen. Nach weiteren Trainingssitzungen können die Patienten ohne optische Rückmeldung über den Fernsehschirm die Gefäßweite willentlich beeinflussen. Bei einigen der Betroffenen führt dieses Training zu einer deutlichen Besserung der Migräne.
5. **Schmerzbewältigungstraining:**
   Dieses Verfahren besteht primär darin, mit den Schmerzen zurechtzukommen. Die Trainings integrieren meist Entspannungsverfahren, Imaginationstechniken, kognitiv-verhaltenstherapeutische und psychoedukative Elemente und werden über ca. 6 Monate in regelmäßigen Sitzungen wöchentlich als Gruppentherapie durchgeführt (10–20 Sitzungen).

Anschriften

Deutsche Migräne und Kopfschmerzgesellschaft (DMKG)
Prof. Dr. Haag
Elztal-Klinik
Pfauenstr. 6
79215 Elzach-Oberprechtal
Tel. 07682 / 805 - 333

Patientenratgeber

Diener, H.C. (1993) Migräne - Informationen und Ratschläge. Piper, München
Pfaffenrath, V. (1994) Migräne und Kopfschmerzen. 100 Fragen - 100 Antworten. Wort & Bild, Bayerbrunn
Pfaffenrath, V. & Gerber, W.D. (1992) Chronische Kopfschmerzen. Kohlhammer, Stuttgart
Soyka, D. (1993) Kopfschmerz und Migräne. Gustav Fischer, Stuttgart
Scholz, R. (1992) Migräne - Gewitter im Gehirn. Kunstmann, München
Stiftung Warentest (1993) Kopfschmerzen, Migräne. Berlin
Göbel, H. (1994) Kopfschmerzen - Leiden, die man nicht hinnehmen muß. Springer, Berlin
Loibl, M. (1996) Selbsthilfe bei Migräne - Aktiv dem Schmerz begegnen. Kösel, München

Folie 37

Literatur

1. Arzneimittelkommission der Deutschen Ärzteschaft (1996) Empfehlungen zur Therapie von chronischen Kopfschmerzen. Bundesärztekammer und Kassenärztliche Bundesvereinigung (Hrsg)
2. Diener HC (1992) Migräne (3. Aufl.).VCH, Weinheim
3. Ensink FBM, Soyka D (1994) Migräne - aktuelle Aspekte eines altbekannten Leidens. Springer, Berlin
4. Göbel H (1994) Kopfschmerzen - Leiden, die man nicht hinnehmen muß. Springer, Heidelberg
5. Göbel H (1996) Die Kopfschmerzen. Springer, Berlin
6. Headache Classification Commitee of the International Headache Society (1988) Classification and diagnostic criteria for headache disorders, cranial neuralgias and facial pain. Cephalgia 8 (7): 1-96.
7. Pfaffenrath V, Gerber WD (1992) Chronische Kopfschmerzen. Kohlhammer, Stuttgart.

Depression

MODERATORMANUAL DEPRESSION

Dietrich von Calker, Martin Härter, Martin Bohus, Roland Vauth, Mathias Berger

INHALT

Epidemiologie*

1. Die *Häufigkeit* behandlungsbedürftiger Depressionen wird oft unterschätzt – nicht nur von den Betroffenen: Etwa 10 % der Bevölkerung sind mindestens einmal im Leben davon betroffen.
2. Die *Beeinträchtigungen* der Arbeitsfähigkeit, des familiären und sozialen Lebens sind gravierender als z. B. bei Diabetes mellitus oder Bluthochdruck.
3. Das *Mortalitätsrisiko* wird oft unterschätzt: Wenigstens 15 % der Patienten sterben durch Suizid, wenn keine adäquate Akuttherapie und systematische prophylaktische Langzeittherapie durchgeführt wird.

* Aus: Task force of the Collegium
Internationale Neuro-Psychopharmacologicum (CINP) (1993)

Folie 1

Versorgungssituation*

- Nur etwa $^{1}/_{3}$ aller Patienten mit Depressionen suchen ärztliche Behandlung auf, wobei nur bei der Hälfte der Erkrankten die Depression erkannt wird. Von diesen wiederum wird nur ein kleiner Bruchteil adäquat behandelt.
- Erst bei Patienten mit schwersten, therapieresistenten und chronifizierten Depressionen erfolgt die Überweisung zum Facharzt.

Kosten

- Bereits jetzt wird 6–12 % des Bruttosozialproduktes in westlichen Industrieländern für Gesundheitsfürsorge ausgegeben; davon entfallen 4 % auf Kosten infolge psychischer Störungen. Der überwiegende Anteil hiervon ist direkte Konsequenz von unzureichend behandelten depressiven Störungen.

Folie 2

* Aus: Task force of the Collegium Internationale Neuro-Psychopharmacologicum (CINP) (1993)

Fall 1

40jähriger erfolgreicher Unternehmensberater mit mittelschwer ausgeprägter depressiver Symptomatik (Einschlafstörungen, Grübeln, niedergestimmt, Konzentrationsstörungen) seit 6 Wochen, verbunden mit Angst und körperlichen Korrelaten von Angst (Herzrasen, Zittern, Schwitzen etc.). Berufliche Überlastung, familiäre Krise durch außereheliche Beziehung der Ehefrau, keine depressive Vorgeschichte, nicht vormediziert, körperlich bisher gesund.

Fall 2

65jährige Rentnerin, seit 4 Monaten typische Freud- und Lustlosigkeit mit Morgentief, Früherwachen (3 Stunden vor der Zeit), Gewichtsverlust, psychomotorischer Gehemmtheit und diffusen körperlichen Beschwerden. Drei ähnliche Episoden in den letzten 10 Jahren, die letzte vor 2 Jahren. Vor 5 Monaten Tod des Ehemannes nach längerer schwerer Krankheit und Pflege durch die Patientin. Seit 4 Monaten vorbehandelt durch Hausarzt mit 6 mg *Bromazepam*, 75 mg *Doxepin*, 50 mg *Maprotilin* täglich, ohne wesentliche Besserung.

Folie 3

Kommentar

Fall 1

1. **Diagnostische Abklärung:**
   a) Somatisch: Schilddrüsenfunktion, EKG, körperliche Vorerkrankungen
   b) Psychosozial: auslösende Faktoren (privat, beruflich); Suizidalität, DD Angststörung
2. **Therapievorschlag:**
   a) Sedierendes Antidepressivum (z. B. Amitriptylin, Trimipramin etc.) – Zieldosis ca. 150 mg
   b) Serotonin-Reuptake-Hemmer + sedierendes Antidepressivum (z. B. Fluvoxamin 100–125 mg, Paroxetin 20–40 mg, Citalopram 20–40 mg + Trazodon 50–100 mg)
   c) Psychotherapeutische Gespräche (gezielte Krankheitsaufklärung, Entlastung, evtl. Paargespräche)

Fall 2

1. **Diagnostische Abklärung:**
   a) Somatisch: (Untersuchung, EKG, EEG), Kontraindikation gegen Anticholinergika?
   b) Verdacht auf rezidivierende depressive Störung mit somatischem Syndrom
   c) Anamnese: Phasenkalender, Medikamentenanamnese (was half bisher?)
2. **Therapievorschlag:**
   a) Wenn Doxepin/Maprotilin in der Vorgeschichte halfen, eines von beiden aufdosieren (ggf. mit Spiegelkontrolle), zweites ausschleichen, mindestens 4 Wochen Behandlungsdauer zur Beurteilung des Effektes *oder*
   b) Doxepin/Maprotilin ausschleichen, Nortriptylin auf 50–150 mg aufdosieren (wichtig: Spiegelkontrolle, da ältere Patienten häufig, aber nicht immer, niedrigere Dosierungen benötigen) *oder*
   c) Serotonin-Reuptake-Hemmer, bei gleichzeitig vorliegenden Schlafstörungen ggf. mit sedierendem Antidepressivum kombinieren (vgl. Fall 1)
   d) Langsames Ausschleichen von Bromazepam nach festem Schema, z. B. Reduktion von 1 mg/Woche
   e) Psychotherapeutische Gespräche (Trauerarbeit, Heranführen an soziale Aktivitäten, Rückfallprophylaxe).

Eigene Notizen:

Allgemeine Klassifikationsrichtlinien

- Klassifikation vornehmlich nach Symptomatik (Schweregrad) und Verlauf
- Keine primäre Differenzierung zwischen endogen und nichtendogen
- Wegfall des Begriffes „Neurose“.

Merke: Neue Bedeutungen für Begriffe wie *Psychose, Zyklothymie, Dysthymie, somatisches Syndrom.*

Folie 4

Unterteilung der affektiven Störungen

- **Depressive Episode, F32.xx** („major depression", Einzelepisode)
(leicht, mittelgradig, schwer, mit oder ohne somatische bzw. psychotische Symptome)
- **Rezidivierende depressive Störung, F33.xx** („major depression", rezidivierend)
(leicht, mittelgradig, schwer, mit oder ohne somatische bzw. psychotische Symptome, gegenwärtig remittiert)
- **Bipolare affektive Störung, gegenwärtig depressive Episode, F31.xx** (bipolare Störung, depressiv)
(leicht, mittelgradig, schwer, mit oder ohne somatische bzw. psychotische Symptome, gegenwärtig remittiert)
- **Anhaltende affektive Störungen, Zyklothymia, F34.0** (zyklothyme Störung), **Dysthymia, F34.1** (dysthyme Störung)
- **Andere affektive Störungen, F38** (depressive Störungen NNB)
- **Anpassungsstörungen, F43.2**

Folie 5

Anamneseerhebung bei Depressionen

1. Symptomatik (Suizidalität, psychotische Symptome etc.)
2. Phasenanzahl, zeitlicher Verlauf (z. B. durch Episodenkalender)
3. Begleitsymptomatik und Komorbidität (Angst- und Zwangsstörungen, Persönlichkeitsstörungen, Drogen- und Alkoholmißbrauch etc.)
4. Psychosoziale Beeinträchtigung (Arbeitsplatz, Ehe etc.)
5. Auslösende und aufrechterhaltende Bedingungen, besondere Problembereiche (Verlustereignisse, Rollenkonflikte, interpersonelle Defizite), aber auch Schutzfaktoren (Partnerschaft, Berufstätigkeit, soziale Kontakte, etc.)
6. Effektivität früherer Therapiemaßnahmen (Pharmako- und Psychotherapie)
7. Bisherige Compliance

Folie 6

Psychische Symptome bei depressiver Erkrankung

1. Durchgängiges Gefühl von Niedergeschlagenheit
2. Unfähigkeit zur Freude
3. Gewichts- oder Appetitverlust
4. „Innere Leere“, „Gefühl der Leblosigkeit“, Apathie
5. Hoffnungslosigkeit, Pessimismus, Mutlosigkeit, negatives Selbstbild
6. Denkhemmung, Ideenarmut, Unentschlossenheit, Initiativelosigkeit, Entscheidungsschwäche, „Hemmung“
7. Angst, Innere Unruhe, Getriebenheit, Weinerlichkeit, Jammern, Selbstanklagen, „Agitation“
8. Selbstisolierung, Kontaktarmut, sexuelle Inappetenz
9. Schwankungen der Beschwerdeintensität (z. B. Morgentief)
10. Psychomotorische Agitiertheit oder Hemmung
11. Energieverlust und Antriebsarmut
12. Gefühl von Wertlosigkeit
13. Schlafstörungen
14. Suizidgedanken (*siehe Folie 9*)

Folie 7

Beispielhafte Fragen zur Symptomatik

1. Fühlen Sie sich in letzter Zeit deprimiert, mutlos und wertlos?
2. Können Sie sich noch freuen?
3. Haben Sie weniger Appetit und an Gewicht verloren?
4. Fühlen Sie sich innerlich leer, wie abgestorben?
5. Neigen Sie in letzter Zeit vermehrt zum Grübeln, und wenn, worüber?
6. Fällt es Ihnen schwer sich zu konzentrieren und Entscheidungen zu treffen?
7. Haben Sie das Gefühl, als ob Sie innerlich getrieben sind und unter Spannung stehen, obgleich Sie äußerlich ruhig erscheinen?
8. Hat sich Ihr Interesse an Sexualität verändert?
9. Verändert sich Ihre Stimmung im Laufe des Tages und wenn, wie?
10. Fühlen Sie sich innerlich stark verlangsamt oder getrieben?
11. Haben Sie noch Interesse an Ihrer bisherigen Tätigkeit und Ihren Hobbies?
12. Quält Sie das Gefühl, Ihr Leben sei sinnlos geworden?
13. Hat sich Ihr Schlaf verändert?

Folie 8

Fragenkatalog zur Abschätzung der Suizidalität*

1. Haben Sie in letzter Zeit daran denken müssen, sich das Leben zu nehmen?
2. Häufig?
3. Haben Sie auch daran denken müssen, ohne es zu wollen?
4. Haben sich Selbstmordgedanken aufgedrängt?
5. Konnten Sie diese Gedanken beiseite schieben?
6. Haben Sie konkrete Ideen, wie Sie es machen würden?
7. Haben Sie Vorbereitungen getroffen?
8. Umgekehrt: Gibt es irgendetwas, was Sie im Leben hält?
9. Haben Sie schon zu jemanden über Ihre Selbstmordabsichten gesprochen?
10. Haben Sie bereits einen Selbstmordversuch unternommen?
11. Hat sich in Ihrer Familie oder Ihrem Freundes- und Bekanntenkreis schon jemand das Leben genommen?

Folie 9

* Mod. nach: Pöldinger, W. (1982)

Funktionell-körperliche Symptome im Rahmen depressiver Erkrankungen

1. Allgemeine körperliche Abgeschlagenheit, Mattigkeit
2. Schlafstörungen (Ein- und Durchschlafstörungen, Früherwachen, aber auch deutlich vermehrter Schlaf)
3. Appetitstörungen, Magendruck, Gewichtsverlust, Obstipation
4. Kopfschmerzen (diffus, drückend, dumpf)
5. Druckgefühl in Hals und Brust (Globusgefühl, Schwere in der Brust)
6. Funktionelle Störungen von Herz und Kreislauf, Atmung, Magen und Darm
7. Schwindelgefühle, Flimmern vor den Augen, Sehstörungen
8. Muskuläre Verspannungen
9. Diffuse neuralgiforme Schmerzen
10. Blasenstörungen
11. Libidoverlust, Impotenz, Frigidität
12. Menstruationsstörungen
13. Tagesschwankungen des Befindens

Folie 10

Härter/Tausch (Hrsg.): Qualitätszirkel erfolgreich gestalten Springer-Verlag 1998

Empfehlungen für die somatische Basisdiagnostik bei depressiven Störungen

1. Allgemeine körperliche und neurologische Untersuchung
2. Labordiagnostik incl. Entzündungsparameter, Leber- und Nierenwerte, Schilddrüsenwerte
3. EEG zum Ausschluß organisch bedingter Depressionen
4. EKG vor Antidepressiva-Einstellung
5. CT, v. a. bei Ersterkrankung

Folie 11

Mögliche organische und pharmakologische Ursachen für depressive Erkrankungen

- Zerebrale vaskuläre Erkrankung
- Beginnende dementielle Erkrankung (Morbus Alzheimer)
- Hirntumor
- Traumatische Hirnschädigung
- Parkinsonsche Erkrankung
- Epilepsie
- Lebererkrankungen
- Hormonelle Störungen (z. B. Schilddrüsenstörungen, M. Cushing, Phäochromozytom)
- Viruserkrankungen (Rekonvaleszenzphase)
- Chronische Intoxikationen (Alkohol, Schlafmittel, Schmerzmittel, andere psychotrope Substanzen)
- Medikamente (Reserpinhaltige Antihypertensiva, Beta-Blocker, Alpha-Methyl-Dopa, L-Dopa, Kortikosteroide u. a.)

Folie 12

Therapieplanung zur Behandlung von depressiven Erkrankungen

Medikamentöse Behandlung

- Therapie mit Antidepressiva (siehe Folie 14)
- Häufige und wichtige unerwünschte Wirkungen der Antidepressiva (siehe Folie 15)

Psychotherapeutische Behandlung

- Psychotherapeutische Basisbehandlung (siehe Folien 16, 17)

Phasenprophylaxe

- Risikofaktoren (siehe Folie 20)
- Empfehlungen zur Prophylaxe (siehe Folie 22)

Folie 13

Therapie mit Antidepressiva

1. Wirknachweis in mehr als 100 placebokontrollierten Studien
2. 70 % Therapieerfolg gegenüber 35 % bei Placebogabe
3. Substanzklassen:
   a) Klassische tri- und tetrazyklische Antidepressiva (Imipramin, Desipramin, Amitriptylin, Amitripylin-oxid, Doxepin, Trimipramin und Mianserin)*
   b) Serotonin-selektive Antidepressiva (SSRIs) (Fluvoxamin, Fluoxetin, Paroxetin, Sertralin)
   c) Monoaminoxidasehemmer (MAO-Hemmer) (Tranylcypromin, Moclobemid)
   d) Chemisch andersartige und neue Antidepressiva (Trazodon, Mirtazapin, Venlafaxin, Nefazodon)
4. Alle Antidepressiva wirken depressionslösend und stimmungsaufhellend, unterscheiden sich aber in ihrer Wirkung auf die Psychomotorik:
   a) Psychomotorisch aktivierend (z. B. MAO-Hemmer, Desipramin)
   b) Psychomotorisch neutral (z. B. Imipramin, Maprotilin, Fluoxetin, Paroxetin)
   c) Psychomotorisch dämpfend (z. B. Amitriptylin, Trimipramin, Doxepin)

Folie 14

* Trimipramin und Mianserin gehören zu dieser Klasse, unterscheiden sich aber von ihrem Wirkungsprinzip

Therapie mit Antidepressiva

5. Dosierung bei den meisten Antidepressiva schrittweise auf ca. 150 mg, z. B. Amitriptylin, Doxepin (Ausnahme verschiedene SSRI's, z. B. Fluoxetin, Paroxetin: 20 mg vom ersten Tag an)
   - Sedierende Antidepressiva, Einmaldosis abends
   - Psychomotorisch stimulierende Antidepressiva, nicht nach 16.00 Uhr
   - *Cave:* Bei älteren Patienten bzgl. Dosis und Dosissteigerung

6. Wirkeintritt in der Regel nach 2–3 Wochen

7. Nach 4 Wochen Erhaltungdosis *ohne Wirkungseintritt*:
   - Plasmaspiegel kontrollieren; wenn ausreichend hoch, dann:
   - Wechsel des Antidepressivums (Trizyklika, Tetrazyklika, SSRIs, MAO-Hemmer). Obgleich ein Wechsel der Substanzklasse plausibel erscheint und empfohlen wird, ist eine Überlegenheit dieses Vorgehens nicht erwiesen.

Folie 15

Vor- und Nachteile bei Antidepressiva

Klassische Antidepressiva

1. **Vorteile:**
   - Initial gute sedierende Wirkung
   - Etablierte, gut überprüfte antidepressive Wirkung
2. **Nachteile:**
   - Nebenwirkungsprofil: potentiell gefährliche, anticholinerge Nebenwirkungen, hohe Toxizität bei Überdosierung (Suizidalität!), z. T. subjektiv sehr störend, deswegen oft geringe Compliance, insbesondere bei Dauertherapie.

SSRI's

1. **Vorteile:**
   - Besseres Nebenwirkungsprofil, damit höhere Compliance
   - Weniger sedierend
2. **Nachteile:**
   - Angstsymptomatik, innere Unruhe evtl. steigernd
   - Möglicherweise weniger effektiv bei schweren Depressionen (umstritten!)

Folie 16

Häufige und wichtige unerwünschte Wirkungen der Antidepressiva

a) Häufige Nebenwirkungen und Interventionsmöglichkeiten
   - *Mundtrockenheit* ⇒ Dihydroergotamin, 1 % Pilocarpin-Lösung, 3–4 mal pro Tag
   - *Müdigkeit* ⇒ Hauptdosis abends
   - *Hypotonie, Schwindel* ⇒ Dihydroergotamin, Umstellung auf Nicht-Trizyklika
   - *Allergische Reaktion* ⇒ Evtl. Präparatewechsel
   - *Obstipation* ⇒ *Cholinergika* (z. B. Carbachol), Umstellung auf *Nicht-Trizyklika*
   - *Tremor* ⇒ *Beta-Rezeptoren-Blocker* (Propranolol z. B. 40 mg)
   - *Akkomodationsstörungen* ⇒ Evtl. Umstellung auf *Nicht-Trizyklika*

b) Seltene Nebenwirkungen und Interventionsmöglichkeiten
   - *Epileptische Anfälle* ⇒ *Klinikeinweisung zur* Dosisreduktion, evtl. Umstellung; Kombinieren mit *Carbamazepin*
   - *Delir* ⇒ *Klinikeinweisung zur* Dosisreduktion, evtl. Physostigmin, *Distraneurin*
   - *Harnsperre* ⇒ *Carbachol*, evtl. Dosisreduktion oder Umstellung auf Nicht-Trizyklika
   - *Kardiale Nebenwirkungen* ⇒ *Nicht-Trizyklika*, *Serotonin-Reuptake-Hemmer*

Folie 17

Psychotherapeutische Basisbehandlung*

- Essentielle Basisbehandlung jeder depressiven Störung!
- Eine professionelle psychotherapeutische Basisbehandlung muß auf die *individuelle* Situation des Patienten zugeschnitten sein und erfordert Erfahrung und Schulung im Umgang mit den speziellen Bedürfnissen depressiver Patienten.
- Sie sollte insgesamt möglichst *konkrete und spezifische Hilfestellung* leisten.
- Aufbau einer *empathischen und vertrauensvollen Beziehung*, durch die der Therapeut dem Patienten *stützend und schützend* zur Seite steht.

Folie 18

* Nach Akiskal 1985

Psychotherapeutische Basisbehandlung

Schwerpunkte der Psychotherapie:

1. *Rechtzeitiges* Erkennen und Behandeln destruktiver Impulse (Suizidalität!)
2. Aufbau und Aufrechterhaltung eines *rationalen* Verständnisses der Krankheit, ihrer Symptome, ihrer Behandlung und ihrer Prognose
3. *Psychoedukative* Führung des Patienten in bezug auf:
   - Schwierigkeiten in engen persönlichen Beziehungen
   - Besondere *Lebensumstände*, Situation am Arbeitsplatz
   - Vorbeugende Beratung des Patienten bei bedenklichen, depressionsbedingten Plänen zur *Veränderung* seiner Lebensumstände
4. Ermutigung des Patienten durch Verstärkung von *Hoffnungen* auf zukünftige Hilfe und Unterstützung
5. Bestandsaufnahme der möglichen Hilfe durch andere im sozialen Netzwerk des Patienten; Unterstützung beim weiteren Aufbau des sozialen *Netzwerkes*
6. Setzen von realistischen, erreichbaren und substantiellen Zielen
7. Ermutigung zum Aufbau sozialer Aktivitäten und zur Suche nach Erfolgserlebnissen

Folie 19

Risikofaktoren für Rückfall (Relapse) und Wiedererkrankung (Recurrence)*

- Bipolarer Verlauf
- Sehr frühes oder sehr spätes Ersterkrankungsalter
- Komorbidität mit Angststörung, Sucht und Persönlichkeitsstörungen
- Hohe Anzahl vergangener Episoden
- Residuale Symptomatik
- Schlechtes Ansprechen auf initiale Therapie
- Double depression (d. h. auch außerhalb der depressiven Episoden chronifizierte leichte depressive Verstimmung i. S. einer Dysthymia)

Folie 20

* Übersichten: Angst 1992; Maj 1994

Härter/Tausch (Hrsg.): Qualitätszirkel erfolgreich gestalten Springer-Verlag 1998

Häufige Probleme und Fehler in der Depressionsbehandlung

1. Überbewertung der Dichotomie endogene und reaktive Depression
   - Auch endogene Depressionen haben oft einen reaktiven Auslöser
   - Auch neurotisch-reaktive Depressionen reagieren auf Antidepressiva
2. Benzodiazepine und Neuroleptika (z. B. Fluspirilen) wirken bei Depressionen nicht antidepressiv. Die Verordnung impliziert die Gefahr der Spätdyskinesien bei Neuroleptika und der Abhängigkeit bei Benzodiazepinen
3. Antidepressiva werden häufig zu niedrig und zu kurz dosiert (z. B. bei den meisten trizyklischen Antidepressiva notwendige Dosis von 150 mg über einen Zeitraum von 3–4 Wochen)
4. Antidepressiva werden zu früh nach Abklingen der Depression abgesetzt. Die Dosis, die zu einer Besserung führte, muß 4–6 Monate weitergegeben werden, um Rückfälle zu verhindern
5. Nebenwirkungen von Antidepressiva werden den Patienten vor Behandlungsbeginn nicht genügend mitgeteilt und bei Auftreten nicht adäquat behandelt. Dies führt häufig zu Therapieabbrüchen

Folie 21

Empfehlungen zur Prophylaxe von Rückfällen (Relapse) und Wiedererkrankungen (Recurrence)*

1. Ausreichend lange (4–6 Monate) hochdosierte Erhaltungstherapie nach Abklingen einer Ersterkrankung (mit der Dosis, die den Therapieerfolg bewirkte). Vorsichtige Dosisreduktion.
2. Ausreichend lange (mindestens 3 Jahre) und ausreichend hoch dosierte Rückfallprophylaxe mit Antidepressiva oder Lithium.
   Indikation: 2 Episoden einschließlich Indexepisode in den letzten 5 Jahren.
3. Bei unzureichendem Erfolg: Umsetzen auf Lithium (bzw. Antidepressivum), Überweisung zum Nervenarzt.
4. Zusätzliche Psychotherapie oft sinnvoll:
   - Aufbau eines präventiven, medizinisch relevanten Bewältigungsrepertoires des Patienten, z. B. verbesserter Umgang mit Streß.
   - Intervention zweiter Wahl bei Patienten, die zur Durchführung einer medikamentösen Therapie nicht bereit sind.
5. Überweisung zum Nervenarzt (Psychiater).

Folie 22

* Nach Guidelines der American Psychiatric Association

Vorschläge für den Umgang mit depressiven Patienten

- Ruhig zuhören
- Nicht vorschnell trösten
- Dem Patienten deutlich machen, daß man die geschilderten Beschwerden als faktisch vorhanden akzeptiert
- Die Beschwerden als Symptome einer depressiven Erkrankung benennen
- Aufklären über Charakter, Verlauf und Behandelbarkeit von Depressionen
- Fragen von Patienten (und Angehörigen) verständlich beantworten
- Die geplanten Behandlungsmethoden kurz darstellen
- Die eigenen realistischen Erwartungen in den Erfolg der Behandlung aufzeigen
- Keine eiligen und vorschnellen Versprechungen hinsichtlich der eventuell notwendigen Dauer der Behandlung machen
- Zuversicht und Konstanz zeigen
- Aushändigen des „Grünen Rezeptes“

Folie 23

Hinweise zum Umgang für Patienten

1. Antriebsmangel, Energielosigkeit, rasche Erschöpfbarkeit, Interesse- und Freudlosigkeit, Schuldgefühle, Ängste, Gefühle von Unfähigkeit, Appetitlosigkeit, Gewichtsabnahme, Schlafstörungen, Körperbeschwerden und sozialer Rückzug sind Beispiele für die vielfältigen Äußerungsformen einer Depression.
2. Falls Sie an einer Depression leiden, dann sind Sie kein Einzelfall: Ca. 10 % der Bevölkerung machen im Leben irgendwann eine behandlungsbedürftige Depression durch.
3. Auch wenn Sie hoffungslos sind: Eine Depression kann man erfolgreich behandeln. Die Heilungschance durch eine medikamentöse Behandlung oder eine Psychotherapie (z. B. kognitive Verhaltenstherapie) ist bei konsequenter Behandlung gut.
4. Vermeiden Sie längeren Rückzug mit exzessivem Grübeln (planen Sie ablenkende Aktivitäten) und vermeiden sie Vormittagsschlaf. Versuchen Sie, einen geregelten Tagesablauf einzuhalten.
5. Prüfen Sie, ob Sie allgemeine Regeln zur Verminderung von Belastungen einhalten: Ausreichende Zeit für Entspannung und Abwechslung exakt einhalten, Pausenplanung, sportlicher Ausgleich, nicht zuviel Belastendes gleichzeitig (z. B. Umzug, Arbeitsplatzwechsel usw.), gesunde Ernährung (⇒Arzt).
6. Prüfen Sie, ob es, bevor Sie depressiv wurden, wesentliche Änderungen in Ihrem Leben gab (beruflich, privat): Verluste, Versagenserlebnisse, zwischenmenschliche Konflikte, Überforderungen, Wohnort- oder Stellenwechsel.
7. Protokollieren Sie Ihre Stimmung und Ihre Tagesaktivitäten in einem Wochenplan. Hieraus lassen sich wichtige Ansatzpunkte für eine Veränderung ermitteln.
8. Protokollieren Sie Auslöser (Situationen, Gedanken, Gefühle) und negative Gedanken („Das schaffe ich nie, ich bin ein Versager“).

Folie 24

Literatur

1. Akiskal, HS (1985) The clinical management of affective disorders. In: Michel R, Lippinicot JB (eds) Psychiatry (Vol.1). Philadelphia
2. American Psychiatric Association (1987) Diagnostic and Statistical Manual of Mental Disorders, 3rd ed, revised. Washington, DC, APA
3. Angst J. (1992) How recurrent and predictable is depressive illness? In: Montgommery SA, Rouillon F (eds) Longterm Treatment of Depression. John Wiley
4. Maj M (1994) Predictors of course of depression. Current Opinion in Psychiatry 7: 22–25
5. Pöldinger W (1982) Suizidprophylaxe bei depressiven Syndromen. Neuropsychiatr Clin 1: 87–97
6. Task force of the Collegium Internationale Neuro-Psychopharmacologicum (CINP) (1993) Impact of neuropharmacology in the 1990s – strategies for therapy of depressive illness. Eur Neuropsychopharm 3: 153–156

Schlaf-
störungen

MODERATORMANUAL SCHLAFSTÖRUNGEN

Fritz Hohagen, Martin Härter, Elisabeth Schramm, Roland Vauth, Mathias Berger

INHALT

I. Epidemiologie und volkswirtschaftliche Bedeutung*

- 20 % – 25 % der Patienten in Allgemeinarztpraxen leiden an einer Insomnie nach DSM-IV-Kriterien
- In der Regel chronischer Verlauf mit wechselndem Ausprägungsgrad. Spontanremissionen selten (Längsschnittuntersuchungen)
- Zunahme von Insomnien im höheren Lebensalter. Zunahme des Hypnotikagebrauchs mit zunehmendem Alter (s. Abb. 1).

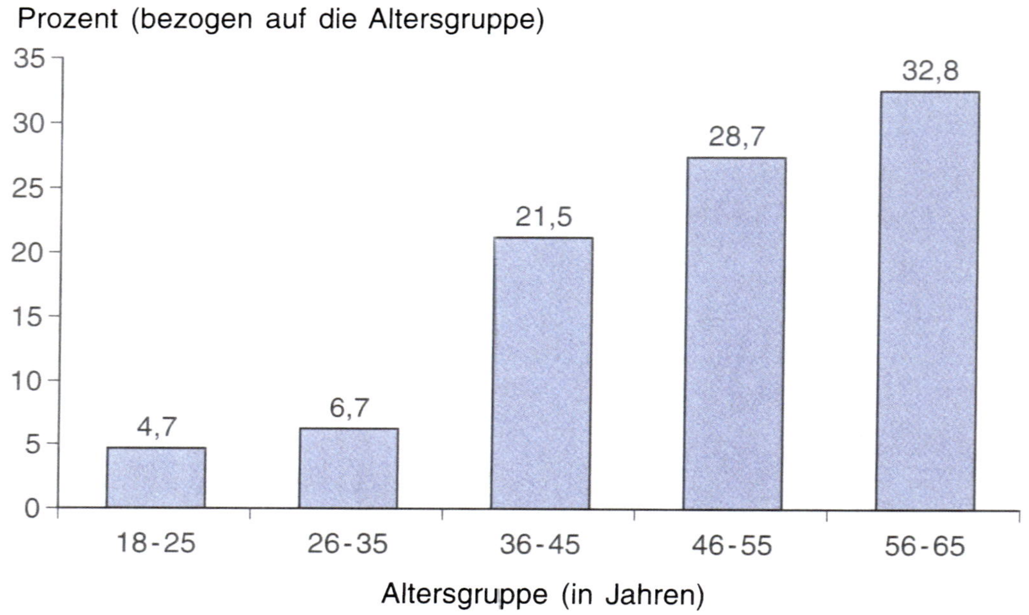

Abb. 1. Einnahme rezeptpflichtiger Hypnotika in verschiedenen Altersgruppen

Folie 1

* aus Hohagen 1996

Behandlungssituation

Die Mannheimer Allgemeinarztstudie an ca. 3000 Patienten erbrachte:

- 24 % der Allgemeinarztpatienten (18–65 Jahre) und 58 % der Allgemeinarztpatienten (> 65 Jahre), die an einer Insomnie leiden, nehmen regelmäßig rezeptpflichtige Hypnotika
- Bei den Hypnotika handelt es sich fast ausschließlich um Benzodiazepine
- In der Regel Langzeiteinnahme über mehrere Jahre
- Unbefriedigender therapeutischer Erfolg (in 20 % deutliche Besserung, in 68 % keine bzw. geringe Besserung der Insomnie) bei Langzeiteinnahme von Benzodiazepinen
- Nur bei der Hälfte der über 65jährigen und bei einem Drittel der jüngeren Patienten war die Schlafstörung dem Hausarzt bekannt

Folie 2

* aus Hohagen 1996

Fall 1

33jähriger Lehrer. Beginn der Ein- und Durchschlafstörungen vor 5 Jahren während des Staatsexamens, Persistenz der Insomnie nach erfolgreichem Studienabschluß. Verheiratet seit 3 Jahren, 2jährige Tochter, z.Zt. keine persönlichen oder beruflichen Probleme.
Kurzfristige Behandlungsversuche mit Benzodiazepinen, kein dauerhafter Erfolg, z.Zt. keine Hypnotikaeinnahme.

Schlafanamnese

Ängstliche Grundeinstellung, nicht genug Schlaf zu bekommen, um die Anforderungen des folgenden Tages zu bewältigen. Geht daher schon um 21.00 Uhr ins Bett, um „genügend Schlaf zu bekommen". Häufige nächtliche Wachphasen, Grübeleien „nur noch 5 Stunden, 4 Stunden, 3 Stunden etc. bis zum Morgen, ich muß jetzt unbedingt Schlaf finden, sonst schaffe ich es morgen nicht". Ständiges Auf-die-Uhr-Schauen, steht um 7.00 Uhr morgens auf (Bettzeit: 10 Stunden, geschätzte Gesamtschlafzeit: 4 Stunden).
Angst vor der nächsten Nacht, Angst vor „Nervenzusammenbruch" wegen Schlafmangel.

Organische Abklärung

Erbrachte keinen pathologischer Befund.

Folie 3

Fall 2

72jährige Patientin, Rentnerin, Mann vor 5 Jahren verstorben, 2 erwachsene Kinder, beide vor 7 bzw. vor 3 Jahren in andere Stadt gezogen. Kaum soziale Kontakte. Durchschlafstörungen seit 22 Jahren, seit 17 Jahren kontinuierliche Benzodiazepineinnahme in therapeutischer Dosis. Mehrmalige Versuche, die Benzodiazepine abzusetzen, führten jeweils zu einer deutlichen Zunahme der Insomnie. Bittet um weitere Verschreibung der Benzodiazepine.

Schlafanamnese

Geht um ca. 22.00 Uhr zu Bett, schläft sofort ein, mehrere nächtliche Wachphasen, steht um 8.00 Uhr auf (Bettzeit: 10 Stunden, geschätzte Schlafzeit: 6 Stunden). Mittagsschlaf ca. 1 bis 1,5 Stunden täglich.

Organische Abklärung

Erbrachte keinen pathologischer Befund.

Folie 4

Fall 3

54jähriger Patient, Versicherungskaufmann, ledig. Schlafstörungen seit 3 Jahren, angeblich keine persönlichen oder beruflichen Probleme.

Schlafanamnese

Geht um 23.00 Uhr zu Bett, schläft sofort ein, frühmorgendliches Erwachen seit ca. 3 Jahren, oft aus quälenden Alpträumen heraus; häufig begleitet von Angstzuständen und Schwitzen.

Organische Abklärung

Vorgealtert wirkender Patient, Teleangiektasien, leichter Händetremor, diastolischer Blutdruck leicht erhöht, MCV deutlich, Transaminasen leicht erhöht.

Folie 5

Kommentar

Fall 1

- **Diagnose:** Verdacht auf *primäre Insomnie*
- **Differentialdiagnose:** Depression, Schilddrüsenüberfunktion, unbedingt Medikamentenanamnese erheben
- **Therapievorschlag:** Schlafhygienische Beratung, Entspannungstechniken, Schlafrestriktion

Fall 2

- **Diagnose:** *Benzodiazepinabhängigkeit vom Niedrigdosistyp (low-dose)*
- **Differentialdiagnose:** Depression
- **Therapievorschlag:** Sedierendes Antidepressivum (z. B. Doxepin), gleichzeitig nach festem Schema Benzodiazepin ausschleichen (alternativ: Trazodon, Mirtazapin)

Fall 3

- **Diagnose:** *Alkoholabhängigkeit*
- **Therapievorschlag:** Motivation/Beratung bzgl. Entgiftungs-/Entwöhnungsbehandlung. Stationäre fachpsychiatrische Behandlung anstreben.

Eigene Notizen:

Definition der Insomnie gemäß DSM-IV*

A) Die vorherrschenden Beschwerden bestehen in Ein- und Durchschlafschwierigkeiten oder nicht erholsamem Schlaf, d. h. der Patient fühlt sich trotz adäquater Schlafdauer nicht erholt.

B) Die Auffälligkeit in A) tritt über die Dauer von mindestens einem Monat wöchentlich mindestens dreimal auf. Sie ist so schwerwiegend, daß entweder deutliche Erschöpfung während des Tages geklagt wird oder andere Symptome beobachtet werden, die auf Schlafstörungen zurückführbar sind, z. B. Irritabilität oder eingeschränkte Leistungsfähigkeit.

C) Die Störung tritt nicht ausschließlich im Verlauf einer Störung des Schlaf/Wach-Rhythmus oder einer Parasomnie auf.

▶ ***Exploration der relevanten diagnostischen Kriterien:***

- Dauer ≥ 4 Wochen
- Häufigkeit ≥ dreimal/Woche
- Beeinträchtigung von Tagesbefindlichkeit/Leistungsfähigkeit

Folie 6

* Diagnostisches und statistisches Manual der American Psychiatric Association (DSM-IV)

▶ Allgemeine Anamnese

- Organische Erkrankungen?
- Alkohol-/Medikamentenanamnese?
- Akute/chronische Belastungssituation?
- Psychiatrische Erkrankung, z. B. Depression?
- Coffein-/Nikotinabusus?

▶ Schlafanamnese

- Zubettgehzeit, geschätzte Einschlaflatenz
- Nächtliche Wachperioden
- Grübeleien während des nächtlichen Wachliegens, häufiges Auf-die-Uhr-Schauen
- Aufstehzeit
- Im Bett verbrachte Zeit/geschätzte Gesamtschlafzeit
- Tagesbefindlichkeit/Leistungsfähigkeit

▶ Fremdanamnese

- Schnarchen und nächtliche Atemaussetzer (Schlafapnoe-Syndrom?), nächtliche Beinbewegungen (Restless-legs-Syndrom?)
- Instrument zur Schlafanamnese über 14 Tage: Schlafprotokoll (siehe Folie 9)

Folie 7

Untersuchungen

1. Körperlicher Befund
2. Labor, z. B. Schilddrüsendiagnostik
3. Überweisung ins Schlaflabor bei:
   - Erhöhter Tagesmüdigkeit (Hypersomnie zum Ausschluß eines Schlafapnoe-Syndrom)
   - Narkolepsie
   - Verdacht auf Restless-legs-Syndrom/nächtliche periodische Bewegungsstörungen
   - Objektivierung einer Insomnie (fakultativ). Frage: Fehlwahrnehmung des Schlafzustandes?

Folie 8

Härter/Tausch (Hrsg.): Qualitätszirkel erfolgreich gestalten Springer-Verlag 1998

Schlafprotokoll

Tag	1.	2.	3.	4.	5.	6.	7.
Datum							
Mittagsschlaf (Ja/Nein)							
Tagesbesonderheiten							
Zubettgehzeit							
Einschlafdauer (Min.)							
Warum konnten Sie nicht einschlafen?							
Wie lange waren Sie wach (Min.)							
Wie oft sind Sie aufgewacht?							
Was haben Sie getan, während Sie wachlagen?							
Wann sind Sie morgens aufgestanden?							
Haben Sie abends Alkohol oder Koffein zu sich genommen?							
Nehmen Sie Medikamente ein? Welche?							

Folie 9

Diagnostik in der primärärztlichen Praxis

1. Beachtet werden als Ursache:

- Körperliche Erkrankungen
- Belastende Lebensumstände

2. Übersehen wird häufig:

- Unphysiologisches Schlafverhalten
- Konditionierungsprozesse von Schlafstörungen (wie z. B. dauerndes auf die Uhr schauen)
- Unrealistische Erwartungen an Schlafqualität und -dauer im höheren Lebensalter
- Medikamentöse Induktion (Benzodiazepinabhängigkeit)
- Psychiatrische Erkrankungen (z. B. Alkoholabhängigkeit, Depression)

Folie 10

Unphysiologisches Schlafverhalten als Ursache

- Alkohol als Einschlafmittel
- Mittagsschlaf, vorsorglich frühes ins Bett gehen, spätes Aufstehen
- Unzureichender Abbau geistiger und körperlicher Anspannung während des Tages
- Körperliche Anstrengung vor dem Zubettgehen, um sich müde zu machen
- Überheiztes Schlafzimmer
- Schichtarbeit, Jetlag und unregelmäßige Schlafzeiten (chronobiologische Desynchronisation)

Folie 11

Konditionierungsprozesse als Ursache für Schlafstörungen

Prinzip: Kopplung von Schlaf und Hinweisreizen, die Aktivierung auslösen (Circulus vitiosus), z. B.

- Kopplung von Konzentration (lesen, fernsehen) und Bett
- Der ungeduldige Blick auf den Wecker („*Wann schläfst du endlich?!*“)
- Kopplung von Grübeln über Tagesereignisse (Angst, Streß) und Bett
- Kopplung von Erwartungsangst, nicht schlafen zu können, und Bett

Folie 12

Medikamente als potentielle Ursache für Schlafstörungen*

- Stimulantien (Appetitzügler, Koffein)
- Nootropika (z. B. Piracetam)
- Durchblutungsfördernde Mittel (z. B. Dihydroergotoxin)
- Antibiotika (z. B. Gyrasehemmer)
- Zytostatika
- Migränemittel (z. B. Methyl-Methysergit)
- Antihypertensiva (z. B. Beta-Blocker, Clonidin)
- Antiasthmatika (z. B. Theophyllin, Clenbuterol)
- Hormonpräparate (z. B. Glukocortikoide, Thyroxin, Kontrazeptiva)
- Antiparkinson-Mittel (z. B. L-Dopa)
- Antikonvulsiva (z. B. Phenytoin)
- Psychopharmaka (antriebssteigernde Antidepressiva, MAO-Hemmer)

Folie 13

* aus Hohagen 1992

Psychiatrische Erkrankungen als Ursache für Schlafstörungen

- Im Prinzip jede psychiatrische Erkrankung, aber vor allem:
  - Affektive Störungen
  - Suchterkrankungen
  - Angsterkrankungen

Folie 14

Leitgedanken

- Einsicht in psychodynamische Zusammenhänge allein ist nicht ausreichend, um eine Besserung der Insomnie auf Symptomebene zu erreichen.
- Eine Vielzahl von Studien hat die kurzfristige und langfristige Wirksamkeit relativ einfach umzusetzender, schlafbezogener Interventionstechniken nachgewiesen.
- Schlafbezogene Interventionen haben das Ziel, den Teufelskreis von Anspannung, Angst und Schlafstörung zu unterbrechen.

Folie 15

Medikamentöse Therapien (Indikationseinschränkung)

▶ *Benzodiazepine*

Wenn, dann nur kurz und unter Hinweis auf zu erwartende Absetzinsomnie.

Cave:
- Tagessedation
- Angstattacken (kurz wirksame)
- Atemdepression
- Nächtliche Muskelhypotonie (besonders bei älteren Patienten)
- Abhängigkeit (auch low dose und Verordnungszeiträume unter 14 Tagen)

▶ *Chloralhydrat*

Cave:
- Kardiale Wirkung bei Überdosis (Katecholaminsensibilisierung),
- Abhängigkeit
- Schnelle Toleranzentwicklung

▶ *Sedierende Antidepressiva*

Niedrig dosiert beginnen, z. B. 25 mg Doxepin, Trimipramin, oft schrittweise Steigerung notwendig bis zur ausreichenden Dosierung, EKG und Blutbildkontrollen erforderlich. Alternativ Mirtazapin (15 – 30 mg), Trazodon (50 – 100 mg)

▶ *Schwach potente Neuroleptika (z. B. Melperon, Promethazin)*

Cave:
- Vegetative Nebenwirkungen
- Spätdyskinesie

Folie 16

Akute, voraussichtlich kurz andauernde Insomnie

z.B. berufliche Belastungssituationen, akute Partnerschaftskonflikte, vorübergehende körperliche Erkrankung

- Krisenintervention
- Schlafhygienische Beratung
- Kurzfristige Gabe von Benzodiazepinen oder Zopiclon, Zolpidem für maximal 3 – 4 Wochen
- Bereits zu Beginn der Behandlung Information über mögliche Absetzphänomene wie Rebound-Insomnie
- Grundsätzlich: langsames Absetzen von Hypnotika, ggf. unter antidepressiver Begleitmedikation (Schutz), z. B. Doxepin

Folie 17

Chronische Insomnien

- Benzodiazepine in der Regel kontraindiziert
- Suchtanamnese beachten
- Vorrangig nicht-medikamentöse, verhaltensmedizinische Behandlung
- Ggf. sedierende Antidepressiva wie z. B. Trimipramin, Opipramol, Doxepin, Mirtazapin, Trazodon etc.
  - *Cave:* Nebenwirkungen. Labor-, EKG-, EEG-Kontrollen
- Dosisschema bei Insomniepatienten modifizieren (Insomniepatienten reagieren deutlich empfindlicher auf Antidepressiva verglichen mit depressiven Patienten):
  - Mit niedrigster Dosis beginnen (z. B. 12.5 – 25 mg Trimipramin), langsam aufdosieren bis therapeutisch wirksame Dosis erreicht ist (Maximaldosis: 200 mg Trimipramin)
  - *Cave:* Hohe interindividuelle Unterschiede bzgl. erforderlicher Dosis und schlafinduzierender Wirkung
- Niedrig potente Neuroleptika nur bei gerontopsychiatrischen Patienten, z. B. bei nächtlichen Verwirrtheitszuständen (z. B. Melperon 50 – 100 mg)

Folie 18

Stufenplan zur Diagnose und Behandlung

1. Ausschluß organischer und psychiatrischer Erkrankung sowie pharmakologisch oder toxisch bedingter Insomnie, Störungen des Schlaf/Wach-Rhythmus
2. Diagnose: Primäre Insomnie
3. Gezielte, schlafhygienische Beratung
4. Selbstbeobachtung und Protokollierung des Schlafverhaltens (Schlaf-Tagebuch) für 14 Tage
5. Wieder(ein)bestellung und Evaluation, Diagnostik,

ggf. weitere Modifikation des Schlafverhaltens

6. Bei Erfolglosigkeit: Eine Woche medikamentöser Behandlungsversuch mit Dosisoptimierung bei regelmäßigem, telephonischen Monitoring
7. Bei weiterer Erfolglosigkeit: Substanzwechsel auf andere Wirkgruppe (z. B. Neuroleptikum ⇒Antidepressivum, Antidepressivum ⇒Benzodiazepin)
8. Bei Erfolg: Fortsetzung der pharmakologischen Behandlung für 4–6 Wochen, dann schrittweise Reduzierung
9. Bei Wiederkehr der Symptomatik: Überweisung und Durchführung verhaltensmedizinischer Maßnahmen oder Spezialambulanz, Schlaflabor

Folie 19

Kommentar

Verhaltensmedizinische Maßnahmen, die zur Änderung schlafstörungsverursachender oder -aufrechterhaltender Einstellungen und Verhaltensweisen eingeleitet werden können, sind vor allem:

- Erlernen von Entspannungsfertigkeiten (z. B. Verfahren der progressiven Muskelrelaxation nach Jacobson).
- Selbstbeobachtung und -protokollierung des Schlafverhaltens (Anlegen eines Schlaftagebuches).
- Vermittlung von Verfahren zur Stimuluskontrolle: Verhinderung von schlafinkompatiblen Tätigkeiten im Bett, Entkopplung von geistiger/emotionaler/körperlicher Aktivität und Schlafen (z. B. durch Aufstehen bei Schlaflosigkeit).
- Einsatz von Strategien der kognitiven Verhaltenstherapie zur Modifikation irrationaler Einstellungen zum Schlaf, welche die Störung aufrechterhalten können.
- Entwicklung individuell angepaßter Streß- und Problemlösungsfertigkeiten, die den spezifischen Stärken und Schwächen, sowie Belastungen des jeweiligen Patienten individuell angepaßt sind.
- *Cave:* Durchführung und Zuschneidung von Programmtherapien auf den einzelnen Patienten erfordert differenzierte verhaltenstherapeutische Ausbildung und psychotherapeutische Erfahrung.

Eigene Notizen:

Nicht-medikamentöse Empfehlungen für Patienten

1. **Einhalten eines regelmäßigen Schlaf-Wach-Rhythmus durch:**
   - Konstante späte Zubettgehzeit.
   - Konstante Aufstehzeiten am Morgen, unabhängig vom Zeitpunkt des Einschlafens.
   - Kein Tagesschlaf.
   - Verkürzen der Bettzeit.

2. **Schaffen einer positiven Einstellung zum Schlafengehen:**
   - Schaffen von Schlafritualen (z. B. ein Glas Milch).
   - Nur bei Müdigkeit zu Bett gehen.
   - Aufstehen bei quälender Schlaflosigkeit.
   - Keine Ausübung von mit Schlaf unvereinbaren Tätigkeiten im Bett (z. B. Fernsehen, Arbeiten etc.).

3. **Allmähliche Verringerung der geistigen und körperlichen Anspannung vor dem Zubettgehen durch:**
   - Regelmäßige körperliche Aktivität am Tag
   - Entspannungsübungen
   - entspannende Schlafrituale (z. B. warmes Bad)
   - Keine anstrengende körperliche oder geistige, sondern eintönige und angenehme Tätigkeiten vor dem Zubettgehen

4. **Äußere und innere Störquellen ausschalten durch:**
   - Lärmdämmung
   - Geeignete Temperatur (16 Grad Celsius)
   - Nachts möglichst nicht auf die Uhr schauen und somit Schlafstörungen konditionieren („trainieren“)
   - Koffein, Nikotin und Alkohol am späten Nachmittag und Abend vermeiden

Folie 20

Nicht-medikamentöse Behandlung

► **Schlafbezogene Interventionstechniken (mit nachgewiesener klinischer Wirksamkeit)**

1. *Progressive Muskelentspannung* nach Jacobson
   - Technik: Konsekutive Anspannung und Entspannung verschiedener Muskelgruppen.
   - Therapeutischer Ansatzpunkt: Verminderung von Aktivierung, Erregung. Vermeidung schlafinkompatibler Kognitionen durch Konzentration auf Entspannungsformeln.

2. *Gedankliche Entspannung* (Ruhebild nach Lazarus)
   - Technik: Imagination eines Bildes, das für den Patienten Ruhe ausstrahlt.
   - Therapeutischer Ansatzpunkt: Vermeidung schlafinkompatibler Kognitionen und Grübeleien.

Folie 21

▶ Benzodiazepinabhängigkeit

1. Einstellen auf mittellang wirksames Benzodiazepin ohne wirksame Metaboliten, z. B. Oxazepam
2. Sehr langsame Reduktion oft unumgänglich (über Wochen, Monate)
3. Langsame Substitution mit sedierendem Antidepressiva wie Doxepin oder Trimipramin 1 – 2 Std. vor Bettgehzeit
4. Bei Krampfgefahr oder zu starken Entzugssymptomen: Carbamazepin
5. Schlafhygienische Beratung etc. nicht vergessen

▶ Insomnie und Depression

1. Dringend Einstellung auf sedierendes Antidepressivum in ausreichender Dosierung und lang genug (3 – 4 Wochen). Wenn möglich, abendliche Einmalgabe
2. Gespräch über psychosoziale Belastungen
3. Eventuell Überweisung zum Psychiater

▶ „Kapazitäten-Killer"

Soll sich in einem Schlaflabor vorstellen. Oft ist die Ableitung eines objektiven Schlaf-EEG-Befundes sehr hilfreich.

Folie 22

Anschriften

Deutsche Gesellschaft für Schlafmedizin
(Informationen über Schlaflabore etc.)
Dr. Mayer, Birgit Nickel
Hephata-Klinik, Schimmelpfengstr. 2,
Schwalmstadt-Treysa
Tel. 06691/2733; Fax 06691/2823
email: mayer@mailer.uni-marburg.de
Mailbox: 06693/919622

Patientenratgeber

Backhaus J. & Riemann D. (1996) Schlafstörungen bewältigen. Information und Anleitung zur Selbsthilfe. Beltz, Weinheim

Folie 23

Literatur

1. Hohagen F (1992) Diagnostik und Therapie von Insomnien. Extracta Psych 12: 26–36.
2. Hohagen F (1993) Schlafstörungen. Ursachen, Behandlung, Selbsthilfe. Wort & Bild, Baierbrunn
3. Hohagen F (1996) Insomnien. Diagnostik, Prävalenz und Behandlung. Urban & Schwarzenberg, München
4. Riemann D, Backhaus J (1996) Behandlung von Schlafstörungen. Ein psychologisches Gruppenprogramm (Materialien für die psychosoziale Praxis). Beltz, Weinheim

Schwindel

MODERATORMANUAL SCHWINDEL

WILHELM NIEBLING, THOMAS MERGNER, HUBERT KIMMIG

INHALT

▶ Epidemiologie

- Jeder 10. Patient in einer allgemeinärztlichen oder internistischen Praxis klagt über Schwindel
- In Praxisstudien findet sich Schwindel unter den häufigsten 20 Beratungsanlässen der Allgemeinmedizin
- Schwindel wird von 5 – 10 % der Patienten in der Allgemeinpraxis spontan als Symptom genannt. 45 % der Patienten sind älter als 70 Jahre

▶ Versorgungssituation

- Die sichere diagnostische Zuordnung gelingt nicht immer
- Schwindel wird oft mit Durchblutungsstörungen im Gleichgewichtsorgan oder im Gehirn erklärt, was bei Patienten den Wunsch nach sogenannten durchblutungsfördernden Medikamenten induziert
- Die meisten Varianten des Schwindels sind gutartig und durch nicht-medikamentöse Maßnahmen erfolgreich zu therapieren

Folie 1

▶ Kosten

- Mit Schwindelmedikamenten im doppeltem Wortsinn werden Millionen verdient.
- 1995 wurden 133 Mio. DDD Antiemetika und Antivertiginosa zu Lasten der GKV verordnet. Dies entspricht einem Verordnungsvolumen von 155 Mio. DM
- Der Umsatz im Jahre 1995 für sog. durchblutungsfördernde Mittel, die zu einem wesentlichen Teil bei Schwindelstörungen eingesetzt werden, betrug über 1 Milliarde DM.

Folie 2

* aus Schwabe und Paffrath 1996

II. Patientenbeispiele

Fall 1

Eine 40jährige Patientin, bislang ohne ernsthafte Vorerkrankungen, bittet um einen Hausbesuch. Sie sei mit Drehschwindel und Übelkeit erwacht. Der Schwindel trete häufig bei Neigen des Kopfes nach hinten oder vorne auf, ferner beim Umdrehen im Bett.

Fall 2

Eine 80jährige Patientin (Grunderkrankungen: Diabetes mellitus Typ II, mit Sulfonylharnstoffen eingestellt. Arterielle Hypertonie, mit ACE-Hemmern behandelt) klagt über progrediente Unsicherheit beim Stehen und Gehen. Die begleitende Tochter berichtet über eine zunehmende Vermeidungshaltung und Rückzugstendenzen der Mutter.

Fall 3

Ein 34jähriger Verwaltungsangestellter klagt über Schwindel, der seit ca. 3 Monaten konstant bestehe. Dabei habe er das Gefühl, der Boden würde unter seinen Füßen weggleiten, so daß er Angst zu stürzen habe. Begleitend spüre er starkes Herzklopfen und Schwitzen. Jetzt wolle er eine eingehende Untersuchung („möglichst mit Kopf-CT"), weil „ihm die Geschichte allmählich Angst mache."

Folie 3

Kommentar

Fall 1

- **Diagnose:** Verdacht auf *benignen, paroxysmalen Lagerungsschwindel*
- **Diagnostik:** Überweisung zum Neurologen oder HNO-Arzt bei Vorliegen eines systematischen Schwindels (Drehschwindel!)
- **Therapie:** Lagerungsmanöver nach Semont (Spezialist)

Fall 2

- **Diagnose:** Verdacht auf *Polyneuropathie*
- **Diagnostik:** Klinisch neurologische Anamnese (Parästhesien?) und Untersuchung (Sensibilitätsausfälle, Reflexe)
- **DD:** Normaldruckhydrozephalus (Trias: Gangunsicherheit, Inkontinenz, Demenz), Enzephalopathie etc. ⇒ Überweisung zum Neurologen (Neurographie, etc.)
- **Therapie:** Verbesserung der Diabeteseinstellung, ggf. α-Liponsäure

Fall 3

- **Diagnose:** Psychogener Schwindel, Verdacht auf *Panikattacken* bzw. *Angststörung*
- **Diagnostik:** Ausschluß organischer Ursachen mittels körperlicher Untersuchung, EKG, Labor (Schilddrüsenwerte)
- **Therapie:** Rasche Überweisung an Facharzt (Psychiater, Psychotherapeuten) oder Psychologen
- **Therapie der Wahl:** Verhaltenstherapie

Eigene Notizen:

III. Leitfragen zum Schwindel

- Diagnostische Herausforderung – oder Resignation?
- Wo endet die hausärztliche Kompetenz?
- Mögliche therapeutische Optionen?

Folie 4

Kommentar

Schwindel ist ein Urkrankheitssymptom des Menschen. Der Begriff Schwindel beschreibt eine Störung im Rahmen eines Systems und ist Ausdruck einer Orientierungsstörung des Menschen im Raum. Die Bezeichnung Schwindel wird von Patienten auch für unterschiedliche Arten des Unwohlseins verwendet:

- Orientierungslosigkeit
- Unsicherheit
- Benommenheit
- Leeregefühl im Kopf
- Gefühl der Unwirklichkeit, etc.

Schwindelgefühle von Patienten drücken ein Krankheitserleben aus, welches die Lebensqualität der Betroffenen beeinträchtigt.

Anatomische Grundlagen

Die Rezeptoren des Vestibularorgans reagieren auf lineare und anguläre Beschleunigungen. Die Vestibularorgane liegen, bilateral angelegt, im Labyrinth der Felsenbeinpyramide. Die Rezeptoren für Drehbeschleunigungen sind in den Bogengängen lokalisiert, die in den drei Richtungen des Raumes angeordnet sind. Die Messung der Linearbeschleunigung erfolgt über die zueinander senkrecht angeordneten Otolithenorgane: den Sacculus und den Utriculus. Sie erfassen die Ausrichtung des Kopfes relativ zum Erdgravitationsvektor (Schwerkraft) und zu überlagernden Translationsbeschleunigungen. Die von allen Rezeptoren abgehenden Nervenfasern bilden den N. vestibularis, treffen auf den N. cochlearis und laufen mit diesem zusammen durch den inneren Gehörgang in den Hirnstamm. Der größte Teil der Fasern erreicht die 4 Vestibulariskerne, ein kleiner Teil zieht direkt zum Kleinhirn oder zu anderen Hirnstammkernen.

Von den Vestibulariskernen ziehen wichtige Efferenzen zur Hirnrinde, zu den im Hirnstamm liegenden Augenmuskelkernen sowie als Tractus vestibulo-spinalis zu Motoneuronen der Rückenmarksvorderhornzellen. Diese 3 Bahnen sind die wichtigsten Verbindungen des vestibulären Systems. Darüber hinaus gibt es aber noch andere Verbindungen, die über indirekte Schleifen gleichfalls an der Aufgabenerfüllung vestibulärer Funktionen mitwirken (Kahle, Leonhardt & Platzer 1991, S. 338ff).

Eigene Notizen:

IV. Funktionen des Gleichgewichtssystems

Das Gleichgewichtssystem empfängt Sinnesinformationen durch das

1. Vestibuläre
2. Visuelle
3. Sensible System

Das Gleichgewichtszentrum des Gehirns wertet die eingehenden Informationen aus und steuert die Ausgleichsbewegungen der Augen und des Körpers.
Bei Ausfällen innerhalb dieser Funktionskette oder bei widersprüchlichen Informationen (z. B. unilateraler Ausfall eines Gleichgewichtsorganes) resultieren als Ausdruck eines Datenverbeitungskonfliktes 3 Symptomkomplexe:

1. Schwindel
2. Nystagmus
3. Gleichgewichtsstörungen

Folie 5

Das Gleichgewichtssystem

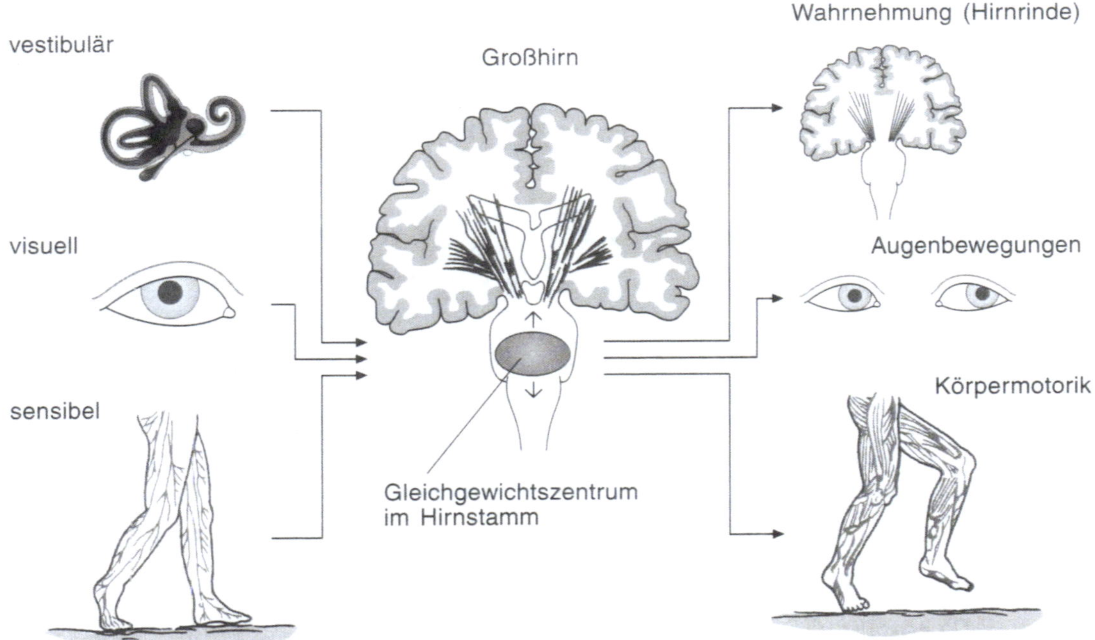

Abb. 1. Das Gleichgewichtssystem: Eingehende Information – Verrechnung im Gleichgewichtszentrum – Ausgehende Information

Folie 6

Systematischer vs. unsystematischer Schwindel

1. **Systematischer Schwindel:** Angabe einer Richtungskomponente
   - Eine Richtungskomponente ist zu bejahen, wenn der Patient sich in eine Richtung gedreht, gekippt oder gezogen fühlt oder eine Scheinbewegung der Umwelt wahrnimmt (Synonym: Vestibulärer Schwindel).
2. **Unsystematischer Schwindel:** Fehlen einer Richtungskomponente
   - Bei unsystematischem Schwindel steht anamnestisch oft eine Art „Taumeligkeit", „Kopfleere" oder Desorientierung im Vordergrund (Synonym: Nicht-vestibulärer Schwindel).

Folie 7

Einteilung des systematischen Schwindels*

- Begleitstörungen
  - Begleitende Hörstörungen
  - Beteiligung weiterer Hirnnervern oder des Kleinhirns
  - Auslösemechanismen
  - Bewußtseinsstörung
  - Intensität (vegetative Symptome)

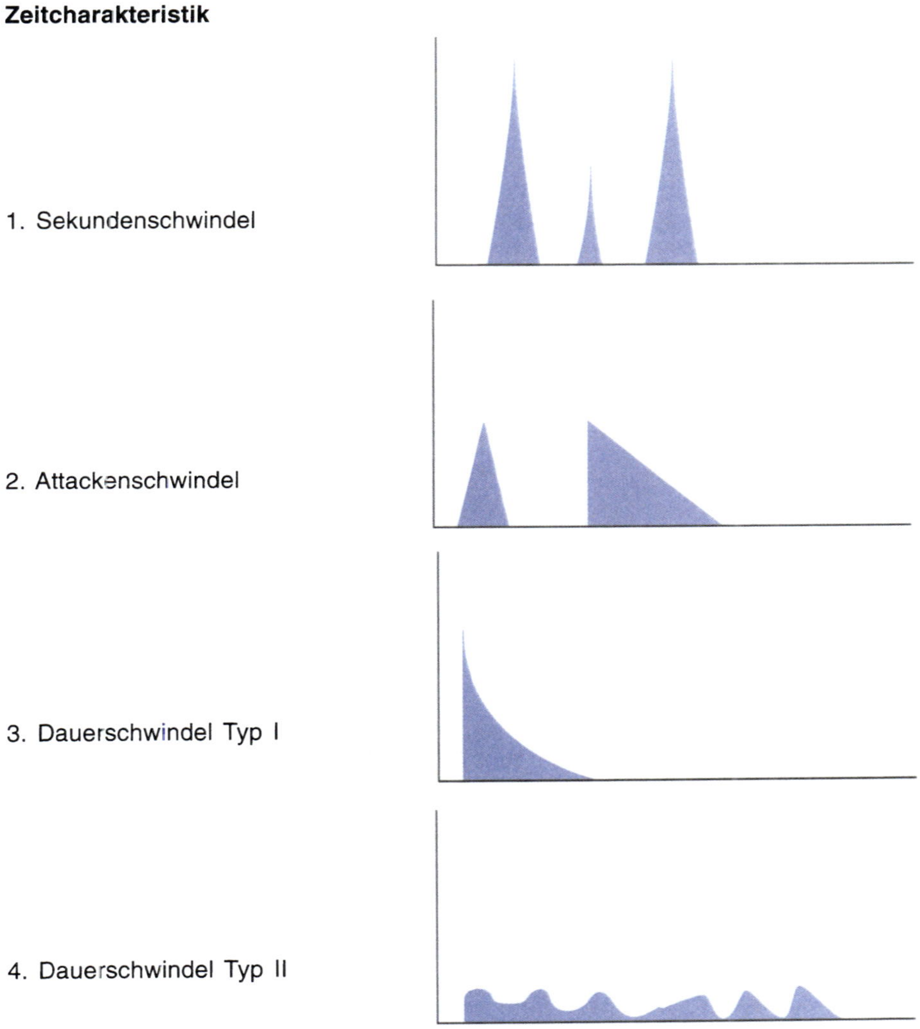

Zeitcharakteristik

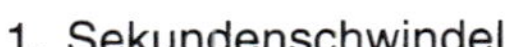

1. Sekundenschwindel

2. Attackenschwindel

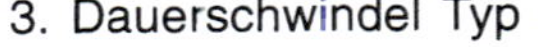

3. Dauerschwindel Typ I

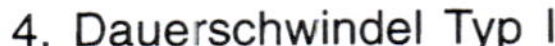

4. Dauerschwindel Typ II

Abb. 2. Klassifikation des systematischen Schwindels. Einteilung nach Zeitkriterien

Folie 8

---

* nach Mergner 1991

Kommentar

1. Zusätzliche diagnostische Hinweise:
   - Die *Zeitcharakteristik* kann Hinweise auf die Art der Schädigung geben (s. Folie 8).
   - Begleitende *Hörstörungen* sprechen für einen peripheren Schädigungsort.
   - Begleitende *Hirnnerven- oder Kleinhirnstörungen* sprechen für eine zentrale Läsion.
   - *Schwindelauslösung durch Lageänderung* spricht für ein zentral gestörtes Zusammenspiel von Otolithen- und Bogengangsignalen. Kontrovers diskutiert wird der sogenannte zervikale Schwindel (Störung der Rezeptorsignale von tiefen Nacken- und Halsmuskeln).
   - Eine *nachfolgende Bewußtseinsstörung* kann auf einen Krampfanfall hinweisen.
2. Dem systematischen Schwindel liegen in mehr als 90 % folgende Krankheitsbilder zugrunde:
   - Benigner paroxysmaler Lagerungsschwindel
   - Morbus Menière
   - Neuronitis vestibularis
   - Akuter Labyrinthausfall
   - Apoplexia labyrinthi, Neuritis vestibularis (gemischt entzündlich-durchblutungsbedingt)
   - Durchblutungsstörungen im Gleichgewichtszentrum des Gehirns (z. B. Wallenberg-Syndrom)

Sonderfall: Migräne-assoziierter Schwindel
Tritt im Rahmen einer Migräneaura als Dreh-, Lage- oder diffuser Schwindel auf. Hält meist Stunden an, kann die Migränekopfschmerzen auch Tage überdauern. Tritt Migräneschwindel ohne Kopfschmerzen auf, so können die typischen Begleitsymptome wie Licht- oder Lärmempfindlichkeit diagnoseweisend sein.

Eigene Notizen:

Benigner paroxysmaler Lagerungsschwindel

1. **Definition:**
   Lagerungsabhängiger Sekundendrehschwindel (z. B. beim Umdrehen im Bett). Häufigster systematischer Schwindel (15 – 39 %).

2. **Diagnostische Zeichen:**
   a) Kein Spontannystagmus
   b) Bei Lagerungsprüfung (rasches Kippen zur Seite): rotierender Nystagmus zum unten liegenden Ohr (= kranke Seite)
   c) Auftreten des Nystagmus mit einigen Sekunden Latenz
   d) Abklingen des Nystagmus innerhalb 10 – 30 sec
   e) Evtl. Wiederauftreten bei Aufrichtung
   f) Launisch, klingt bei Wiederholung ab

3. **Pathophysiologie:**
   a) Nystagmus wie bei Reizung des hinteren labyrinthären Bogengangs
   b) Frei bewegliche Partikel (Canalolithiasis) sinken bei Umlagerung, von der Schwerkraft angezogen, an den tiefsten Punkt im Bogengang und stimulieren dabei das Gleichgewichtsorgan.

Folie 9

Morbus Menière („Attacken-Schwindel“)

1. **Symptome:**
   a) Für Minuten bis Stunden ohne erkennbaren Auslöser
   b) Fluktuierende Hörstörungen, evtl. Tinnitus
   c) Gefühl des Ohrdrucks
   d) Monosymptomatische Formen möglich
2. **Diagnostik:**
   a) Frenzel-Brille: Horizontaler Spontan-Nystagmus (Reizphase: Zum kranken Ohr, Ausfallphase: Zum gesunden Ohr). Evtl. mäßige kalorische Untererregbarkeit. Im Intervall häufig unauffällig.
   b) Audiogramm: Hörminderung
3. **Pathophysiologie:**
   „Labyrinthhydrops“ mit Einreißen des häutigen Labyrinths und Störung des Ionenmilieus („Kaliumlähmung“ des Nerven).
4. **Ätiologie:**
   Idiopathisch oder Z. n. Labyrinthitis etc.
5. **Verlauf:**
   Zunächst Häufung der Attacken möglich, später spontane Abnahme
6. **Therapie:**
   a) Akuter Drehschwindel: Siehe dort
   b) Therapie im Intervall: Betahistin, z. B. Aequamen retard, 2 × 1 Tbl. (20 mg), Vasomotal 3 × 1 – 2 Tbl. (8 mg) für Wochen bis Monate

Folie 10

Neuronitis vestibularis

1. **Definition:**
Plötzlich einsetzender Dauerschwindel mit Nausea und Erbrechen ohne begleitende Hörstörung. Gelegentlich gehen kurze Attacken voraus. In der Abklingphase: Nystagmus visuell unterdrückbar, evtl. latenter Nystagmus bei Blick in Nystagmusschlagrichtung (einmalig oder wiederholt mit unterschiedlicher Ausrichtung)

2. **Symptomatik:**
   a) Bei Ausfall der vorderen Labyrintharterie (AVA) zumeist Drehschwindel
   b) Bei Ausfall der hinteren Labyrintharterie (AHA) zumeist Schwankschwindel

3. **Ätiologie:**
Entzündlich (viral) oder vaskulär (umstritten)

4. **Therapie:**
Wie bei M. Menière

Folie 11

Synopsis unsystematischer Schwindel*

▶ ***Bewußtseinstrübung ⇒ Zerebraler Schwindel***

- Hypoxie
  a) Orthostatisches Syndrom (v. a. Jugendliche und ältere Menschen)
  b) Rhythmusstörungen
  c) Arteriosklerose
  d) Extrakranielle Gefäßerkrankungen
  e) Hyperventilationssyndrom
- Medikamente
- Alkohol
- Hypoglykämie
- Intrakranieller Tumor
- Meningoenzephalitis
- Epilepsie

▶ ***Visuelle Desorientierung ⇒ Okulärer Schwindel***

- Brillenschwindel
- Augenmuskellähmungen
- Höhenschwindel

▶ ***Stand- und Gangunsicherheit ⇒ Somatosensibler Schwindel***

- Polyneuropathie
- Hinterstrangschäden

▶ ***Situativ bedingt/bizarre Schilderung ⇒ Psychogener Schwindel (20 %)***

- Angst- und Panikstörung
- Depression

Folie 12

* modifiziert nach Mergner 1991

Nystagmus

1. Definition:
   Unwillkürliche, rhythmische Augenbewegungen. Richtungsdefinition entsprechend der schnellen Rückstellkomponente.

2. Peripherer vestibulärer Nystagmus
   - Meist mit heftigem Schwindel
   - Richtungskonstant (meist horizontal)

   Fehlende (oder verminderte) kalorische Labyrintherregbarkeit auf einer Seite

3. Zentral bedingter vestibulärer Nystagmus (selten)
   - Häufig nur schwacher Schwindel
   - Häufig vertikale Komponente
   - Kalorische Labyrintherregbarkeit symmetrisch (überlagert zentrale Asymmetrie, die sich als „zentrales Richtungsüberwiegen" manifestiert)

Folie 13

Kommentar

Der Nystagmus wird durch drei Kriterien charakterisiert:

1. Langsame und rasche Phase
2. Horizontale, vertikale oder rotierende Schlagrichtung (Bezeichnung nach der raschen Phase)
3. Schlagfeld in Bezug auf die Mittelinie des Auges

Bei Funktionsstörungen im optisch-vestibulären System kann ein pathologischer Nystagmus auftreten, der oft von Schwindel begleitet ist.

Merke: Nystagmus ohne Schwindel hat meist eine zentrale oder okuläre Ursache.

Wichtigste Formen des pathologischen Nystagmus

1. Vestibulärer Nystagmus (siehe Folie 13)
2. Lagerungsnystagmus: Tritt beim paroxysmalen Lagerungsschwindel auf. Tritt in Seitenlage und Kopfhängelage nach wenigen Sekunden auf, ist zum unten liegenden Ohr gerichtet mit rotatorischer Komponente und dauert weniger als 20 sec., ist meist von heftigem Schwindel begleitet. Beim Aufrichten sind Schwindel und Nystagmus gegenläufig.
3. Rotierender Spontannystagmus: Charakteristisch für Läsionen im Bereich der Medulla oblongata (z. B. Wallenberg-Syndrom)
4. Blickrichtungsnystagmus: bei Abweichungen des Auges von der Mittellinie (rasche Phase schlägt in die jeweilige Blickrichtung) Als erschöpflicher Endstellnystagmus physiologisch.
   - Unerschöpflicher, seitendifferenter oder bereits bei Beginn der Bulbusbewegung auftretender Blickrichtungsnystagmus spricht für eine Störung im Bereich der hinteren Schädelgrube. Ein omnidirektionaler Blickrichtungsnystagmus tritt z. B. bei MS, Medikamentenintoxikation auf.

Untersuchung mit der Leuchtbrille (Frenzelbrille)

Die Leuchtbrille nach Frenzel ermöglicht eine Beobachtung der Augen unter weitgehender Ausschaltung der Fixation. Die 15 Dioptrien starken Gläser haben für den Beobachter einen Luppeneffekt. Die Innenbeleuchtung der Brille führt zusätzlich zu einer reflektorischen Pupillenverengung und Unterbrechung der optischen Kontakte zur Umwelt (visuelle Nystagmussupression). Ein latenter Nystagmus kann so sichtbar gemacht werden.

Maßnahmen in der hausärztlichen Praxis

1. **Anamnese** (siehe Folie 15)

2. **Körperliche Untersuchung**
   - RR (im Liegen und im Stehen)
   - Rhythmusstörungen (Evtl. Langzeit-EKG)
   - Strömungsgeräusche über den Karotiden (Doppleruntersuchung)
   - Meningismus
   - Orientierende Visusprüfung
   - Orientierende Gehörprüfung
   - Otoskopie

3. **Orientierende neurologische Untersuchung**
   - Nystagmus
   - Hirnnervervenbeteiligung
   - Motorische oder sensible Ausfälle
   - Koordinationsprüfungen (Romberg-Versuch, Unterberger-Versuch, Seiltänzergang, Finger-Nase-Zeigeversuch, Knie-Hacke-Versuch)
   - Dysdiadochokinese
   - Vibrationsempfinden (Neuropathie?)
   - Weber- bzw. Rinneversuch

4. **Labor**
   - Anämie
   - Blutzucker

Folie 14

Kommentar

▶ *Romberg-Versuch*

Stehen mit geschlossenen Augen, Füße parallel eng nebeneinander. Dauer ca. 1 – 3 Minuten (Arm entweder fallenlassen oder Vorhalten in 90 Grad Stellung).

- *Beurteilung:* Falltendenz beobachten.
- *Auswertung:* Eine deutliche Richtungstendenz weist auf eine vestibuläre Läsion, eine regellose Abweichung auf eine somatosensible Störung hin.

▶ *Unterberger-Versuch*

Treten auf der Stelle ca. 1 – 3 Minuten lang mit geschlossenen Augen, Arme vorgestreckt, Handrücken oben.

- *Beurteilung:* Bei vestibulären Störungen kann bei wiederholter Prüfung eine Drehabweichung über 40 – 60 Grad auffällig sein (Cave: Beinlängenunterschied).

▶ *Seiltänzergang (Blindgang geradeaus)*

Gehen mit geschlossenen Augen entlang einer am Boden aufgezeichneten oder vorgestellten Linie.

- *Beurteilung:* Geachtet wird auf Seitenabweichung, Schwanken oder Taumeln. Bei Abweichungen können auch zentrale (zerebrale oder zerebelläre) Läsionen Ursache sein.

▶ *Finger-Nase-Zeigeversuch*

Arme zur Seite ausstrecken und anschließend Zeigefinger schnell (oder nach Augenschluß) an die Nasenspitze führen (z. T. mehrfach).

- *Beurteilung:* Seitenbetontes Vorbeizeigen weist auf eine vestibuläre Störung hin. Ataxie oder Intentionstremor ist häufig Ausdruck einer Kleinhirnläsion bzw. eines Hirnstammschadens.

▶ *Dysdiadochokineseprüfung*

Eine rasch abwechselnde Pro- und Supination der Extremitäten dient zur Überprüfung der Koordinationsfähigkeit.

- *Beurteilung:* Bei seitendifferenter Ausprägung Hinweise auf zentrale Störung.

▶ *Knie-Hacke-Versuch*

● *Beurteilung:* Zick-zack-Bewegungen oder Intentionstremor in Zielnähe weisen auf zentrale Koordinationsstörungen hin.

▶ *Orientierende Hörprüfung*

Für den Hausarzt reicht einfache Hörprüfung mit Fingerreiben.
Desweiteren: Überweisung zum HNO-Arzt

Eigene Notizen:

Schwindelanamnese

1. Dreh- oder Schwankschwindel? Allgemeines Unsicherheits- und Benommenheitsgefühl?
   a) Vegetative Begleitsymptomatik? (Erbrechen? Schwitzen? Angst?)
   b) Dauer des Schwindels (Sekunden? Minuten? Tage?)
   c) Akuter oder langsamer Beginn? Einmalig oder wiederholt?
   d) Wurde vom Patienten selbst oder von Dritten Nystagmus wahrgenommen?
   e) Besserung der Beschwerden durch Schließen der Augen?
2. Hörminderung oder Ohrgeräusche während des Schwindels?
3. Neurologische Ausfallerscheinungen (Sehstörungen? Doppelbilder? Geschmacksstörungen? Geruchsstörungen? Pelzigkeit? Lähmung?)
   a) Besteht eine Fallneigung oder eine Richtungsabweichung beim Gehen?
4. Auslösende Situationen?
   Wurde der Schwindel durch eine bestimmte Lage oder Lageänderung hervorgerufen bzw. verstärkt? (Umdrehen im Bett? Neigen des Kopfes nach hinten?)
   b) Einnahme von möglicherweise schwindelauslösenden Medikamenten?
5. Auftreten von starken Kopfschmerzen vor, während oder nach dem Schwindel?

Folie 15

Medikamente, die Schwindel auslösen können

1. **Durch dauerhafte Störungen des Gleichgewichtsorgans**
   - Aminoglykoside
   - Zytostatika
2. **Durch vorübergehende Störungen des Gleichgewichtsorgans**
   - Furosemid
   - Ethacrynsäure
   - ASS in hohen Dosen
3. **Durch Störungen der zerebellären Funktionen**
   - Antiepileptika (Phenytoin, Carbamazepin, Primidon)
   - Tranquilizer
   - Durch allgemeine zentrale Dämpfung
   - Hypnotika, Sedativa, Antidepressiva
   - Antitussiva
   - Muskelrelaxantien
   - Antihistaminika
   - Antiemetika
   - Antivertiginosa (!)
4. **Durch Blutdrucksenkung (Orthostase)**
   - Alle Antihypertonika
5. **Durch nicht definierte schwindelinduzierende Mechanismen**
   - NSAR
   - Antiparkinsonmittel
   - Östrogene
   - Antiasthmatika
   - Digitalis
   - Kortikoide u. a.

Folie 16

Weiterführende Untersuchungen (Neurologie, HNO, Radiologie)

1. Kalorische Prüfung
2. Elektronystagnogramm (ENG)
3. Audiometrie
4. Akustisch evozierte Potentiale (AEP)
5. Nervenleitgeschwindigkeit (NLG), Elektromyogramm (EMG) zum Ausschluß Polyneuropathie
6. Dopplersonographie (evtl. transkraniell, evtl. Duplexsonographie)
7. Röntgenverfahren:
   - CCT
   - Konventionelle Felsenbeinaufnahme nach Schüller und Stenvers bei Verdacht auf Felsenbeinfraktur. (Bei weniger als 1 % aller Patienten ist ein CT und nur bei jedem 500.(!) Patienten ist ein Kernspintomogramm notwendig)*
8. NMR (bessere Auflösung v. a. in der hinteren Schädelgrube)
9. Lumbalpunktion (bei Verdacht auf entzündliche Erkrankungen)

Folie 17

* nach Diener und Felter 1991

Interdisziplinäre Kooperation in der Betreuung von Schwindelpatienten

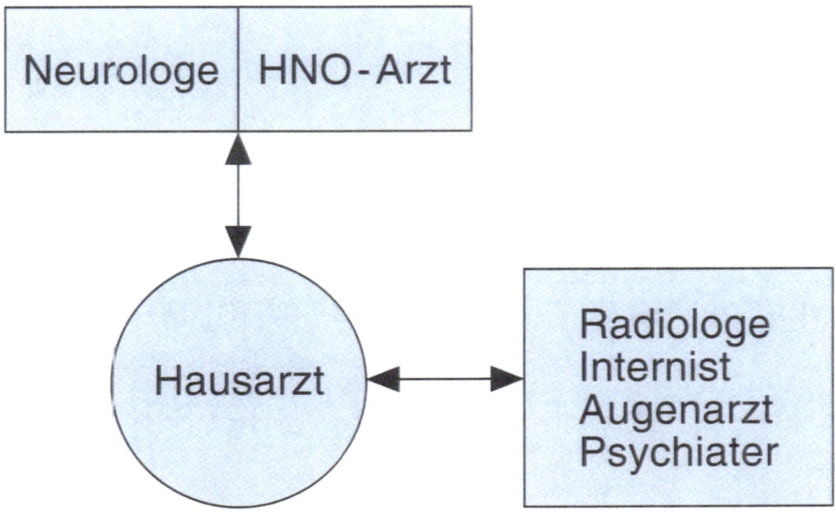

Abb. 3.

Folie 18

Medikamentöse Therapie

► ***Antivertiginosa (Antihistaminika, Dopaminantagonisten, Anticholinergika)***

Kurzfristiger Einsatz bei:

- Morbus Menière
- Migräneschwindel
- Vorbeugend bei Kinetosen
- Hemmen bei langfristigem Einsatz die vestibuläre Kompensation
- Können bei Dauerbehandlung selbst wieder Schwindel hervorrufen

► ***Thrombozytenaggregationshemmer***

- Niedrigdosiert ASS bei TIA

► ***Nootropika/durchblutungsfördernde Substanzen***

- Wirksamkeit in der Therapie des Schwindels unbewiesen

Folie 19

Kommentar

Der Nutzen einer Infusionsbehandlung zur Verbesserung der Innenohrdurchblutung ist aus drei Gründen zweifelhaft*:

1. Der Ausfall eines Gleichgewichtsorganes wird wahrscheinlich nur selten durch eine Durchblutungsstörung verursacht.
2. Es ist nie nachgewiesen worden, daß diese Medikamente die Innenohrdurchblutung tatsächlich steigern können.
3. Infusionen erzwingen stundenlange Bettruhe und behindern damit die vestibuläre Kompensation.

Besser sind Tabletten, aber auch das Erklärungsbedürfnis der Patienten sollte im Ansatz befriedigen werden (z. B. leichte Entzündung oder Durchblutungsstörung).

Eigene Notizen:

* nach Lempert 1994

Therapie des akuten Drehschwindels

1. Beruhigung (spontanes Abklingen), liegende Position
2. „Vestibuläre Sedativa":
   a) Dimenhydrinat (z. B. 150 mg, max. 3 – 4 × tgl.)
   b) Scopolamin (z. B. Membranpflaster 1,5 mg für 72 h. Auch gegen Reisekrankheit).
   Beachte: Auch die zentrale vestibuläre Kompensation wird unterdrückt
   c) Flunarizin (5 mg, 2 Kps. zur Nacht)

Therapie des benignen paroxysmalen Lagerungsschwindels

1. Durch ein spezifisches Lagerungsmanöver (nach Semont 1988) werden die Partikel aus dem Bogengang „herausgedreht"
2. In der Regel reichen 1 – 2 therapeutische Manöver zur Beseitigung des Schwindels (Sofortheilung)
3. Obsolet ist das sog. Lagerungstraining nach Brandt (findet nur noch beim chronisch rezidivierenden Schwindel Anwendung)

Merke: Mit einfachen Mitteln heilbar

Folie 20

Vestibuläre Kompensation

► *Medikamentenwirkungen*

1. **Verzögerung durch:**
   - Alkohol
   - Barbiturate
   - Benzodiazepine
2. **Beschleunigung durch:**
   - Koffein
   - Amphetamine
   - ACTH
   - TRH
   - Gingko biloba
3. **Dekompensation durch:**
   - Cholinomimetika
   - GABA-Agonisten
   - Alkohol
4. **Überkompensation durch:**
   - Anticholinergika
   - Alpha-Blocker
   - GABA-Rezeptorenblocker

Folie 21

Befreiungsmanöver nach Semont

1. Beim seitlich auf der Liege sitzenden Patienten wird der Kopf 45 gedreht, um den hinteren Bogengang in die Frontalebene zu bringen.
2. Seitliches Kippen über die Schulter, so daß der Kopf etwas mehr als 90 geneigt ist (typischer Schwindel mit Nystagmus).
3. Schnelle Kippung in Gegenrichtung (> 180), so daß die Teilchen im Bogengang in die gleiche Richtung weiter nach unten sinken können (und wieder Schwindel und Nystagmus auslösen).
4. Nach dem vorsichtigen Aufrichten sind die Teilchen aus dem Bogengang entfernt (in den Konfluens der Bogengänge verschwunden).

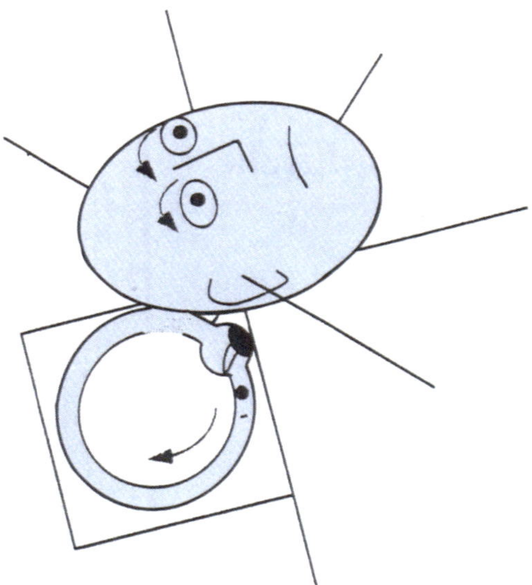

Abb 4. Befreiungsmanöver nach Semont 1988

Folie 22

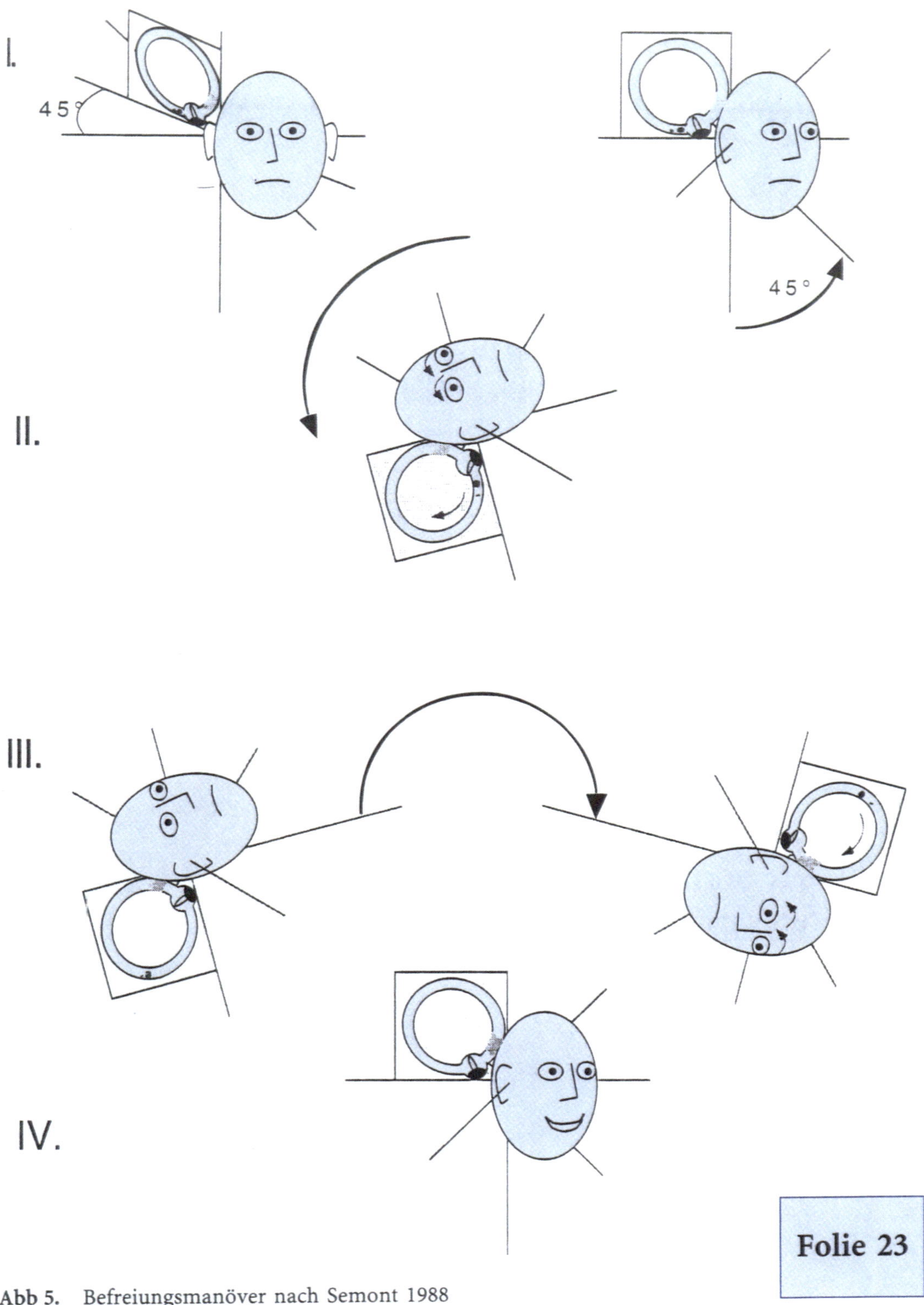

Folie 23

Abb 5. Befreiungsmanöver nach Semont 1988

Nicht-medikamentöse Empfehlungen für Patienten

► Übungen für Patienten mit akutem Schwindel

A) **Im Bett**

- Augenbewegungen in horizontaler und vertikaler Blickrichtung
- Fixieren des vorgehaltenen Daumens aus verschiedenen Richtungen und Entfernungen
- Kopfbewegungen (nach vorne und hinten, rechts und links), unterschiedlich schnell, mit geschlossenen Augen, liegend und sitzend

B) **Im Sitzen**

- Wie A
- 20–30mal vorwärtsbeugen (z. B. Aufheben einer Streichholzschachtel vom Boden)
- 20–30mal zunächst den Kopf, dann den Oberkörper drehen (zuerst mit offenen, dann geschlossenen Augen)

C) **Im Knien**

20–30mal langsam das Körpergewicht nach vorne und hinten verlagern (zuerst mit offenen, dann mit geschlossenen Augen)

Folie 24

Nicht-medikamentöse Empfehlungen für Patienten

► **Übungen für Patienten mit akutem Schwindel (Ausnahme: Gutartiger Lagerungsschwindel)**

D) **Im Stehen**

- wie A
- 20mal aus dem Sitzen aufstehen (zuerst mit offenen, dann mit geschlossenen Augen)
- Ball 20–30mal im Bogen von einer Hand in die andere werfen und mit Kopf und Augen verfolgen (evtl. im Einbeinstand)
- Wechsel von Sitzen, Aufstehen und Herumgehen
- Einbeinstand (später mit Durchschwingen des freien Beines) zuerst mit offenen, dann mit geschlossenen Augen

E) **Im Gehen**

- Mehrfaches Durchqueren eines Zimmers mit offenen und geschlossenen Augen (Achtung Stolperfallen!)
- Seiltänzergang (zuerst mit offenen, dann mit geschlossenen Augen)

F) **Lagerungstraining**

- Sitzen seitlich am Bettrand. Schnell auf eine Seite legen und nach 10 s wieder aufrichten. Dann auf die andere Seite (10mal)

Folie 25

Nicht-medikamentöse Empfehlungen für Patienten

- Bei akuten Beschwerden Bettruhe nur in den ersten 2 Tagen sinnvoll, ansonsten möglichst viel Bewegung
- Vermeiden Sie Substanzen, die die Hirnleistung herabsetzen (Schlaf- und Beruhigungsmittel, Alkohol, längerfristiger Einsatz von Antivertiginosa)
- Versuchen Sie Ihren Körper bewußter wahrzunehmen (Wie sitze, stehe ich? Ist mein Gewicht gleichmäßig verteilt? Wie kann ich ausgleichen?)
- Üben Sie häufig (zunächst unter Anleitung, dann alleine)
- Betreiben Sie Sportarten, die rasch wechselnde Bewegungen verlangen (z. B. Tanzen, Tischtennis, Tennis, Ballspiele)
- Vermeiden Sie Sportarten, bei denen der feste Boden als Orientierungshilfe fehlt (z. B. Schwimmen, Paddeln, Reiten, Geräteturnen)
- Unter Umständen lebensgefährliche Sportarten sind Tauchen und Bergsteigen
- Vorsicht im Straßenverkehr
- Vermeiden Sie die Arbeit an gefährlichen Maschinen oder in größerer Höhe
- Vermeiden Sie Treppenlaufen oder ähnliches bei Dunkelheit

Folie 26

Kommentar

Schäden im Gleichgewichtssystem können nur dann ausgeglichen werden, wenn die erhaltenen Sinnessysteme und Nervenverbindungen aktiviert werden und die verlorenen Funktionen übernehmen (Prinzip der *„vestibulären Kompensation“*).

1. Gleichgewichtstraining indiziert bei:
   - Akutem Labyrinthausfall
   - Schlecht kompensiertem Ausfall eines Gleichgewichtsorganes
   - Psychogenem Schwindel
2. Prinzipien des Gleichgewichtstrainings:
   - Aufbau nach steigendem Schwierigkeitsgrad.
   - Üben an der Leistungsgrenze (Schwindel muß zumindest anfänglich in Kauf genommen werden).
   - Trainingsziel ist ein Niveau etwas oberhalb der Alltagsbelastung.
   - Substanzen, die die Hirnleistung herabsetzen, sind zu vermeiden.
   - Durchführung in der Regel durch Physiotherapeuten

Eigene Notizen:

Literatur

1. Brandt T (1991) Vertigo. Its multisensory syndroms. Springer, Berlin Heidelberg New York
2. Brandt T, Dichgans J, Diener HG (Hrsg) (1993) Therapie und Verlauf neurologischer Erkrankungen. Kohlhammer, Stuttgart
3. Diener HG, Felter M. (1991) Schwindel: Ursachen und Behandlung. Edition medpharm, Stuttgart
4. Frommberger U, Hurth-Schmidt S, Dieringer, H, Tettenborn B, Buller R., Benkert O (1993) Panikstörung und Schwindel. Nervenarzt 64: 377 – 383
5. Jork K (1992) Schwindel. In: Kochen M (Hrsg) Allgemeinmedizin. Hippokrates, Stuttgart
6. Kahle W, Leonhardt H, Platzer W (1991) Taschenatlas der Anatomie, Bd. 3, Nervensystem und Sinnesorgane. Georg Thieme, Stuttgart New York
7. Lempert T (1994) Schwindel – was steckt dahinter. Piper, München
8. Mergner T (1991) Neurotologische Syndrome. In Fröschel W (Hrsg) Lehrbuch Neurologie mit Repetitorium: 193 – 202. Walter de Gruyter, Berlin New York
9. Schwabe UD, Paffrath D (Hrsg) (1996) Arzneiverordnungs-Report 1996. Gustav Fischer, Stuttgart, Jena
10. Semont A, Freyss G, Vitte E (1988) Curring the BPPV with a liberatory maneuver. Adv Oto-Rhino-Laryng 42: 290 – 293
11. Stoll W, Matz DR, Most E (1992) Schwindel und Gleichgewichtsstörungen. Thieme, Stuttgart

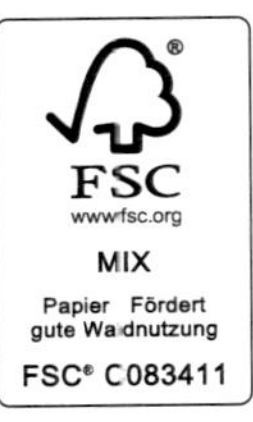

Zeitfracht Medien GmbH
Ferdinand-Jühlke-Straße 7
99095 Erfurt, Deutschland
produktsicherheit@kolibri360.de

GPSR Compliance

The European Union's (EU) General Product Safety Regulation (GPSR) is a set of rules that requires consumer products to be safe and our obligations to ensure this.

If you have any concerns about our products, you can contact us on ProductSafety@springernature.com

In case Publisher is established outside the EU, the EU authorized representative is:

Springer Nature Customer Service Center GmbH
Europaplatz 3
69115 Heidelberg, Germany

6. Wie beurteilen Sie die Moderatormanuale?

trifft überhaupt nicht zu	trifft eher nicht zu	mittel	trifft eher zu	trifft voll und ganz zu
1	2	3	4	5

A. Die diagnostischen und therapeutischen Vorgehensweisen halte ich für die hausärztliche Praxis für angemessen 1 2 3 4 5

B. Die nicht-pharmakologischen Empfehlungen („Grünes Rezept“) halte ich für die hausärztliche Praxis für angemessen 1 2 3 4 5

C. Die vorgeschlagenen diagnostischen und therapeutischen Vorgehensweisen halte ich in der hausärztlichen Praxis für umsetzbar 1 2 3 4 5

7a. Sind Sie Qualitätszirkelmoderator?

☐ ja ☐ nein (→ **weiter mit Frage 9**)

7b. Sind Sie Qualitätszirkelteilnehmer?

☐ ja ☐ nein (→ **weiter mit Frage 9**)

8. Wie beurteilen Sie die Didaktik der Moderatormanuale?

A. Sie erleichtern die inhaltliche Vorbereitung von Qualitätszirkelsitzungen 1 2 3 4 5

B. Sie erleichtern die Strukturierung von Qualitätszirkelsitzungen 1 2 3 4 5

C. Sie erleichtern die Erkennung von diagn./therapeutischen Problemfeldern 1 2 3 4 5

D. Sie erleichtern die Entwicklung gemeinsamer Leitlinien im Qualitätszirkel 1 2 3 4 5

9. Sie sind:

☐ Ärztin/Arzt für Allgemeinmedizin/praktische Ärztin/Arzt

☐ Ärztin/Arzt in Weiterbildung: ______________________

☐ Fachärztin/Facharzt für: ______________________

☐ Andere Berufsgruppe: ______________________

10. Sind Sie an Informationen über unsere Arbeit interessiert?

☐ ja ☐ nein

Wenn ja, geben Sie bitte Ihre Adresse an, wir werden Ihnen dann Material zusenden:

____

Datum:

Dr. med. Dr. phil. MARTIN HÄRTER
Dipl. Psych. BERNDT TAUSCH
Forschungsgruppe Qualitätssicherung
Abteilung Psychiatrie und Psychotherapie
Universitätsklinik Freiburg
Hauptstraße 5
D-79104 Freiburg

Fragebogen zum Arbeitsbuch „Qualitätszirkel erfolgreich gestalten"
Mit diesen Fragen bitten wir um Ihre Beurteilungen zum vorliegenden Arbeitsbuch.
Ihre Rückmeldung trägt dazu bei, die Materialien weiter zu verbessern.
Für Ihre Unterstützung herzlichen Dank!

1. Folgendes gefällt mir an dem Buch:

____

____

2. Folgendes hat mir gefehlt bzw. hätte ich mir gewünscht:

____

____

3. Wie beurteilen Sie insgesamt den theoretischen Teil (Kap. 1–8)?

sehr gut	gut	befriedigend	ausreichend	mangelhaft	ungenügend
1	2	3	4	5	6

4. Wie beurteilen Sie insgesamt die Materialien (Moderatormanuale)?

sehr gut	gut	befriedigend	ausreichend	mangelhaft	ungenügend
1	2	3	4	5	6

5. Haben Sie Anregungen zur Verbesserung des Buches und der Materialien?
falls ja, welche: ____________________

____

____

____

Fragebogen